现代牙槽外科新技术

主　编　赵吉宏

副主编　汪　湧

编　者（以姓氏汉语拼音为序）

白　轶（武汉大学口腔医院）

蔡　萍（武汉大学口腔医院）

蔡　育（武汉大学口腔医院）

韩其滨（武汉大学口腔医院）

贺　红（武汉大学口腔医院）

何克飞（武汉大学口腔医院）

黄从发（武汉大学口腔医院）

李　波（武汉大学口腔医院）

李宏卫（南京医科大学口腔医院）

刘　冰（武汉大学口腔医院）

刘　莉（中国葛洲坝集团中心医院）

刘冬晓（武汉大学口腔医院）

刘思玉（南京医科大学口腔医院）

刘志国（中山大学附属口腔医院）

孙　睿（武汉大学口腔医院）

唐海阔（中山大学附属口腔医院）

汪　湧（上海交通大学医学院附属第九人民医院）

王　莉（武汉大学口腔医院）

王　蓉（武汉大学口腔医院）

徐　颖（上海交通大学医学院附属瑞金医院）

严全梅（武汉大学口腔医院）

赵吉宏（武汉大学口腔医院）

张　聃（武汉大学口腔医院）

张卫平（兰州市口腔医院）

朱宏飞（武汉大学口腔医院）

人民卫生出版社

图书在版编目(CIP)数据

现代牙槽外科新技术/赵吉宏主编. —北京:人民卫生出版社,2015

ISBN 978-7-117-21709-5

Ⅰ.①现… Ⅱ.①赵… Ⅲ.①牙槽骨-口腔外科手术 Ⅳ.①R782.13

中国版本图书馆 CIP 数据核字(2015)第 260327 号

| 人卫社官网 | www.pmph.com | 出版物查询,在线购书 |
| 人卫医学网 | www.ipmph.com | 医学考试辅导,医学数据库服务,医学教育资源,大众健康资讯 |

现代牙槽外科新技术

主　　编:赵吉宏

出版发行:人民卫生出版社(中继线 010-59780011)

地　　址:北京市朝阳区潘家园南里 19 号

邮　　编:100021

E - mail:pmph @ pmph. com

购书热线:010-59787592　010-59787584　010-65264830

印　　刷:北京盛通印刷股份有限公司

经　　销:新华书店

开　　本:787×1092　1/16　　印张:17

字　　数:414 千字

版　　次:2015年12月第 1 版　2015年12月第 1 版第 1 次印刷

标准书号:ISBN 978-7-117-21709-5/R · 21710

定　　价:125.00 元

打击盗版举报电话:010-59787491　E -mail:WQ @ pmph.com

(凡属印装质量问题请与本社市场营销中心联系退换)

序

　　牙槽外科主要包括牙及其相关支持结构的手术，是口腔医学的重要组成部分，是口腔颌面外科的核心内容之一。由于历史和现实诸多方面的原因，我国牙槽外科专业在过去相当长一段时间内未得到应有的重视，很少有人愿意专门从事牙槽外科的基础研究和临床工作，牙槽外科方面的业务囿于拔牙及一些简单的牙槽部手术，在理论研究、技术创新及业务拓展方面乏善可陈，因此发展缓慢。近年来，随着现代医学和科学技术的进步，以及社会人群对口腔健康问题的日益关注，为牙槽外科赋予了更多的机遇和挑战，同时赋予了更丰富的内涵和更宽广的业务范畴。特别是 2011 年中华口腔医学会口腔颌面外科专委会牙槽外科学组成立以来，国内一批临床医师积极投身于该领域的理论研究和临床实践，把握现代口腔医学发展的脉搏，紧扣国际牙槽外科新理念，不断开展学术研讨和技术创新，镇静镇痛技术、无痛麻醉技术、微创拔牙技术等新业务、新技术相继应用于临床，推动了我国牙槽外科专业的迅速发展和进步。

　　本书作者是一批致力于口腔颌面外科门诊工作的中青年医师，他们热爱临床工作，以敏锐的视角、独特的视野，捕捉有临床价值的科学信息，本着科学求真的态度和严谨求实的作风，在实践中不断探索、体验、丰富、完善新技术，并加以推广和应用。本书的出版，无疑将对我国口腔外科专业的学科发展和技术提高起到积极的推动作用。

　　本书技术新、实用性强，既对相关理论或理念作了较全面的阐述，又有大量的临床病例佐证，理论与实践紧密结合，文字与图片相得益彰。因此本书特别适合于口腔外科青年医师、口腔全科医师、本科生、研究生、进修医师等人员学习和参考，对他们学习专业技术、拓展专业知识、提高临床技能必有裨益。

　　为此，欣然作序，并对作者及本书出版致以热烈的祝贺！

武汉大学口腔医学院口腔颌面外科　**教　　授**
中华口腔医学会口腔颌面外科专业委员会　**主任委员**
2015 年 9 月

前　言

　　牙槽外科是口腔外科的基础,也是口腔外科医师最主要的临床工作。牙槽外科中的牙拔除术可以认为是口腔医学的先河,其历史悠远。也正是因为拔牙术在方式和方法上的固定和成熟,在我国口腔颌面外科领域,牙槽外科的发展相对缓慢。近年来,随着我国口腔医学尤其是口腔颌面外科学的快速发展,牙槽外科无论在理念上或是技术上都有了长足的进步。随着新技术及新业务的不断涌现与拓展,既促进了牙槽外科的学科发展,也提升了牙槽外科的临床技能。伴随着临床新技术及新业务的应用发展,不仅使临床医师的诊疗选择更加丰富,而且患者也得到了更加合理有效的治疗。

　　本书由武汉大学口腔医院、北京大学口腔医院、上海交通大学医学院附属第九人民医院等单位的牙槽外科及相关专业的专家、教授共同编写。主要介绍近年来逐步用于牙槽外科临床的新技术、新业务,体现出诊疗理念和模式的更新、多种技术的联合应用以及学科间的交叉融合,具有技术新、范围广、学科交叉三大特色。其主要包括现代影像技术在牙槽外科的应用;无痛麻醉技术、镇静镇痛技术、全身麻醉技术在牙槽外科的应用;微创化拔牙及超声刀、显微镜等辅助器械在牙拔除中的应用;阻生牙牵引拔除术;第三磨牙牙胚预防性拔除术;牙再植和牙移植术;拔牙后即刻种植术;拔牙后牙槽骨保存和增量术;埋伏牙外科-正畸联合治疗;根尖周病变的牙体-外科联合治疗;颌骨囊肿内牙齿的袋形导萌术;牙槽外科新器械;牙槽外科4+1操作护理模式等,其中既有近年来开展的全新技术,如牙槽外科镇静镇痛技术、无痛麻醉技术、微创化拔牙术、超声刀拔牙术、显微镜辅助拔牙术、牙槽骨保存与增量术等,也有近年来得已改进、发展或完善的既有技术,如现代影像学在牙槽外科的应用、第三磨牙牙胚的预防性拔除术、牙再植与牙移植术、牙槽外科全身麻醉技术等,还有通过学科交叉与合作而取得的进展或突破,如埋伏牙外科-正畸联合治疗、根尖周病变的牙体-外科联合治疗、阻生牙牵引拔除术等。传统的单一学科模式虽然促进了学科的发展,但当发展到一定程度后也弊端显现,而多学科的交叉与合作有助于推动学科向更高的层次发展,现已成为当代医学发展的必然趋势。牙槽外科的学科建设和技术提高,与相关学科的发展密不可分。

　　全书共17章,由于各章所涉及的内容差别较大、彼此独立,故未设定统一的编写模式,但基本涵盖了工作原理、理论基础、适应证与禁忌证、手术或治疗步骤、并发症及其处理以及其他相关问题。编者力求将相关内容全面、系统地呈现给读者,以便读者在阅读或临床应用中合理取舍。

　　全书配图近500幅,基本为临床病例及临床操作实景照片,图片精美、直观、层次清晰、立体感强,具有较好的视觉效果,图片与文字协调一致,相辅相成。

本书在编写过程中,得到了武汉大学口腔医院院长边专教授的热情鼓励和大力支持;我的老师、武汉大学口腔医院赵怡芳教授给予了亲自指导和深切关注,在百忙中亲自对全书进行审校并惠作书序;武汉大学口腔医院种植科夏海斌教授、正畸科叶翁三杰教授为本书提供了许多病例照片;武汉大学口腔医院口腔外科全体医护人员对本书的编写,给予了竭力支持和无私奉献;孙睿硕士为本书拍摄了许多精美图片,并为全书文字、图片的编排和修订做出了大量而辛勤的工作。在此代表全体编写委员,一并致以最真诚的谢意!

为了进一步提高本书的质量,以便再版时修改,恳求各位前辈、师长、同仁不吝批评、赐教,编者不胜感激!

武汉大学口腔医院

2015 年 9 月

目　录

第一章 现代影像技术在牙槽外科的应用

一、现代口腔医学影像技术的发展

（一）医学影像学发展简史

医学影像技术在 20 世纪取得了很大的发展,并使单纯放射诊断科室发展成为当今集诊断与治疗于一体的大型临床医学影像科室。X 射线透视和摄影技术作为最早的医学影像技术,直到今天还是使用最普遍且有相当大的临床诊断价值的一种医学诊断方法。目前医学影像信息包括传统 X 射线、CT、MRI、超声、同位素、电子内镜、数字减影和手术摄影等影像信息。

时至今日,随着医疗卫生事业的不断发展,之前以胶片为主的显示、存储、传递 X 射线摄像技术的方式已不能满足临床诊断和治疗发展的需求,各种专用 X 射线机不断出现,X 线电视设备正在逐步代替常规的 X 射线透视设备,它既减轻了医务人员的劳动强度,降低了患者的接受 X 线剂量,又为数字图像处理技术的应用创造了条件。医疗设备的数字化要求日益强烈,全数字化影像学、图像导引和远程影像医学将是影像医学影像发展的必然趋势。

传统医学影像设备的数据采集和成像方式,已经远远无法满足现代医学的发展和临床医师的需求,因此,PACS 系统应运而生。完整的 PACS 系统包含影像采集系统,数据的存储、管理,数据传输系统,影像的分析和处理系统。PACS 系统主要应用于医学影像图像和患者信息的实时采集、处理、存储、传输,并且可以与医院的信息管理系统、影像信息管理系统相连,实现整个医院的无胶片化、无纸化和资源共享,还可以利用网络技术实现远程会诊,或国际间的信息交流。PACS 系统的产生标志着网络影像学和无胶片时代的到来。

（二）口腔医学影像学发展简史

自从 Otto Walkhoff 及 Kells C. E. 等学者于 1896 年在美国率先将 X 线用于拍摄根尖片,相当长的历史时期内,口腔影像学仅限于牙、牙周及根尖周病变的 X 线检查及诊断。检查方法主要是拍摄根尖片及颌骨平片。口腔影像学实际上仅为牙科影像学。随着口腔临床医学和 X 线技术的迅速发展,1930 年意大利人 Vellebonna 发明了体层摄影机,之后制成商业产品,可在同一张胶片上显示全口牙及双侧上、下颌骨和颞下颌关节。1971 年由英国物理学家 Hounsfield 及医师 Ambrose 创造了 CT 装置,这被认为是医学影像学上的一次划时代进步。X 线检查技术也由单纯使用牙科 X 线机拍摄根尖片、颌骨平片,发展为应用体层摄影技术、造影技术、CT、数字减影技术、MRI 等对口腔颌面部多种疾患进行检查,包括口腔颌面部肿瘤、外伤、炎症、发育畸形、唾液腺疾病、颞下颌关节等疾病的检查。

自 20 世纪末,特别是近 10 年以来,口腔颌面医学影像检查技术得到了迅速发展,而其中口腔颌面锥形束 CT(cone beam computed tomography,CBCT)以其高空间分辨率、低辐射剂量和灵活的后处理软件等优势,在国内外被广泛地用于口腔颌面部疾病的诊断,为口腔颌面影像学带来了革命性的进步。

对 CBCT 在牙槽外科中的应用将作重点介绍。

二、CBCT 简介

锥形束 CT 首先由意大利工程师 P. Mozzo 成功研制,1998 年意大利 Quantitative Radiology 公司生产了第一台商用 CBCT 机器——New Tom 9000。CBCT 的出现改变了传统口腔颌面影像学设备仅能提供二维图像的现状,CBCT 可以三维显示病变结构,大大提高了诊断能力,在投入临床使用之后,在口腔临床实践中的不断得到认可。

(一) CBCT 的组成及基本原理

CBCT 主要由硬件和软件两部分组成。硬件部分主要包括:①X 射线源和影响探测器组成的影像拍摄系统;②作为操作软件系统和图像显示、储存载体的计算机系统;③固定支架;④用于患者拍摄用的移动床或可移动座椅。软件部分主要用来操控影像拍摄系统,完成图像的采集、传输、处理以及图像在三维角度(即矢状、冠状和横断位)的重建和三维立体图像的获取。

CBCT 的基本原理是使用面阵探测器和锥形束 X 射线源,围绕检查对象旋转 360°扫描,获得物体在各个角度的二维投影图像,然后利用锥形束 CT 重建算法,得到物体矢状、冠状和横断位的三维数据(图 1-1)。

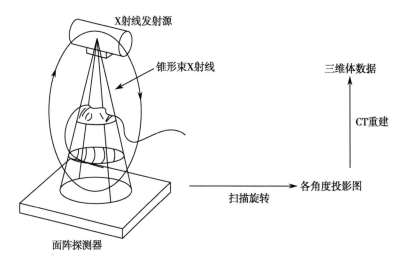

图 1-1　CBCT 工作原理示意图

(二) CBCT 与传统口腔颌面影像技术比较

在医学领域,CBCT 已经在头部成像、胸腔成像、腹腔成像中使用,但是受面阵探测器尺寸的限制,目前应用最多的仍然是成像范围相对较小的口腔医学领域。

1. 成像原理　传统 CT 使用窄束成像,使用扇形射线束和圆弧形、多层排列的探测器,通过机架的旋转和床的移动来完成扫描,投影数据是一维的,重建后形成二维的数据图像,然后由这些二维切片连续堆积重组形成三维图像,其图像金属伪影较重。而 CBCT 通过宽束成像,使用圆锥形射线束和平板探测器或非平板探测器,无须移动治疗床,只需旋转360°即可获取重建所需的容积数据。CBCT 采用的锥形束射线可显著提高 X 射线扫描的利用率,面状探测器也使投影数据的采集速度明显加大,而且具有很高的各向同性空间分辨力。

2. 辐射剂量　口腔颌面影像学检查是通过 X 射线机来诊断疾病的,任何一种 X 射线影像设备均有一定的辐射剂量,在临床应用中,都要对其辐射剂量进行检查,以确保对工作人员和患者不会造成放射线损伤。目前,国际上通用的辐射剂量测量方法主要有以下三种:曝光剂量、吸收剂量和有效剂量。

曝光剂量是指 X 射线对空气电离能力的量,与放射线到达所投照物体表面的放射剂量相当。它表示辐射场的强度,从电荷量的角度来反映射线的强度。国际单位是 Coulomb/kg（C/kg,库仑/千克）,在实际工作中应用的单位是 μC/kg。吸收剂量是单位面积内物质对放射线的吸收剂量。国际单位是 Gray（Gy,戈瑞）,在实际工作中,应用的单位是 mGy。有效剂量是采用针对不同组织器官的修正因子对吸收剂量进行加权,使修正后的吸收剂量更能反映辐射对整个机体的危害程度,可用来估算所吸收的放射线对人体危害大小的剂量。国际单位是 Sivert（Sv,希沃特）,在实际工作中,应用的单位是 μSv。由此可见,有效剂量更能反映 X 线摄影拍摄系统对患者和工作人员机体造成的损害程度。

文献中记载的市场上的一些主要口腔颌面锥形束 CT 机的有效剂量见表 1-1。

表 1-1　文献中主要 CBCT 设备投照视野有效剂量的比较

CBCT unit	Technique	Effective dose(μSv)
CB MercuRay	12-in/9-in/6-inFOV	477/289/169
Galileos	Default/maximum	29/54
i-Cat	12-in/9-in FOV	135/69
Iluma	Low/high	61/331
Newtom3G	12-in/9-in FOV	45/37
PreXion 3D	Standard/high-resolution	69/160
ProMax 3D	Small/large	157/210

文献中报道的其他影像拍摄系统同 CBCT 的有效剂量比较见表 1-2。

表 1-2　CBCT 与其他常用口腔影像检查方法的辐射剂量

X 线检查方法	有效剂量(μSv)
口内片(光激发磷光板或 F-speed 胶片+矩形准直仪)	<1.5
曲面体层片	2.7~24.3
头颅侧位片	<6
多层螺旋 CT 上颌、下颌	280~1410
口腔 CBCT 牙、牙槽骨	11~674
口腔 CBCT 颅面	30~1073

根据以上数据,接受 CBCT 检查的患者所受到的 X 线有效剂量照射与扫描视野有关,但需要注意的是,患者接受照射的有效剂量不仅仅和 CBCT 的扫描视野有关,它更决定于 CBCT 所应用的曝光参数,如管电压(kV)、管电流(mA)和扫描模式(脉冲或连续),即实际曝光时间等因素。

3. 伪影　伪影是由于设备或患者因素造成的不属于扫描患者的影像,是评价图像质量的重要依据。在 CBCT 影像中,伪影产生的主要因素有以下几种:

(1) 运动伪影:主要是患者在拍摄过程中,由于不可控的运动如头颅的移位、呼吸运动等造成的伪影,表现为双重影像。因 CBCT 扫描时间较传统 CT 及其他影像学检查所需时间长,所以产生伪影的概率增大。为了减少伪影的产生,通常需要佩戴头部固定装置。

(2) 位置伪影:由于被照射物体过于靠近扫描视野的边缘,物体边缘的图像产生的光环样伪影。

(3) 射线束伪影:当较宽能谱射线源穿过物体时,低能光子由于光电效应被优先吸收,使得射线谱变窄,导致图像伪影的产生,即射线束伪影。在传统 CT 和锥形束 CT 中射线束伪影是不可避免的。

(4) 金属伪影:口腔颌面部常见的金属植入物有牙充填物、金属固定义齿、金属桩核、钛板钛钉等,当 X 射线穿过高密度的金属物质急剧衰减后,导致金属周围组织 X 射线衰减信息的失真。CBCT 图像中的金属伪影对图像质量的影响明显小于传统 CT。

4. 其他　CBCT 存在的一个最大的问题是它的密度分辨率低,即图像区分不同组织密度的能力低,它不能像传统医用 CT 一样显示口腔颌面部软组织结构。

(三) CBCT 在口腔颌面外科中的应用

1. 应用范围　根据成像范围的大小,口腔 CBCT 在口腔颌面外科中的应用范围可细分为 4 级:覆盖几颗牙齿,用于局部诊断的 D 级(Dental);覆盖全牙列,可用于种植计划的 I 级(Implant);覆盖整个口腔,可进行全口腔诊断的 P 级(Panoramic);覆盖整个颌面部,能进行头颅、气道检查的 F 级(Facial)。

2. 具体应用　随着 CBCT 技术的进步及其与临床日益紧密的结合,CBCT 在牙科、颌面外科以及颅面外科等领域有了更为广泛的应用。CBCT 在口腔临床不同学科中的应用分类见表 1-3。

表 1-3　口腔 CBCT 的典型应用

治疗方向	具体应用	治疗方向	具体应用
牙种植计划	牙槽骨结构评估 鼻窦定位 下颌牙槽神经定位 解剖结构分析 手术导板设计	牙体牙周病诊断 颞下颌关节病诊断	牙根折裂判断 牙周吸收判断 多平面分析 牙列关系分析
阻生牙分析	牙齿位置分析 神经定位	其他	气道分析 外伤评估

3. CBCT 应用技术

（1）图像的斜面重构：该技术利用叠加轴向图像或横断而成的非轴面二维图像，尤其有助于显示颞下颌关节等难以被 MPR 图像实时显示的口腔颌面部结构。

（2）多层面重组：该技术通过改编个体化组织结构镜像平面长轴转变而来，可以获得矢状位、冠状位以及斜位等多种任意平面的重组图像，图像极其稳定，还能够提供薄层影像，用于牙弓形态及成角的测量时鲜有误差。

（3）曲面重组：是多平面重组的一种特殊形式，对于上下颌骨影像重组，应用沿颌骨方向的曲面进行图像重组，可以同时观察到全牙列牙齿及颌骨结构。选定不同的曲面结构进行重组，可以得出不同效果的重组图像。其中应用平均密度投影法重组得到的图像有类似于口腔曲面体层片的效果。

（4）容积再现：是将选定的容积数据进行空间重组后得到的三维立体图像的处理。VR 应用最广泛的是骨骼组织的三维影像，颅颌面部骨骼三维影像可以直观地观察到骨骼的形态和位置关系。

（5）最大密度投影法：是将三维数据投影到二维图像的另一种处理方法，假定以虚拟射线穿透选定区域范围内的结构，射线在三维物体中经过的 CT 值最大的体素作为 MIP 成像的像素值，投影重组的结果是低密度的组织结构都被去除。MIP 的计算方法可应用于多平面重组、曲面重组中。

三、CBCT 在现代牙槽外科中的应用

基于现代牙槽外科的服务理念"人性化、安全化、标准化、微创化、舒适化、无痛化"治疗标准在牙槽外科方面需求越来越多，其中微创化，即通过微创器械和微创技术，减少手术创伤，保存局部足够的组织量，减轻术后并发症。这就需要采用先进技术对术区进行准确定位和评估，方能制订最佳的手术方案，使患者获得最佳的治疗效果，而 CBCT 技术可以满足这些临床需求。

CBCT 技术在牙槽外科中的应用将从以下几方面叙述：复杂牙定位，颌骨外伤，颌骨囊肿、肿瘤及瘤样病变，正畸治疗，种植前准备。

（一）复杂牙定位

复杂牙主要是额外牙、阻生第三磨牙及上颌阻生尖牙。

1. 额外牙定位 额外牙又名多生牙，可发生于颌骨任何位置，上颌前牙区多见，数目不等，可为单个，也可为多个，是口腔科常见疾病。上颌前部埋伏额外牙常给患者带来诸多不良影响：①给患儿颜面美观、语言发音以及心理带来不良影响，而且还会影响乳恒牙的正常替换及正常殆关系的建立，可能造成恒中切牙牙间隙过大、扭转移位、迟萌、阻萌、错位萌出、牙列拥挤等变化，使咬合关系异常、咀嚼功能降低甚至颌骨发育异常。②埋伏额外牙的存在还会影响正畸治疗中被移动牙齿牙根的移位。③埋伏额外牙的存在还会影响义齿修复，如额外牙使骨膨隆，造成义齿基托难以固位或固位不良，种植体修复无法植入。④部分埋伏额外牙甚至可演变为牙源性囊肿等病变。

　　额外牙一般需要拔除,在拔除前应该明确额外牙的数目和位置。临床上对于已经萌出的额外牙,根据牙体外形(畸形)、萌出位置、数目等不难鉴别,但是对于颌骨内埋伏较深,或与恒牙牙根关系密切的额外牙,拔除有时则非常困难,术前对于埋伏额外牙的准确定位,对制订手术方案、选择手术径路十分重要。

　　(1) 埋伏额外牙 CBCT 表现:CBCT 具有辐射剂量低、空间分辨率高、便于三维观察等优点,对额外牙定位具有较大优势,可直观地显示额外牙与恒牙位置的三维虚拟关系、颌骨中的深浅、额外牙形态、与牙列的位置关系,同时还能观察相关牙列畸形情况,并且可获得额外牙任意方向上的三维立体图像或任意曲面影像,多方位提供信息,显示埋伏额外牙更加立体和直观,对于额外牙的诊断及临床治疗具有指导意义(图 1-2、图 1-3)。

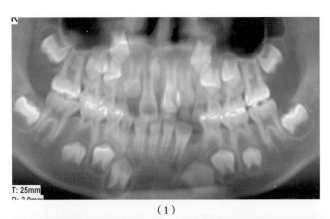

(1)

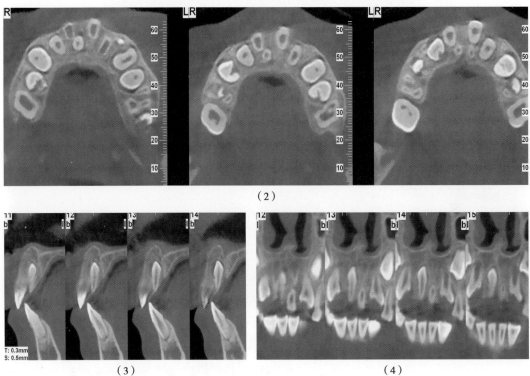

(2)

(3)　　　　　　　　　　(4)

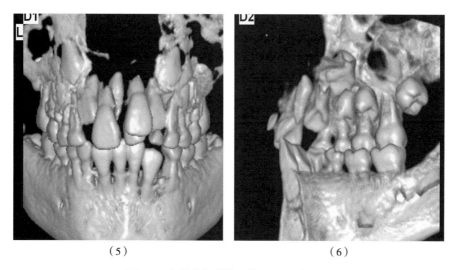

（5）　　　　　　　　　　　　　（6）

图1-2　上颌前部额外牙的 CBCT 定位图
（1）曲面重建视图　（2）横断位视图　（3）矢状位视图　（4）冠状位视图
（5）三维重建正面视图　（6）三维重建侧面视图

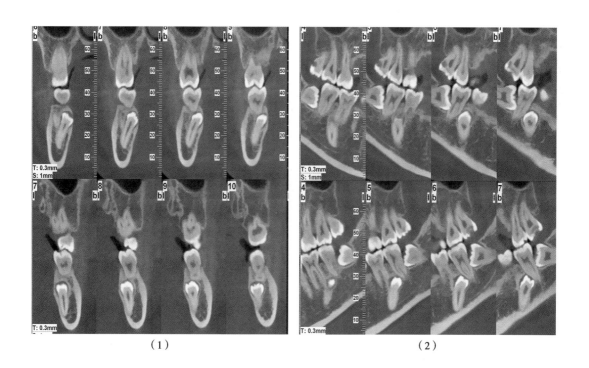

（1）　　　　　　　　　　　　　（2）

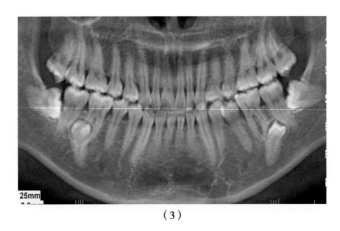

（3）

图1-3　下颌额外牙的CBCT定位视图
（1）与下颌骨长轴垂直的切面视图　（2）与下颌骨长轴平行的切面视图　（3）曲面重建视图

（2）埋伏额外牙传统影像学表现：普通口腔X线片对埋伏额外牙的定位诊断均有一定帮助。单张根尖片（图1-4）和曲面体层片（图1-5）对额外牙的近远中向位置能进行初步判断，但是难以对额外牙唇腭侧位置进行准确预测。头颅正侧位片与咬合片对正中的额外牙有一定帮助，但是当额外牙偏向一侧或与恒牙重叠时则不易判断。咬合片由于颅骨影像的重叠常导致观察效果不佳。曲面体层片结合头颅侧位片对额外牙定位具有相对较好的效果，但由于鼻底或邻牙的重叠，部分额外牙常不能显示。普通X线片由于投照角度和影像失真，对埋伏额外牙的大小和形态展示准确性差，也不能完全揭示与邻牙的紧密关系，当存在多枚额外牙时，则更难以判断，对拔牙手术方案的制订缺乏实际的指导意义，造成手术盲目性较大，术中损伤邻近组织的风险增大。

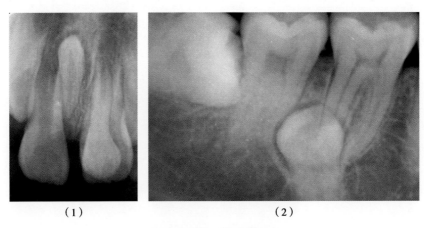

（1）　　　　　　　　　　　　　　（2）

图1-4　根尖片示额外牙
（1）上颌前部额外牙　（2）46根方额外牙

2. 阻生第三磨牙定位　阻生牙是指由于萌出位置不够或存在阻力，牙不能正常萌出者。临床以下颌和上颌第三磨牙阻生最常见，上颌尖牙、切牙也可阻生，此外，额外牙也常以阻生方式出现。

下颌阻生第三磨牙的形态和位置均较复杂，可能低位或高位阻生、部分或完全阻生、软

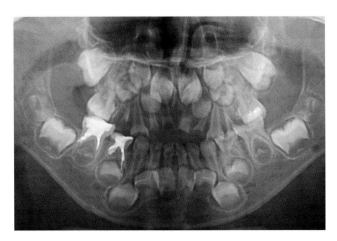

图 1-5　曲面体层片(上颌前部额外牙显示欠佳)

组织内或骨内阻生;可前倾、水平、垂直、倒置或颊舌向阻生;下颌阻生第三磨牙本身可有龋坏或根尖炎症,由于与邻牙的特殊位置关系可能造成邻牙损坏,牙根变异较大可能为分叉根也可为融合根,牙根可有弯曲及粗细不均,牙根可突入下牙槽神经管。X 线检查对阻生牙的位置及其与邻近组织结构关系的确定具有十分重要的临床意义。

(1) 阻生牙的 CBCT 表现:CBCT 可精确显示下颌阻生第三磨牙与下颌神经管管壁的关系,包括颊舌向位置、有无骨间隔等,以利于术前制订合理的手术方案,有效地避免损伤下牙槽神经的可能。下颌阻生第三磨牙牙根与下牙槽神经管的关系,Ghaeminia 将其分为 8 种类型(图 1-6)。CBCT 显示下颌阻生牙三维影像及下颌阻生齿与邻近组织的位置关系(图 1-7)。

(2) 阻生牙的传统影像学表现:常规行根尖片(图 1-8)检查时,牙片安放位置不可能使下颌阻生牙位于牙片的中心,拍摄时必须把球管中心线倾斜一定的角度,方能完整地显示阻生牙的情况。由于投照角度的影响,使根尖片显示的影像与临床检查实际不完全符合,如有时可见第三磨牙牙冠紧抵第二磨牙远中、牙根尖与下牙槽神经管的距离很近或重叠。少数患者由于张口受限,无法进行口内拍片时,可采用曲面体层摄影(图 1-9),这项检查可减少投

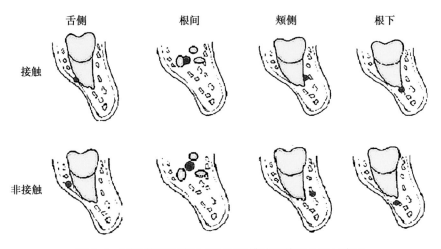

图 1-6　下颌第三磨牙牙根与下牙槽神经管的关系示意图

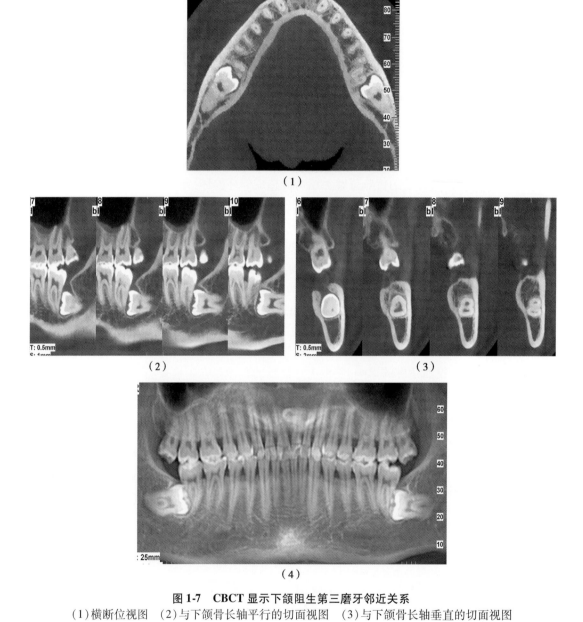

图 1-7　CBCT 显示下颌阻生第三磨牙邻近关系
（1）横断位视图　（2）与下颌骨长轴平行的切面视图　（3）与下颌骨长轴垂直的切面视图
（4）曲面重建视图

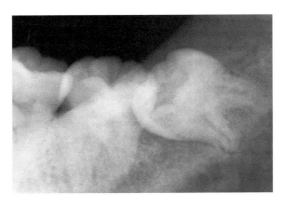

图 1-8 根尖片显示阻生下颌第三磨牙

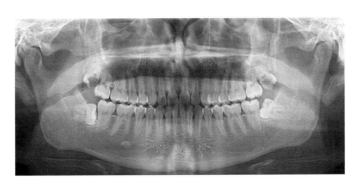

图 1-9 曲面体层示阻生下颌第三磨牙

照时的不适,虽然可一定程度上显示阻生牙与邻近解剖结构之间的关系,但仍然不能清楚地显示其三维位置关系。

3. 上颌阻生尖牙定位 上颌尖牙埋伏阻生的发生率仅次于第三磨牙阻生,据报道其发病率为 0.9% ~ 3.0%。上颌埋伏阻生尖牙不仅丧失了自身的功能,而且可导致牙列不齐、邻牙根吸收等,对患者口颌系统的健康、功能、美观等造成严重影响。对上颌埋伏阻生尖牙进行早期的诊断和治疗,有利于保全牙列的完整性(尤其是上颌前牙)、促进牙颌系统的正常生长发育。

上颌埋伏阻生尖牙的准确定位和诊断是制订治疗方案的关键。影像学检查应该确定埋伏牙唇腭侧位置、近远中位置、发育阶段、是否弯根、牙冠宽度、埋伏牙方向、倾斜角度等信息。

(1)上颌埋伏阻生尖牙 CBCT 表现:CBCT 图像避免了影像的重叠放大失真;不仅提供定位诊断,而且可以进行定量的测量分析;三维重建后能够提供清晰直观的三维影像,并可实现骨骼与牙齿的分离、精确定位及牙齿测量,包括牙齿的大小、形态、方向及其与整个上颌骨及邻近组织的关系(图 1-10)。

(2)上颌埋伏阻生尖牙传统影像学表现:Haney 等学者认为传统 X 线片不能准确定位埋伏牙位置,在判断埋伏牙唇腭侧、近远中及垂直向位置时平均有 29% 的误差,这些信息的误差,可能对上颌埋伏阻生尖牙的治疗方案或手术开窗等带来比较严重的不良后果。

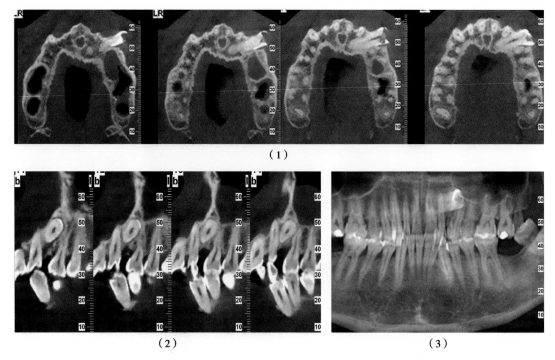

（1）

（2）　　　　　　　　　　　　　　　　　（3）

图 1-10　CBCT 显示上颌阻生尖牙与邻牙位置关系
（1）横断位视图　（2）与上颌平行的切面视图　（3）曲面重建视图

在上颌埋伏阻生尖牙的正畸治疗中，手术开窗对邻牙及牙周附着的预后有着重要的影响，而上颌埋伏尖牙牙位的变异较大，盲目或不良的开窗会显著增加手术的创伤及正畸治疗的难度。外科-正畸联合治疗是上颌埋伏阻生尖牙最常用的治疗方法，经临床模型分析及埋伏阻生牙的宽度测量，利用生物力学的治疗理念，排齐牙列，拓展并保持间隙，外科开窗后正畸牵引，使埋伏阻生尖牙在近似生理性萌出的过程中被牵引至牙弓正常位置，该方法成功率高，治疗效果好。虽然存在一些风险，但 CBCT 的精确定位和数据测量使得这些风险大为降低。

（二）颌骨外伤的检查

颌骨外伤包括牙外伤和颌骨骨折。近年来，由于社会的发展，交通事故随之增加，口腔颌面外伤也有所增加，据统计颌骨外伤占全身创伤的 7% ~ 20%，有的还伴有不同程度的脑外伤，危及患者生命。颌面部由于解剖结构复杂，形态不一，外伤后的特点与全身其他部位的外伤有所不同，常表现为多发骨折，有的还伴有牙折。最大限度地将骨折断端准确复位固定、恢复其各项功能，取决于术前对骨折部位准确的影像学诊断。

1. 牙外伤　牙外伤包括牙脱位（图 1-11）和牙折（图 1-12），可单独发生，也可伴发于口腔颌面外伤。

（1）牙脱位：由于受到外力的作用使牙向𬌗面方向或根方自牙槽窝内脱出或嵌入，称为牙外伤。轻度𬌗向脱位者，X 线影像显示牙周膜间隙增宽，切缘超出正常邻牙切缘；重者牙从牙槽窝内脱出，造成牙缺失。嵌入性牙脱位，X 线影像显示牙周膜间隙消失，切缘低于正常邻牙的切缘，有时伴有牙槽骨骨折。

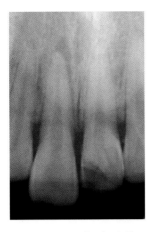

图1-11　牙脱位根尖片

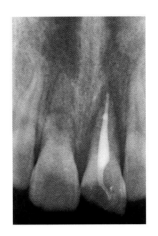

图1-12　牙折根尖片

（2）牙折：由外力直接作用于牙齿所致，前牙多见。外力的大小、方向决定牙折的部位和程度。按解剖部位可分为冠折、根折和冠根联合折。按折线方向可分为水平、垂直和斜行折断。牙折通过临床检查和一般X射线检查，较容易发现，但如果是后牙近远中折裂则很难显示。

牙外伤尽管一般使用传统X线片可检出，但由于常伴发于口腔颌面外伤，因此临床医师应该根据临床症状对患者做出相应的检查，必要时行CBCT检查排除其他病变。

2. 颌骨骨折　颌面部为人体表面的显露部位，无论平时和战时其损伤均较常见。颌骨骨折可分为牙槽突骨折和上下颌骨骨折，牙槽突骨折多发生于颌面前部，可单发，也可伴发于颌面软组织外伤，常伴有牙松动、脱位、嵌入等表现；下颌骨位置突出，骨折较为常见，下颌骨骨折的好发部位为颏部、体部、下颌角及髁突；上颌骨骨折概率较下颌骨骨折低，但其损伤后情况较为严重复杂，并常伴有不同程度的其他部位的损伤，特别是颅脑损伤。

颌骨骨折分类较多，可分为完全性和不完全性骨折，横行、斜行和纵行骨折，粉碎性、嵌入性和凹陷性骨折，以及青枝裂隙骨折。

影像学检查对于诊断骨折具有重要意义，它能准确提示骨折是否存在、骨折部位、性质、程度等，还可以观察其愈合情况。

传统X线片中根尖片及曲面体层片，提供的仅为二维图像，提示骨折的情况有限，并且由于解剖结构的重叠，易忽视某些病损区域。传统CT显示二维断面图像，虽然避免图像重叠，但三维信息不够理想，不能全面显示骨折线走行全程，无法满足临床需要；其优点是密度分辨率较高，能较好显示骨折周围软组织损害情况。

CBCT技术扫描范围宽、时间短、重建速度快、射线辐射剂量低，同时提供强大的图像后处理功能软件，其重建的三维立体图像逼真、立体感强、接近真实、夸大效应小，MPR图像清晰，二维断面重建可以清晰显示颌面部骨折线及走行、碎骨片及移位方向（图1-13）等。将CBCT运用于颌面部外伤骨折中，可以三维立体多方位显示复杂骨折的细节及其与邻近组织的解剖关系，对临床诊断、手术方案的制订、手术径路的选择、术后功能训练等，具有重要的参考和指导价值。

（三）颌骨囊肿、肿瘤及瘤样病变的检查

影像学可诊断或辅助诊断的颌骨疾病种类主要有：①颌骨牙源性和非牙源性囊肿；②部

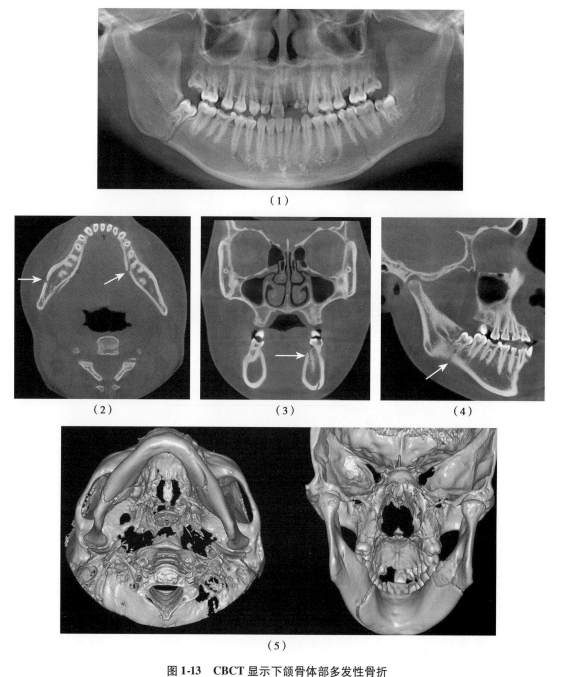

（1）

（2）   （3）   （4）

（5）

图 1-13　CBCT 显示下颌骨体部多发性骨折
（1）曲面重建视图　（2）横断位视图　（3）冠状位视图　（4）与下颌骨长轴平行的切面视图
（5）三维重建视图

分牙源性肿瘤（如成釉细胞瘤、牙源性角化囊性瘤、牙源性钙化囊性瘤、牙源性黏液瘤、成釉细胞癌、基于牙源性角化囊性瘤和牙源性囊肿的原发性骨内鳞状细胞癌等）；③部分与骨相关性病变（如巨颌症、动脉瘤样骨囊肿和单纯性骨囊肿等）。

1. 颌骨囊肿　颌骨囊肿（图 1-14）是临床常见的颌骨疾病。牙源性囊肿主要有炎症性

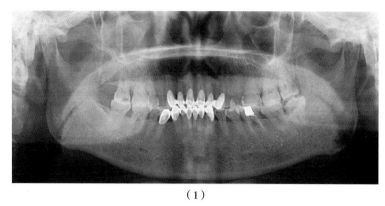

（1）

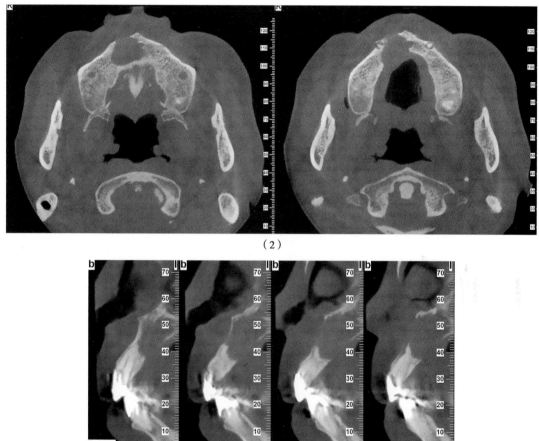

（2）

（3）

图1-14　CBCT显示上颌骨囊肿
（1）曲面重建视图　（2）横断位视图　（3）矢状位视图

的根尖周囊肿和残余囊肿,发育性的含牙囊肿等;非牙源性的主要有发育性的面裂囊肿。多数颌骨囊肿局限于颌骨内生长,少有周围软组织受侵犯,常规使用传统X线片检查即可。CT检查一般使用于以下几种情况:怀疑颌骨囊肿恶变并伴有周围组织侵犯者、复发性颌骨囊肿、普通X线片不能明确囊肿与周围组织(如上颌窦、梨状孔、下颌神经管)关系者、对颌骨颊舌侧骨质受损情况不清者。

2. 颌骨肿瘤 颌骨肿瘤的组织成分复杂,肿瘤可以来源于牙组织、骨组织及其他间叶组织,牙源性肿瘤又可分为上皮和非上皮来源的间叶性和混合性牙源性肿瘤,给临床及影像学诊断带来一定的困难。而且口腔颌面部解剖结构也较复杂,组织重叠多,颌骨肿瘤还常侵犯鼻腔、眼眶、翼腭窝乃至颅底等重要部位。因此,术前了解颌骨病变的范围、性质以及病变毗邻关系极为重要。

颌骨肿瘤及肿瘤样病变在传统 X 线片的表现有时很相似,且重叠影像多。下颌骨骨质虽重叠较少,传统 X 线片能显示出病变区骨质改变的一般状况,但却不易判断颊舌侧骨板的厚度以及髁突的骨质破坏情况。对于上颌骨肿瘤,由于结构复杂,传统 X 线片难以准确显示病变区骨质破坏的大小、范围,肿瘤与上颌窦的关系。恶性肿瘤骨质破坏范围较大,尤其是肿瘤侵犯鼻咽、眼眶及颅底等深层组织时,传统 X 线检查更难以准确显示病变侵犯情况。而且传统 X 线片密度分辨率低,对病变的骨质破坏改变、病变内容物性质及邻近重要结构侵犯的显示不满意,容易漏诊误诊。

CBCT 具有高空间分辨率的优势,可以通过多平面重组,在矢状、冠状及横断位上清晰地显示颌骨肿瘤的病变范围(图 1-15),对指导手术具有重要的意义。

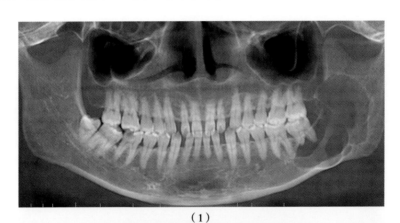

(1)

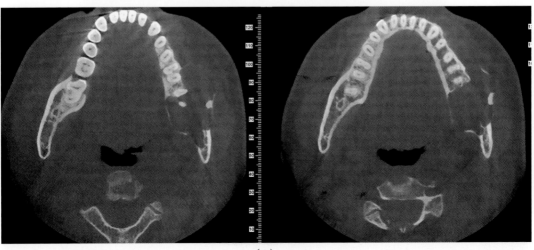

(2)

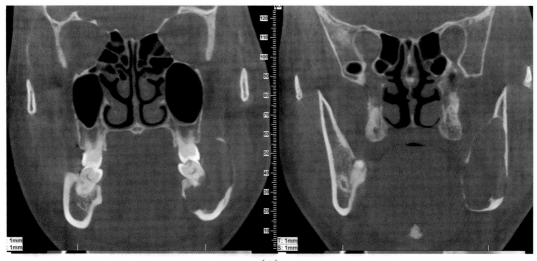

（3）

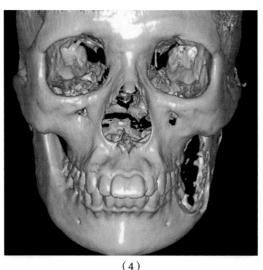

（4）

图 1-15　CBCT 显示下颌骨肿瘤
（1）曲面重建视图　（2）横断位视图　（3）冠状位视图　（4）三维重建视图

颌面部软组织肿物常常侵犯颌骨,在施行口腔癌等根治术前必须了解颌骨受侵情况,从而决定颌骨保留量时,CBCT 能显示骨质的情况,但由于其密度分辨率较低,对于软组织的显示较差。此种情况可选择多层螺旋 CT(multi-slice helical computed tomography,MSCT) 检查,MSCT 空间分辨率不及 CBCT,但其密度分辨率较高,对颌骨肿瘤的囊实性、周围软组织的改变以及颅内侵犯情况显示较好。而且 MSCT 增强扫描还能显示组织内血流的情况,进一步分析肿瘤的良恶性情况。

（四）正畸治疗前后检查

错𬌗畸形是指由于牙、颌面间关系不调而引起的各种畸形,从而不同程度地影响美观。由于现代人追求美的意识不断提高,人们越来越多地重视自己的形象,有更多的人进行正畸咨询以及接受正畸治疗。正畸的诊断和治疗计划是将个体颅颌面特征与公认标准数据集进行比较,评价颅颌面的正常与否及预测生长发育引起的面部改变。多年来,正畸治疗前后主要靠分析牙齿与颌骨间相互关系来评价颌面畸形,口腔正畸技术的发展对影像学提出了更高的要求,而 CT 影像学的发展又对正畸技术的发展产生巨大的推动作用。

正畸传统影像学检查采用曲面体层片、头颅侧位片(图 1-16)及许勒位片(图 1-17),用来观察牙列、颌面情况及颞下颌关节。曲面体层片只能在二维空间观察牙列、根尖情况,无法测量牙与牙的位置关系。头颅侧位片采用视角投照技术,依据被投照结构与接收器的距离不同,得到的影像存在不同的放大率,正畸参数定位容易失真。许勒位片因拍摄角度不同存在不同程度的重叠。

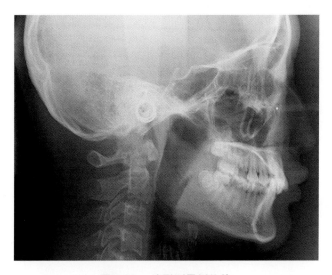

图 1-16　头影测量侧位片

CBCT 仅通过一次放射剂量相对较低的扫描,便可获得颌面骨骼与牙齿的解剖结构数据,满足颌骨、牙齿、牙周、颞下颌关节、气道等多种结构的观察。同时,应用图像后处理软件,可得到各种二维或三维影像,以满足不同要求的定量测量需求。CBCT 生成的头颅侧位片看起来与传统头颅侧位片很相似,但能够分别生成左右侧,去除了两侧下颌体边缘的重影。而且其投照比例可以通过计算机校正,重建成 1∶1 的影像。CBCT 重建牙列所得的虚拟研究模型可展现患者牙列三维方向的结构,弥补临床上口腔检查的不足,在此模型上同样可从前方、侧方、后方仔细地观察患者的情况,进一步了解牙的数目、形态、大小有无异常以及错位的情况,牙弓的形态、大小、对称性,上下牙弓是否协调等。CBCT 能提供足够清晰度的颞下颌关节图像,在各平面上都能获得高质量的颞下颌关节骨骼结构的图像,可从侧面看清髁突在关节窝的真实位置,同时还可以看清髁突的骨骼情

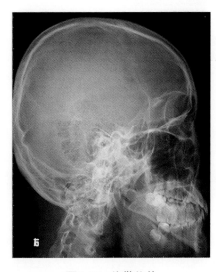

图 1-17　许勒位片

况,特别是比较治疗前、后髁突位置的变化。

因此,在正畸治疗影像学检查中,一次 CBCT 扫描获得的容积数据,可以通过各种图像后处理技术,满足头影测量、颌面骨骼检查、额外牙、埋伏牙以及颞下颌关节等几乎所有的正畸临床检查需要。

（五）　辅助正畸支抗钉的植入

正畸治疗时有时需要植入支抗钉,植入前 CBCT 检查,可以提供骨质、骨量、骨密度等信息,有助于临床医师选择支抗钉植入部位,以及对支抗钉所能承受的支抗力进行评估。此外,CBCT 可提供支抗钉植入部位牙齿根间距、牙根弯曲方向、牙根与上颌窦或下颌神经管之间的距离、恒牙牙胚等信息,便于临床医师合理地选择支抗钉植入的精确部位及植入方向,避免损伤牙根、恒牙胚、上颌窦、神经管等重要组织结构。支抗钉植入后可以通过 CBCT 复查,明确支抗钉植入的位置方向准确无误,未伤及邻近重要的组织结构。

（六）　种植术前检查

现代牙种植已成为口腔修复的主流技术,被誉为"人类的第三副牙齿"。随着牙种植术应用日益广泛,种植后发生感觉神经障碍和出血并发症的发生率不断增加,包括下颌骨前部这个通常被认为是一个理想和安全的种植手术区域。导致这些并发症的主要原因之一,就是个体之间的解剖学差异。因此,现代人类解剖结构之间的高变异性决定了三维影像在种植术前计划中的重要性。

尽管种植体植入过程并不复杂,但种植体植入术前设计却是一个复杂的过程,尤其是植入位置的选定非常严格,因而影像学检查是临床评估不可或缺的方法。X 线影像需要提供以下信息:牙槽骨质和量的精确评估、邻近解剖结构信息（下牙槽神经管、颏孔区、上颌窦等）。口腔颌面部解剖结构复杂,如上颌前牙区唇侧存在骨凹陷、后牙区存在上颌窦,传统二维图像因存在结构前后重叠、影像变形等问题,无法清晰、准确地进行影像诊断;下颌最重要的是下颌神经管,传统影像无法显示其颊舌侧位置,从而影响种植术前评估。

CBCT 三维影像较二维影像图像质量高,不仅表现在其空间分辨率高,而且表现在 CBCT 应用其相应的软件可以进行任何方向、任何层面、任意间隔的界面观察,可以准确对线距和角度进行测量,无放大或变形。然后确定种植手术的可行性以及种植体的类型、规格、植入位置、植入路径、植入深度等参数（图 1-18）,这个过程也称为牙种植前准备,术前充分了解拟种植区牙槽骨的高度、宽度、密度、形态及相邻重要解剖结构的位置关系是保证牙种植手术成功的关键。

目前,正在投入使用的种植导板,即是通过软件将 CBCT 获得的治疗区域的精确信息转化为虚拟的三维模型,采用 CAD/CAM 技术制作成种植手术模板,辅助种植手术,提高种植手术的成功率。

总之,CBCT 的使用给临床带来很大的方便,具有低辐射剂量,高空间分辨率,提供的影像信息具有三维观察功能,而且在显示骨骼、牙齿等硬组织结构方面图像质量具有明显的优势,虽然其具有密度分辨率较低、软组织显示较差的缺点,但软组织信息并不是所有疾病的诊断所必需的。因此,临床医师可以根据病变范围的大小、对图像分辨率的要求,以及 CBCT 检查适应证,为患者选择最适合的检查以及治疗方案。

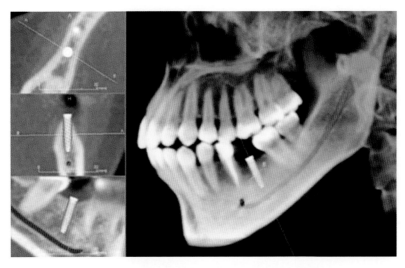

图 1-18 CBCT 相应软件模拟种植体植入视图

四、其他影像学检查方法在牙槽外科中的应用

牙槽外科还常用到的影像学检查方法有普通造影技术、螺旋 CT 及磁共振成像。

普通造影技术主要包括唾液腺造影和颞下颌关节造影。唾液腺造影技术用于下颌下腺和腮腺,检查唾液腺炎症、舍格伦综合征、唾液腺良性肥大、肿瘤、腺瘘、导管阴性结石以及需要确定唾液腺周围组织病变是否已侵及腺体及导管等。颞下颌关节造影技术主要用于观察关节盘的位置和是否存在关节盘穿孔。随着 MRI 设备的不断普及,诸多关节造影检查已被 MRI 所取代,但由于颞下颌关节造影可对颞下颌关节紊乱病关节盘移位等软组织病变作出较可靠的诊断,特别是对关节盘穿孔诊断的敏感度尚优于 MRI;此外,普通造影技术费用较 MRI 检查相对低廉,检查也较容易,所以颞下颌关节造影检查目前依然被广泛使用。

MSCT 技术也较常用于牙槽外科检查,MSCT 设备所占用面积相对较大,辐射剂量较高,空间分辨率较 CBCT 低,费用较高。但螺旋 CT 有其独特的特点,即密度分辨率高:能准确反映颌骨囊性病变的密度变化(如能区别水、脂肪、软组织、钙化和骨化);增强 MSCT 检查有助于判断病变性质和病变范围(如骨外侵犯)。

MRI 可以相当清楚地显示软组织影像,可以在患者不更换体位的情况下,直接显示与身体长轴成任意角度的断面图像,对人体无放射线损害。MRI 横断面、冠状面及矢状面所显示的解剖结构与 CT 相同,但图像特点不同。MRI 在临床上的应用越来越广泛,由于其费用相对昂贵,而口腔科用 CBCT 能解决大部分的问题,所以在口腔科的应用还相对较少。

（李　波）

第二章 牙槽外科镇静镇痛技术

一、概　述

在任何一个国家,人群中都会有一定比例的人出于恐惧而回避口腔治疗,即便是那些接受治疗的人,也会在口腔治疗的环境中表现出焦虑不安。自19世纪末局部麻醉药发现以来,局部麻醉就成为牙槽外科手术的主要麻醉方法之一。大部分牙槽外科手术涉及范围表浅,局部麻醉具有安全、方便、操作简单、恢复快等优点,临床使用广泛。然而,由于实施局麻手术过程中患者处于清醒状态,操作过程中的疼痛、声音、组织牵拉所引起的恐惧,会对患者的心理行为产生负面影响,部分患者甚至因为恐惧而拒绝手术治疗,此类现象被称为牙科畏惧症。牙科畏惧症是一个世界性问题,是患者在口腔治疗中的一种心理障碍,近年来在国内外形成流行趋势。

牙科畏惧症(dental fear,DF)又称牙科焦虑症(dental anxiety,DA),是指患者在接受牙治疗过程中对治疗的某个环节所出现的特有的焦虑、紧张甚至恐惧的心理状态,以及在行为学上表现为敏感性增高、耐受性降低,甚至逃避或拒绝治疗的现象。DF的首要特征就是畏惧,畏惧具有对象性。研究表明,拔牙患者的恐惧发生率较其他牙科治疗相对较高,患者一旦身处于其畏惧的情境之中,几乎无法避免地会出现强烈的焦虑反应,出现诸如:心悸、冒汗、发抖、浑身麻木、寒战、潮红、窒息感、呼吸急促、恶心、晕眩、腹部不适等症状,有些人甚至会晕厥。

DF的发病具有一定的特征,女性DF的程度比男性严重,在不同年龄段的人群中,24～34岁年龄段人群的DF发生率最高,年轻人DF发生率高于老年人,且随着年龄增加DF发生率下降。近年来,儿童DF的发生率呈上升趋势,而且儿童年龄越小,DF发生率越高。DF产生的原因是多方面的,概括起来主要有内源性和外源性:内源性主要与机体自身心理控制失调有关,DF患者的疼痛阈比普通人低;外源性则是直接或间接的不良牙科体验的结果。据调查大多数DF患者不希望在手术过程中保持清醒,甚至不愿回忆手术过程中发生的事情,这些是导致DF发生的主要因素。因此,如何保留局部麻醉的优点,同时可以减少或消除患者的恐惧和记忆,一直以来都是口腔科医师关注的焦点。

近年来,随着新型麻醉药物的不断应用以及药动学研究的深入,镇静镇痛技术逐渐发展成熟。医师们通过采用一种或多种药物造成中枢神经系统抑制状态使治疗得以进行,但是在整个镇静的过程中仍可与患者保持语言交流。其特点包括:风险小,起效快;解除焦虑;术中遗忘;缓解疼痛及其他伤害性刺激。进入 90 年代以来,镇静镇痛技术在牙槽外科局麻手术中得到了越来越广泛的应用。

二、镇静镇痛病例选择

在采取任何形式的镇静镇痛之前,医师必须对患者进行全面的术前评估,通过评估,可获得患者的相关信息,评估可能存在的风险,进而决定患者能否接受镇静镇痛,选择何种方式等。在治疗过程中保证安全的实施镇静镇痛是成功的关键。同时,医师也要考虑自身的知识、技能和应对突发情况的经验,以及完备的抢救设备和人员。

(一)现病史

病史采集是对患者全身身体状况评估最直接的方法,便于医师确认采用何种方式的镇静镇痛对患者个体更安全可靠。口腔门诊多采用病史调查问卷的形式来收集病史,问卷调查应涵盖较广泛的疾病情况(表 2-1),简单易懂,尽量让患者可以对问题做出"有"或"无"的答复。医师可以根据患者提供的信息进行深入的讨论,并可向患者及家属说明术中、术后可能出现的风险和并发症。这不仅可以使医师较完整地掌握有关患者病情的第一手资料,同时也使患者对在治疗过程中可出现的情况有充足的思想准备。

表 2-1 现病史

部位	疾病类型及病史
中枢神经系统	癫痫、惊厥、痉挛、精神异常、偏头痛、服用药物、酒精依赖、其他神经系统疾病
心血管系统	心脏病、高血压、晕厥、风湿热、贫血、白血病、出血异常、长期服用抗凝药物
呼吸系统	支气管炎、哮喘、肺结核、吸烟、其他肺部疾病
胃肠系统	食管、胃部或十二指肠溃疡、直肠出血、肝炎、黄疸
泌尿生殖系统	肾脏疾病、输尿管或性传播疾病、月经问题、是否妊娠
其他器官	糖尿病或其他内分泌疾病、皮肤病、骨或关节病、过敏史、先天畸形、家族相关病史、手术史、重大疾病史、近期或当前用药情况和接受的治疗、近期是否曾出国

(二)体格检查

对于患者的健康状况是否可以耐受镇静镇痛治疗,临床医师多参照的是美国麻醉医师学会(American Society of Anesthesiologists,ASA)的医疗健康状况分级系统(表 2-2)对患者进行分类。通常,ASA Ⅰ级和Ⅱ级的患者才能在常规操作环境下(口腔诊所或门诊)接受镇静镇痛治疗,ASA Ⅲ级及以上的患者则要求转入更为完善的医疗机构(当地口腔医院)进行治疗。

1. 心率　健康成人正常的脉搏范围是每分钟 60~100 次,大多数为 60~80 次/分,静息脉搏为 72 次/分,女性稍快;3 岁以下的小儿常在 100 次/分以上;老年人偏慢。生理性的心率异常较常见,如体力活动、食物消化、情绪焦虑、妊娠、兴奋、恐惧、激动、饮酒、吸烟等。病理性的心率异常则会增加镇静镇痛治疗过程中的风险。

2. 血压　人在安静状态下的正常血压大约是 120/80mmHg,≥140/90mmHg 为高血压,≤90/60mmHg 为低血压。易患高血压的人群多为有高血压家族史者、肥胖者、过分摄取盐分者、过度饮酒者、神经质易焦躁者等。易患低血压人群为青年女性、长期卧床休息者、病后初愈者、体质瘦弱者、更年期妇女、老年人群等。患者血压低于160/95mmHg可安全地进行门诊镇静镇痛,如果高于160/95mmHg,需要内科医师进行术前评估。

3. 呼吸频率　观察呼吸频率尤为重要,因为静脉镇静用药能够抑制呼吸。成年人的正常呼吸频率为每分钟16～20次。呼吸与脉搏的比是1:4,即每呼吸1次,脉搏搏动4次。小儿呼吸比成人快,每分钟可达20～30次。对于患有哮喘、慢性支气管炎、肺气肿等患者,应在麻醉医师指导下,并具备急救的条件下开展。

4. 体温　正常人腋下温度为36～37℃,口腔温度比腋下高0.2～0.4℃。如果患者存在病理性的体温改变,结合临床表现,可采取延期治疗。

5. 血氧饱和度　正常人体动脉血的血氧饱和度为98%,静脉血为75%。临床上认为血氧饱和度不应低于94%,在94%以下为供氧不足。

6. 体重指数　体重指数(body mass index,BMI)与患者的身高和体重相关,即体重(kg)除以身高的平方(m^2)。对成人来讲,BMI为18.5～22.9较为理想。低于18.5为过轻,25～29.9为过重,大于30为肥胖。肥胖患者常因气道组织压迫导致口咽狭窄,呼吸不畅,术中可能出现窒息,且可影响药物代谢。然而,体型瘦小的患者,特别是老人和儿童,对于镇静药物更易感。

表2-2　美国麻醉医师学会(ASA)医疗健康状况分级

分级	患者构成	举例
ASA I	正常健康者 能够轻松地上楼梯 在生理方面接受所推荐的治疗没有困难 可接受任何形式的镇静治疗	
ASA II	患有轻微系统疾病的患者 健康,但目前对牙科有极度恐惧和焦虑 高龄(如60岁及以上) 妊娠 轻度运动后必须停下来休息,压力承受能力减低,但在治疗中仍显示最低风险需要谨慎对待	健康的患者,60岁以上健康但有严重的恐惧症 使用非胰岛素控制良好的糖尿病患者血压轻度升高(例如140～159/90～94mmHg) 有特应性变态反应病史
ASA III	患有导致活动受限的系统疾病的患者,但并非无自理能力 静息时无压力,但在轻度运动过程中需要频繁停下来休息(例如行走或爬楼梯) 缩短镇静操作时间或控制深度	使用胰岛素控制良好的糖尿病患者 已6个月以上无症状的心肌梗死患者 高血压病(例如160～199/95～114mmHg) 一年发病数次的癫痫症患者 虚弱的哮喘患者
ASA IV	患者患有丧失生活能力的疾病并危及生命 无法上楼或沿街远距离行走 就座时表现出疲劳或气短 避免治疗或尽可能保守治疗,或转诊至适宜的医院科室	不稳定型心绞痛 近期发作心肌梗死 严重高血压(超过200/115mmHg) 控制不佳的糖尿病
ASA V	患者临终,已无生还希望 不适合进行治疗	
ASA VI	已宣布脑死亡的患者	

（三）口腔专科检查

结合不同年龄人群,不同口腔疾病选择适合患者自身的镇静镇痛方式。如在牙周洁治过程中,口腔中常储有水和牙石等其他异物,要求镇静不宜过深,以保留意识的镇静为宜,以防误吸导致的严重后果。在阻生齿的拔除、颌面浅表肿物切除等治疗过程中,可以采用更深的镇静镇痛,从而减少患者术中的恐惧感和疼痛感。儿童滞留乳牙拔除、舌系带延长手术,对镇静镇痛药物作用浓度和时间的要求更为严格。

三、临 床 镇 静

镇静主要是由心理的或作用于中枢神经系统的药物对人体精神活动产生的一种抑制效应。镇静药物是指对中枢神经系统广泛抑制的一类药物,其可以选择性的阻断脑干网状上行激活系统,近似或促进伽马氨基丁酸作用,加强大脑皮质的抑制过程。小剂量有镇静作用,用于治疗焦虑、紧张;中等剂量有催眠作用,可用于催眠;大剂量则有麻醉和抗惊厥作用。镇静的程度可分为清醒镇静和深度镇静。清醒镇静(清醒、放松状态)至深度镇静(无意识、催眠状态)和全身麻醉是一个连续过程,甚至深度镇静和全身麻醉在临床上很难鉴定。临床上常用的对患者意识状态评估的方法有 Ramsay 评分(表 2-3)、Riker 镇静躁动评分(SAS,表2-4)以及肌肉活动评分(MAAS,表2-5)等方法。理想的镇静药应具有以下特点:①起效快,持续时间可预测;②对呼吸循环抑制作用小;③具有遗忘作用,以及抗焦虑和(或)镇痛作用;④半衰期短,无药物蓄积;⑤具有拮抗剂;⑥实施简单,价格低廉,易于保存和使用。镇静给药方式包括口服药物镇静、吸入药物镇静、静脉给药镇静、直肠给药镇静等,而在口腔临床应用最为广泛的是吸入药物镇静和静脉给药镇静。

表 2-3　Ramsay 镇静深度评分

状态	临 床 症 状	分值
清醒	焦虑或易激惹,或不安,或两者都有	1
清醒	能合作,定位感好,平静	2
清醒	只对指令应答	3
睡眠	对眉间轻叩或大的听觉刺激反应轻快	4
睡眠	对眉间轻叩或大的听觉刺激反应迟钝	5
睡眠	对眉间轻叩或大的听觉刺激无反应	6

表 2-4　SAS 镇静深度评分

状态	临 床 症 状	分值
不能唤醒	对伤害性刺激无反应或有轻微反应,无法交流或对指令应答	1
非常镇静	对身体的刺激能唤醒,但无法交流或对指令应答,能自发移动	2
镇静	能被唤醒或轻摇唤醒,但随后又入睡,能对简单指令应答	3

续表

状态	临 床 症 状	分值
安静和配合	安静、易醒、能对指令应答	4
激惹	紧张、中度激惹、试图坐起、口头提醒能使其平静	5
非常激惹	尽管经口头提醒仍不能平静,咬气管导管,需要固定患者肢体	6
危险性激惹	患者试图拔除气管导管或输液管、攀越床栏,攻击医护人员,不停翻滚,对伤害性刺激无反应	7

表 2-5　MAAS 镇静深度评分

状　　态	临 床 症 状	分值
无反应	对伤害刺激无反应	0
只对伤害性刺激有反应	对伤害性刺激睁眼或皱眉或转头向刺激方向,或移动肢体	1
对唤名或触摸有反应	睁眼或皱眉或转头向刺激方向,或在大声唤名或被触摸时移动肢体	2
安静和合作	无须外界刺激,患者能自发活动和有目的地调整被单和衣服,能对指令应答	3
静息和合作	无须外界刺激,患者能自发活动和寻找被单或导管或不盖被服,能对指令应答	4
激惹	无须外界刺激,患者能自发活动和试图坐起或将肢体移出床外,不能可靠地对指令应答	5
非常激惹	无须外界刺激,患者能自发活动,试图拔除气管导管或输液管或不停翻滚或攻击医护人员或试图攀越床栏,不能按指令平静	6

（一）吸入药物镇静

吸入镇静最常用的药物是氧化亚氮(N_2O),俗称笑气。笑气是一种无色、略有甜味的惰性气体。早期被用于牙科手术的麻醉,是人类最早应用于医疗的麻醉剂之一。对呼吸道无刺激,对心、肺、肝、肾等重要脏器功能无损害,无蓄积作用,同时笑气具有一定的遗忘作用,因此被广泛应用于临床镇静。笑气同时具有一定镇痛的作用,30% 的笑气相当于 15mg 吗啡的镇痛效果。笑气镇静安全,操作简单,不一定需要麻醉医师实施,临床医师经过专业培训合格后即可实施。

1. 笑气镇静作用机制　笑气经肺泡入血,而到达脑组织,通过抑制中枢神经系统兴奋性神经介质的释放和神经冲动的传导,改变离子通道的通透性而产生药理作用。

2. 笑气在体内的代谢　患者通过鼻罩吸入笑气,笑气进入呼吸系统后,一直到达肺里的肺泡囊,经过气体交换,笑气可穿破肺泡膜扩散到血液中,之后被血液带至全身,并在 3～5 分钟内作用于大脑。笑气在体内不经任何生物转化或降解,99% 的笑气仍以原药随呼气排出体外,仅 1% 的笑气会在接下来的 24 小时通过由皮肤和肺排出。吸入纯笑气能迅速引起麻醉状态或窒息,因此,笑气必须与氧混合使用。如果在治疗结束时没有让患者吸入 3～5 分钟的纯氧,可能会出现扩散性缺氧。

3. 笑气镇静的深度　笑气对患者镇静镇痛的影响随着吸入浓度的不同,患者会出现不同的感受和体验,在讨论笑气镇静对患者产生的影响时,会运用到麻醉分级的概念,麻醉共分为四个阶段,每个阶段会进一步分为若干等级。

（1）第一阶段:该阶段也被称为诱导阶段。此阶段是指从初始给药到丧失意识之间的时间段。患者在此阶段会感到意识模糊,痛觉减轻或消失,呼吸可能变得不规律,但患者仍保留一定意识,可对医师的指令做出反应。此阶段称为镇痛阶段,可划分为3个级别。

第Ⅰ级:轻度镇静和镇痛,笑气吸入浓度在5%～25%之间。患者会感到放松,焦虑降低,对疼痛的感知会降低,手指、脚趾、嘴唇和舌会有刺痒感。患者有意识,能够进行交流,回答问题并对指令做出回应。由于笑气的作用,患者可能出现轻度的遗忘。

第Ⅱ级:中度镇静和镇痛,该阶段也称为分离镇静,笑气浓度在20%～55%之间。患者进一步感到放松,变得安静。神志模糊、有漂浮感、昏昏欲睡,感觉似乎置身实际环境之外。恐惧感和焦虑感已消失,并对疼痛的感知进一步减弱。对问题的回答变得迟缓而且含糊不清,但是患者扔能保持开口,这种能力是极其重要的,一旦患者不能,则提示镇静过度,此时应减低笑气的浓度从而降低镇静深度。此阶段笑气的遗忘作用稍有加强。

第Ⅲ级:完全失忆,该阶段为深度镇静阶段,笑气浓度在50%～70%之间。患者对疼痛的反应也完全消失。虽然笑气的遗忘作用比较明显,但是患者可能出现激动不安、眼神呆滞以及经历不愉快的梦境。患者有可能出现恶心并闭口,使治疗无法进行下去,这种情况下应将笑气浓度降低10%,从而使患者恢复配合并使治疗继续。

（2）第二阶段:即兴奋期阶段。此阶段患者将丧失意识,并可能出现呕吐、屏气、瞳孔散大、无法控制自身行为。心率和呼吸变得不规整。

（3）第三阶段:此阶段为外科麻醉阶段。患者全身所有的肌肉出现松弛,随之呼吸节律重新变得规整。眼球转动缓慢,之后会停止,目光固定且呆滞。此阶段又划分为四级,患者的临床表现为:眼睛转动然后固定不动;角膜反射和喉反射消失;所有反射消失且瞳孔散大;肋间肌瘫软麻痹,腹式呼吸浅弱。

（4）第四阶段:此阶段也称为给药过量阶段。患者会出现延髓抑制,呼吸停止,且心血管系统出现衰竭的可能。出现该情况需要立即为患者提供呼吸和心血管方面的支持。

由于口腔医疗的特殊性,需要患者能接受医师的指令、配合治疗,笑气镇静应控制在第一阶段的Ⅰ级和Ⅱ级。这是因为大多数患者在镇静镇痛中从一级进入到另一级的表现会逐步改变,而不会出现不良反应。第一阶段的第Ⅲ级是过渡到第二阶段的临界,此即为临床镇静镇痛的安全边界,因为进入第二阶段将会出现轻度麻醉,存在安全隐患。除非有麻醉医师,同时具备合适的环境,否则不建议在诊室进行任何形式的全身麻醉。为避免出现镇静过度,必须检测患者对笑气浓度的反应,同时还要谨记患者个体差异性。

4. 笑气镇静的适应证

（1）对口腔治疗轻度或者中度焦虑、恐惧的患者。

（2）牙科治疗时咽部敏感的患者。

（3）某些不愿或不便采用局部麻醉方式获得止痛效果的患者。

（4）不愿配合治疗的儿童患者或其他难以约束的患者。

（5）预镇静或与其他镇静技术（如口服、静脉）或吸入气体麻醉剂（如七氟醚）复合使用。

（6）对高血压、心脏病患者可以降低因紧张、恐惧而加重的风险。

5. 笑气镇静的禁忌证

（1）患有阻塞性呼吸系统疾病的患者。

（2）严重的药物依赖及精神异常的患者。

（3）怀孕早期患者。

（4）患有肠梗阻的患者。

（5）耳鼻喉等器官的疾病，如感冒、鼻窦炎、中耳疾患、鼻息肉、扁桃体肥大、鼓膜移植等。

（6）不愿意通过鼻面罩吸入笑气的患者。

（7）极度恐惧或无法配合治疗的儿童。

（8）重症肌无力患者。

6. 笑气镇静前准备　患者在就诊前，医护人员应尽量营造一个舒适安静的就诊环境，从心理上降低患者看病的焦虑感。准备好一切所需的口腔治疗设备、器械、药物和患者的治疗记录、知情同意书等。所有的急救设备必须检测妥当并准备就绪。诊室保持良好的换气通风尤为重要，医护工作人员长时间暴露于笑气环境中，会对其健康产生不利影响。为患者试戴挑选合适的鼻罩。无论是管道式吸入镇静镇痛治疗机还是可移动式吸入镇静镇痛治疗机，使用前必须进行检查，确保安全使用。目前临床上使用的镇静镇痛治疗机分为管道式和便携可移动式，吸入镇静系统既可连接中央供气系统实行管道式吸入镇静镇痛，也可携带气体钢瓶实行可移动式镇静镇痛。

（1）管道式吸入镇静仪的检查：将蓝色的氧气插气管和灰色的笑气插气管插入对应的氧气和笑气输出口并确认接牢（图2-1）。治疗开始前，连接好废气回收系统，确保排气口远离新鲜空气摄入口。

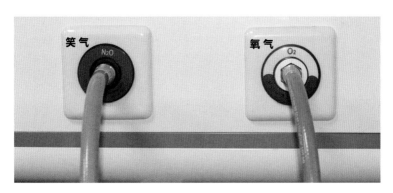

图2-1　将氧气管/笑气管插入相对应的输出口

按下"开启"按钮，并将右侧氧气输送阀门上推直至氧气流表中的金属球升至刻度8L/min。校正检验镇静仪器：调节左侧笑气输送阀门至50%，此时笑气浓度为50%，氧气浓度将会自动调至50%，两边流量的金属球对应刻度位置应该是水平的，这表明输送的气体是精准的。一定要检查笑气安全切断阀，以确保一旦氧气输送停止笑气将会自动切断。

输送氧气，使气囊膨胀以确保其正常工作，同时检查气囊是否存在裂缝或漏洞。气囊最脆弱的部位是与镇静设备连接的颈部。取下气囊，确认空气输送阀门没有堵塞。

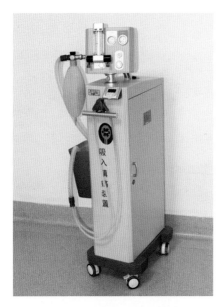

图 2-2　可移动式笑气镇静仪

检查所有输气管道有无漏洞和裂隙。

最后检查所有输气管道有无漏洞和裂隙。

（2）可移动式吸入镇静仪的检查：可移动式吸入镇静仪（图 2-2）的所有气体钢瓶都应关闭并牢固地固定在仪器上。机身内带有两个气体钢瓶，蓝色为氧气钢瓶。灰色为笑气钢瓶。蓝色管道与氧气钢瓶连接，灰色管道与笑气钢瓶连接。

检查满瓶的氧气钢瓶，打开阀门确保氧气压力表示数为满，约为 13 790kPa（2000psi）。检查氧气供应是否通畅，气囊检查同前述。

使用前检查笑气钢瓶和氧气钢瓶中的气体剩余量（图 2-3），若气体压力指示接近红色区域或已位于红色区域，提示需要更换气瓶。

对于使用中笑气钢瓶的检查可通过叩钢瓶，声音越沉闷气体含量越少，也可通过对钢瓶称重获知：满瓶约重 8.8kg，空瓶约 5kg，气体约重 3.4kg。

笑气自动安全阀检查同前述。

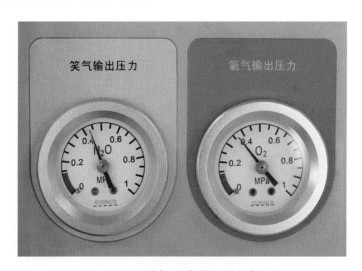

图 2-3　笑气/氧气输出压力表

7. 笑气镇静的实施　镇静前应详细询问病史，进行体格检查和必要的化验检查，排除禁忌证。向患者详细介绍笑气镇静镇痛的注意事项，安抚其焦虑或恐惧，签署知情同意书，使患者做好充足的治疗准备。

让患者就坐于牙椅上，调整椅位至仰卧位，为患者戴上鼻罩，并确认位置正确（图 2-4）。注意不要紧按鼻罩以免患者移动或在患者脸上留下压痕。不能在患者鼻子上方塞纱布以减少气体泄漏。

测量患者的基本生命体征：血压、脉搏、呼吸并将这些数值记录在镇静镇痛记录单或患者的图表上。

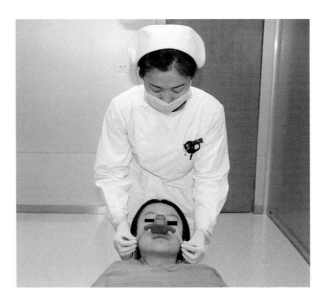

图 2-4 为患者佩戴鼻罩

开启吸入镇静仪,打开氧气阀门让患者预吸氧气 3 ～ 5 分钟,氧气浓度约 100%,流量设置为成人 6 ～7L/min,儿童 4 ～5L/min。最初宜将流量调到高于需要量以避免窒息感。当患者放松后,再适当降低流量(图 2-5)。

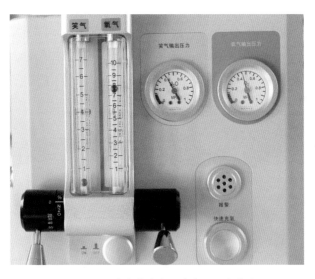

图 2-5 开启氧气阀门(患者预吸氧气)

气囊的状态是气流是否适量的一个很好的指征。检测气囊,如果气囊充盈,表面初始流量过高,要适当减少流量,直至气囊缩小至其 2/3,如果气囊充盈不足,表明初始流量不足,要适当增加流量。

开启笑气阀门,将笑气浓度逐步调高,同时逐渐调低氧气浓度。笑气需要在几分钟后发挥作用,使患者出现镇静镇痛第一阶段第 Ⅰ 级状态。若患者反应不明显,可增加 5%,稍待笑气发挥作用再进行追加。有研究表明30%笑气浓度为较理想浓度,患者可以达到第一阶段的第Ⅰ级或Ⅱ级,此阶段正是治疗开展阶段。如果需要可增加至笑气浓度为50%左右(图2-6)。

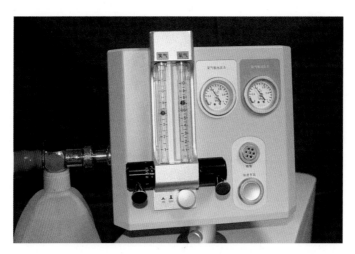

图2-6 将笑气、氧气浓度调至适当的水平

笑气的主要作用在于镇静,消除患者的紧张恐惧心理,其镇痛作用较弱,临床治疗还需进行局部麻醉。局部麻醉应在镇静显效之后实施,对于这类需要镇静治疗的患者,最好使用计算机控制下的无痛麻醉仪进行局部麻醉,待局部麻醉生效以后方可进行临床治疗(图2-7)。在整个就诊过程中,医护人员要时刻监测患者的生命体征变化,密切关注患者的表情,并适时和患者进行语言交流,评估是否有镇静过度或不良应激的征兆,并及时调整笑气、氧气的浓度,确保患者处于最佳的镇静状态。

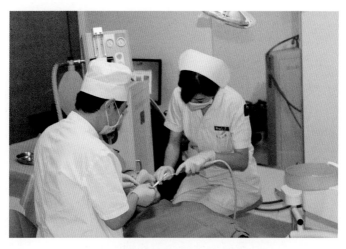

图2-7 镇静+局麻显效后开始临床治疗

当治疗结束时,需要缓慢减少笑气,直到患者吸入纯氧并持续3~5分钟,避免出现扩散性缺氧,直至患者无任何不适。然后取下鼻罩,关闭笑气镇静仪和废气回收装置。

8. 笑气镇静后恢复　笑气镇静后的恢复是整个治疗过程中的一个重要部分。术后的充分给氧是恢复过程中一个极其重要的环节,术后用100%的氧气至少5分钟。受个体的双向可变性的影响,术后给氧要一直进行到患者达到足够的恢复。评定患者是否恢复可通过患者对问题的主观反映,询问患者感觉如何,患者表示不嗜睡、不眼花、不软弱无力、不恶心等。患者的体征指标可客观反映患者是否恢复,血压值在术前计数的±10mmHg以内,脉搏为术前计数的±10次/分以内。对于每个操作者来说,他们必须对患者离开前是否完全恢复作出训练有素的判断。取下鼻罩后,还应让患者在休息室观察20～30分钟,确认无碍后方可离院。

（二）静脉镇静

笑气镇静一般为清醒镇静,而静脉给药镇静一般为深度镇静,适用于一些完全不能合作的患者、智障患者或某些高度紧张的成年患者等。静脉给药镇静药物的吸收利用度高,起效快,效果明确;可以调节滴定,实现剂量个体化给药,镇静程度可控,可以实现从轻度、重度到深度各种程度的镇静;恶心呕吐等不良反应发生相对少,可以控制唾液分泌及缓解咽部敏感。

1. 静脉镇静的适应证

（1）患有中到重度的牙科治疗恐惧者。

（2）复杂耗时的有创性治疗需要减少不良刺激和增加舒适性者。

（3）需要控制唾液分泌、缓解患者咽部敏感者。

（4）治疗存在较严重疼痛,常规镇痛技术（如局部麻醉）效果不佳者。

（5）口服或笑气吸入镇静效果不佳或无法实施者。

（6）癫痫患者。

（7）较轻度的肢体或智力残障者。

2. 静脉镇静的禁忌证

（1）对镇静药物过敏或反应过度者。

（2）严重的肝肾功能障碍及呼吸、循环、免疫及内分泌疾患者。

（3）怀孕或哺乳期患者。

（4）过度肥胖、严重精神疾患或正在服用精神科药物、急性闭角型青光眼、重症肌无力、酗酒、药物滥用者等。

（5）表浅静脉不易识别者。

（6）婴幼儿及65岁以上患者应慎重。

3. 静脉镇静的常用药物

（1）咪达唑仑:咪达唑仑是一种水溶性短效的苯二氮䓬类药物,具有抗焦虑、镇静催眠、抗惊厥、肌肉松弛和安定作用。20世纪80年代开始运用于临床,90年代它在治疗癫痫持续状态方面成效显著。具有作用迅速（静脉注射即刻起效）、维持时间短、排泄快、无蓄积作用、无残留效应、安全限宽、临床用途广和治疗指数高等特性,且可以通过肌内注射给药,是临床镇静和麻醉诱导最常用的药物。

1）作用机制:人的中枢神经系统中存在对苯二氮䓬类具有高亲和力、立体特异性和可饱和性的受体,药物可以与之结合。这些受体与 GABA 受体类似,苯二氮䓬类药物虽不能直接激活 GABA 受体,但是可以增强 GABA 受体上神经传导递质的作用,从而抑制大脑活动。

2) 药动学及体内代谢:口服吸收迅速完全,达峰时间为 30 分钟,代谢清除半衰期为 1.5 ~ 2.5 小时,生物利用度在 90% 以上,血浆蛋白结合率为 96%。口服后 60% 代谢物由肾脏排泄,40% 经肝脏代谢,给药 7 小时后体内无残留作用。肌内注射吸收缓慢,且不规则。欲快速显效,可静脉注射。

3) 用药规范:静脉注射 5 ~ 10mg。由于老年人对咪达唑仑更为敏感,所以给药应该缓慢(或适当减量)。

4) 不良反应:呃逆、咳嗽、头痛、恶心呕吐、困倦乏力,罕见皮疹。

5) 特殊注意事项和使用禁忌:咪达唑仑可通过胎盘屏障和随乳汁分泌,孕妇和哺乳妇女忌用;老人和儿童慎用。同时应用吗啡或其他中枢抑制药、乙醇等可显著增强其毒性;久用可发生依赖性和成瘾。红霉素可抑制咪达唑仑的代谢,延长作用时间;金丝桃素可增强咪达唑仑代谢,导致药效减弱。氟马西尼是咪达唑仑的拮抗剂,可用于解除咪达唑仑过量中毒。

(2) 异丙酚:又叫丙泊酚,为短效镇静催眠药,也是一种快速强效的全身麻醉剂。自 20 世纪 80 年代上市以来,主要用来镇静和维持麻醉。其临床特点是起效快,持续时间短,苏醒迅速而平稳,没有蓄积作用,不良反应少,容易控制镇静深度,使用时有舒适感,临床应用广泛。

1) 作用机制:异丙酚的作用机制尚不完全明了,可能对脂膜具有非特异性作用。异丙酚对中枢神经系统多种受体及离子通道有不同程度的影响,如钠离子通道、GABA 受体等。

2) 药动学及体内代谢:异丙酚具有高亲脂性,具有从血液到中枢神经系统和周围组织快速分布的特点。静脉注射 2.5mg/kg,2 分钟后血药浓度达峰值,代谢清除半衰期为 30 ~ 60 分钟,88% 以上以无活性的硫酸盐和(或)葡萄糖醛酸结合物从尿中排出,异丙酚与血浆蛋白的结合率为 96% ~ 98%。

3) 用药规范:临床镇静常用剂量为 1.0 ~ 2.5mg/kg,决定镇静剂量的最佳生理指标为年龄、体重及性别。静脉滴注 25 ~ 75μg/(kg·min)用于镇静;静脉注射 1 ~ 2.5mg/kg 用于麻醉诱导。小儿或高龄患者应适当减少剂量。

4) 不良反应:可发生低血压和短暂性呼吸暂停,这与注药速度、用药量、联合用药以及患者病情等多方面因素有关。注射异丙酚可能会导致疼痛,偶有注射部位血栓性静脉炎,偶见惊厥和角弓反张等肌痉挛症状。麻醉苏醒时,少部分患者可出现恶心、呕吐和头痛。

5) 特殊注意事项和使用禁忌:对异丙酚过敏者禁用,使用呼吸抑制药物的患者、严重循环功能不全者慎用,建议不用于妊娠或哺乳妇女、3 岁以下儿童及癫痫患者。

4. 静脉镇静的实施　患者初次就诊时应详细询问病史,进行体格检查和必要的化验检查,排除禁忌证。镇静实施前患者应禁食禁饮 4 ~ 6 小时。签署知情同意书。

静脉镇静最好由麻醉医师实施或有麻醉医师参与,临床医师开展静脉镇静必须经过较严格的专业培训,合格后方可施行静脉镇静。口腔临床常用的静脉镇静给药方案可以分为:

单次给药方案,一次将静脉镇静药物直接注射到静脉内,适用于时间较短的治疗或手术。

分次给药方案,医师根据患者的镇静程度和术中反应,分次将镇静药物注射到静脉内。

持续泵注(或输注)给药方案,通过液体输注泵(图2-8)将药物缓慢、均匀、持续地输注到静脉内,以维持一定的镇静深度。

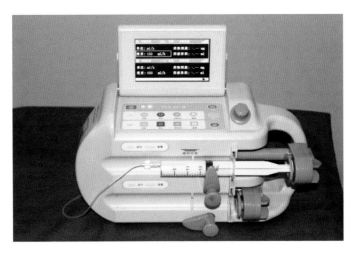

图 2-8 静脉微量输注泵

患者的镇静程度由浅入深,并随着体内的药物浓度的高低而波动,口腔临床治疗或手术,一般维持轻度或中度镇静状态即可,少数情况下则需维持深度镇静状态。镇静程度的深与浅之间没有明显的界限,医师在对患者实施镇静过程中,要随时观察患者的表情,并通过语言交流和患者对指令的反应等,评估患者的镇静程度,及时进行调整和相应处理。

同样,静脉镇静药物的镇痛作用也很弱,在治疗或手术前,必须进行局部麻醉方可起到镇痛的作用,确保治疗或手术的顺利进行。治疗过程中应保持口腔清洁,及时吸出口内唾液或血液,防止误吸。

镇静结束后,应安排患者在有医护人员看护的专用休息室休息30～60分钟,待患者完全清醒后方可离院。评估患者是否清醒的基本内容包括回答问题是否准确、握手是否有力、运动是否协调等。患者离院时应记录基本情况、生命体征、评估状态等。索取患者及家属联系电话,进行24小时追踪随访;告知患者及家属医院联系电话,有任何不适应及时联系医院或返院观察处理。

5. 静脉镇静常见不良方法及处理

(1)呼吸抑制:镇静过程中少数患者可能出现轻度呼吸抑制,此时应暂停治疗或手术,调整体位,将患者头后仰,托起下颌,牵拉舌体向前,清理口内唾液或血液。必要时给予药物拮抗剂,或请求麻醉医师协助。

(2) 恶心呕吐:少数患者可能出现恶心呕吐,应及时调整体位,使患者处于脚高头低位,头偏一侧,及时清理呕吐物及口内其他分泌物,防止误吸。

(3) 镇静不足或镇静过深:镇静不足时可适当增加药物剂量,但如果咪达唑仑单次给药超过 8mg,仍然不能达到较好的镇静状态,应取消本次镇静治疗。镇静过深则可能出现意识消失和呼吸抑制,应采取对症处理,可用氟马西尼 0.2mg 拮抗,此后可每分钟用 0.1mg,最大剂量 2mg。如果出现严重的呼吸抑制,应加压给氧,必要时进行气管插管。

(三) 口服药物镇静

口服给药方式简单易行,患者易于接受,对患者的合作程度要求较吸入镇静相对较低,无须其他器械辅助,经济廉价,不良反应发生相对较少且程度较轻。

1. 口服药物镇静的适应证

(1) 轻度牙科畏惧症患者。

(2) 实施其他镇静技术(吸入或静脉)之前的预镇静。

(3) 儿童简单牙科治疗的轻到中度清醒镇静。

(4) 部分残障患者(脑瘫、孤独症等)的牙科治疗。

(5) 部分患者治疗中预防恶心呕吐和减少唾液分泌。

2. 口服药物镇静的禁忌证

(1) 不适用于深度镇静。

(2) 对镇静药物过敏者。

(3) 过度肥胖、严重精神疾患或正在服用精神科药物、急性闭角型青光眼。

(4) 重症肌无力、酗酒、药物滥用者等。

(5) 不建议怀孕或哺乳期女性使用。

(6) 严重呼吸系统疾患,心功能衰竭,肝肾功能不全者。

(7) 经口服给药存在困难者。

3. 口服镇静常用药物

(1) 咪达唑仑:作用机制、药动学及体内代谢等同上,是口腔临床应用较多的口服镇静药物。口服镇静剂量一般为 7.5 ~ 15mg。

(2) 水合氯醛:水合氯醛是三氯乙醛的水合物,用于治疗失眠、烦躁不安和惊厥,是 19世纪末和 20 世纪前期常用的催眠药。口服或灌肠给药迅速吸收,是儿科临床上广泛应用的一种中枢镇静药物,具有起效快、安全性高、作用持续时间短、无后遗效应、不易引起蓄积中毒等特点。水合氯醛味苦,有刺激性,口服可引起恶心、呕吐,从而继发胃肠应激,所以在给患儿口服用药时多有不便,因此口腔临床镇静应用较少。

1) 作用机制:水合氯醛作用机制尚未清楚,可能与巴比妥类相似。它主要抑制脑干网状结构上行激活系统,引起近生理性睡眠。

2) 药动学及体内代谢:消化道或直肠给药均能迅速吸收,1 小时达高峰,维持 4 ~ 8 小时。脂溶性高,易通过血脑屏障,分布全身各组织。代谢清除半衰期为 7~10 小时。在肝脏迅速代谢成为具有活性的三氯乙醇,三氯乙醇的蛋白结合率为 35%~40%,三氯乙醇进一步与葡糖醛酸结合而失活,经肾脏排出,无滞后作用与蓄积性。口服水合氯醛 30 分钟内即能入睡,持续时间为 4~8 小时。

3）用药规范:临床上水合氯醛的常用浓度为 10%。成人镇静口服剂量一次 0.25g,一日 3 次,饭后服用;小儿镇静一次按体重 8mg/kg 或按体表面积 250mg/m²,最大限量为 500mg,每日 3 次,饭后服用。

4）不良反应:大剂量能抑制心肌收缩力,缩短心肌不应期,并抑制延髓的呼吸及血管运动中枢,呼吸短促或困难、心率过慢、心律失常、严重乏力,并可能有肝肾功能损害,在恢复时可产生短暂的黄疸或(和)蛋白尿。对胃黏膜有刺激,易引起恶心、呕吐。长期服用,可产生依赖性及耐受性,突然停药可引起神经质、幻觉、烦躁、异常兴奋、谵妄、震颤等严重撤药综合征。偶有发生过敏性皮疹、荨麻疹。

5）特殊注意事项和使用禁忌:肝、肾、心脏功能严重障碍者禁用,间歇性血卟啉病患者禁用。孕妇及哺乳期妇女用药虽能通过胎盘,但在动物或人均尚未遇见致畸;在妊娠期经常服用,新生儿产生撤药综合征;本品能分泌入乳汁,可致婴儿镇静。胃炎及溃疡患者不宜口服。合用中枢神经抑制药、中枢抑制性抗高血压药时可使水合氯醛的中枢性抑制作用更明显。与抗凝血药同时用,抗凝效应减弱,应定期测定凝血酶原时间,以决定抗凝血药用量。

4. 口服镇静的实施　患者初次就诊时应详细询问病史,进行体格检查和必要的化验检查,排除禁忌证。镇静实施前患者应禁食禁饮 4~6 小时。签署知情同意书。

根据体重计算给药剂量,在治疗或手术前 20~30 分钟服用药物。观察患者的反应,监测心电、呼吸、血氧饱和度等生命体征,保持呼吸道通畅。当患者处于镇静状态时,进行局部麻醉,局部麻醉显效后方可开始治疗或手术,治疗或手术时间控制在 30 分钟左右为宜。治疗过程中应保持口腔清洁,及时吸出口内唾液或血液,防止误吸。

镇静结束后,应安排患者在有医护人员看护的专用休息室休息 30~60 分钟,待患者完全清醒后方可离院。患者离院时应记录基本情况、生命体征、评估状态等。索取患者及家属联系电话,进行 24 小时追踪随访;告知患者及家属医院联系电话,有任何不适应及时联系医院或返院观察处理。

四、临床镇痛

疼痛治疗的目的是控制疼痛、改善功能、提高生活质量和避免治疗副作用。实现这一目标的关键在于制订科学合理的疼痛处理规范,其中选择正确的治疗药物尤为关键。治疗疼痛的常用药物有两类:一类是非麻醉止痛药,另一类是麻醉止痛药。牙槽外科的镇痛分为术中镇痛和术后镇痛,术中镇痛通常采用局部麻醉,包括局部浸润麻醉和神经阻滞麻醉,常用局部麻醉药有阿替卡因、利多卡因等,较少使用全身麻醉类镇痛药物;少数患者需要采用全身麻醉的方式来镇痛,常用药物有芬太尼、氯胺酮等,详细情况将在"第三章　牙槽外科全身麻醉技术"叙述。只有某些手术时间较长、创伤较大或对疼痛比较敏感的部分患者需要术后镇痛,术后镇痛一般选用非麻醉镇痛药,如布洛芬、双氯芬酸钠等。术后镇痛一般在术后疼痛时用药,少数疼痛阈值特别低的患者,可以根据手术时间长短、局部麻醉药物的有效作用时间等,在术前适当时间使用缓释类镇痛药物。

（李宏卫　刘思玉）

第三章 牙槽外科全身麻醉技术

一、概　　述

近10年来,口腔镇静镇痛技术取得了飞速的发展。随着中国口腔事业的进一步制度化和规范化,实现牙病患者在舒适无痛状态下得到有效治疗已成为口腔科医护人员的共同追求目标。

牙拔除术是口腔颌面外科门诊的最基本最重要内容,大多数患者都能够在局麻下完成牙拔除术。然而随着生活水平的提高,患者对就医舒适度的要求也越来越高,并且现实工作中也会遇到很多有牙科焦虑症的患者。他们很难在局麻下完成拔牙,或者勉强完成了拔牙但会对其心理造成伤害。据 Fiset 等的统计,有 8% ~ 15% 的患者因局部麻醉效果不良而对牙科治疗产生恐惧,从而不得不中断治疗过程,或入院治疗,使费用支出增加。

此外,儿童到口腔门诊就诊时,更容易表现出非常强烈的恐惧、焦虑、烦躁情绪,不能配合医护人员进行检查和治疗,甚至出现逃避或拒绝治疗等现象。小儿的恐惧不仅来自治疗本身所带来的躯体感觉不适,很大程度上受就医环境、医护人员行为及父母等多方面的影响。如果强制检查治疗,甚至在镇痛不全的情况下检查治疗,会对患儿的心理造成严重伤害,这种心理伤害和畏惧感,可一直延续至成人期。因此,医护人员有必要通过为小儿创建良好的就医环境、使用镇静药物积极干预或实行全身麻醉等措施稳定患儿情绪,以达到顺利完成口腔治疗的目的。口腔科镇静镇痛最终目标:一是降低患儿的应激反应,减少患儿的不适感觉;二是对于不合作的患儿要予以制动,以方便检查和治疗。

近年来牙科门诊已广泛采用笑气辅助牙科治疗,虽然笑气临床镇静效果较好,但其镇痛作用弱,如需达到较好的镇痛效果,则使用笑气浓度较高,有可能产生缺氧。另外,完全不能合作的儿童、智障患者、手术难度较大、耗时较长的手术不宜选择笑气。对于上述患者以及局麻效果欠佳的患者,需要进行全身麻醉施行手术。此外,某些具有国际背景的患者(如外籍人士、海归人士),常常主动要求接受全身麻醉治疗。全身麻醉的主要优点是使患者意识消失、无记忆,全身对伤害性刺激均无疼痛感受,并能耐受人工气道的建立和实施机械通气。

随着新的时效短、无蓄积、不良反应小的麻醉药出现,以及麻醉设备更新和麻醉技术进步,由经过专业训练具有丰富临床经验的麻醉医师可对门诊患者实施全身麻醉,可将常见危害及其并发症减到最低,深受患者(或患者家属)及口腔外科医师欢迎。

门诊手术又称日间手术或非住院手术。门诊手术麻醉的历史可以追溯到麻醉学的起源。现代日间手术麻醉伴随笑气的应用起始于1846年康涅狄格州的牙科手术。20世纪早期,日间手术逐步增加,特别是一些儿科手术。"一战"结束后,日间手术在美国剧增。Ralph

Waters 提供手术室、恢复室、医师的食品和吸烟室,并亲自实施麻醉。他使用当时最安全的技术,包括氧气和笑气混合吸入,监测患者的血压和心率。20 世纪 30 年代,Mayo Clinic 的 John Lundy 开始在门诊口腔手术使用硫喷妥钠间断注射法开展全麻手术。目前,在美国日间手术的比例已达 65% ~ 70%,相应的日间手术麻醉也得到全方位的发展。近年来,日间手术在国内引起了越来越广泛的关注。麻醉学科和牙科门诊手术学科的发展相伴,不仅表现在麻醉和外科技术方面,而且在学科建设和管理模式方面,并相互促进,共同进步。

牙槽外科日间全麻手术对手术医师、麻醉医师均提出了更高的要求。相对于住院手术,门诊全麻手术术前的观察时间及辅助检查有限,所以术前手术医师和麻醉医师应该与患者有更多的沟通,全面评估患者的病情和全身状况;同时手术医师与麻醉医师之间也应该有充分的交流,共同拟订麻醉和手术方案,做好术前准备和安全保障措施,确保手术按计划顺利、安全地完成。

二、牙槽外科全麻手术的必要条件

牙槽外科门诊全麻手术,麻醉及手术时间可能较短,对患者的损伤可能较小,但因术前的观察时间及辅助检查有限,且患者在完成麻醉及手术后当天便离开医院,其潜在风险可能比择期手术患者更大,因此必须具备充分的条件和足够的准备,方可施行门诊全麻手术。

1. 经验丰富的口腔颌面外科医师 熟练完成各种牙槽外科及颌面外科手术,尤其能够准确的判断和正确处理各种意料不到的情况和危急情况。

2. 经验丰富的麻醉医师 能够熟练完成各种口腔手术全麻操作,尤其能够准确的判断和正确处理各种意料不到的情况和危急情况。

3. 经验丰富的手术室护士 能够熟练完成各项护理操作,熟悉手术室工作流程及护理常规,遇到危急情况能够准确按照医师的指令完成急救措施。

4. 麻醉评估门诊 外科医师在手术前数日对病例进行一定的筛选,完成最基本的术前检查和检验,制订初步的手术计划;再由麻醉医师进行术前麻醉及风险评估。必要时可请相关科室医师共同讨论,确保手术安全。

5. 配备齐全的手术室 需配备完善的手术设备、麻醉设备和物品、监护设备、急救设备和药品,如麻醉机、气管导管、呼吸螺纹管、鼻咽通气道或口咽通气道等(图 3-1、图 3-2);全麻

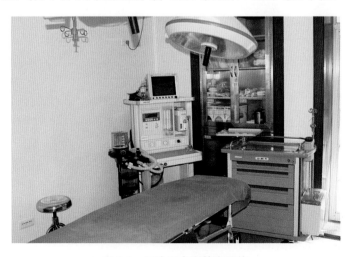

图 3-1 门诊手术室基本设施

药品,包括镇静药物、镇痛药物和肌松药及其他辅助药物(图3-3);急救车(图3-4)内的物品及药品齐全(包括阿托品、麻黄碱、肾上腺素、异丙肾上腺素、毛花苷丙、胺碘酮等),并经常检查核对,确保数量足够,且在有效期内,心脏除颤仪等急救设施完备,且功能正常。

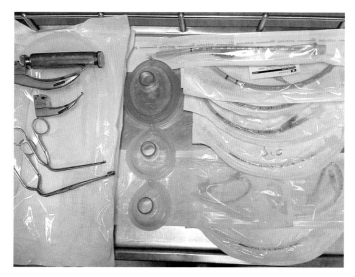

图3-2 全麻插管必备物品

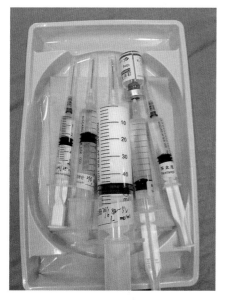

图3-3 全麻药品

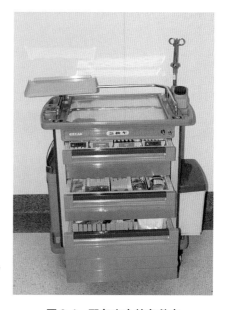

图3-4 配备齐全的急救车

所有全身麻醉都要求在具备吸氧、吸引器、血压、心率、SPO_2、心电图监测以及开放静脉的条件下才能进行。

6. 设有麻醉后恢复室 供手术和麻醉结束后患者的观察,直至完全苏醒。一般紧邻手术室,同样需要具备手术室内的完善麻醉设备和物品。患者离院前一定要意识完全恢复、生命体征正常。

三、术前评估及术前准备

（一）病例选择

1. 口腔外科门诊全麻手术适应证　一般来说，如果手术创伤较大、手术时间较长、手术风险较高的患者，都应该住院全麻手术。

（1）ASA 评级（见表 2-2）为Ⅰ～Ⅱ级。

（2）年龄在 2 岁到 70 岁之间。

（3）手术创伤较小，如牙拔除术、舌系带延长术、黏液囊肿摘除术、范围较小的颌骨囊肿刮治术等。

（4）手术时间在半小时左右或更短。

（5）术中术后出血少。

（6）某些无创或微创治疗，如激光治疗、脉管性疾病的药物注射治疗等。

（7）术后发生软组织肿胀、导致上呼吸道梗阻可能性很小。

（8）患者及其家属的依从性好，能充分理解并严格执行医嘱。

适应证不是绝对的，是否适宜在门诊全麻手术，还要根据医院的实际情况，如麻醉医师的临床经验、外科医师的技术水平、手术室设备条件、术后观察恢复条件等等，综合考虑决定。

2. 口腔外科门诊全麻手术禁忌证　鉴于某些客观条件的限制，口腔外科门诊全麻手术应该掌握禁忌证，存在一定风险的手术，一定要住院手术。以下患者不适合门诊全麻手术：

（1）病情不稳定的 ASAⅢ级或 ASAⅣ级危重症患者。

（2）恶性高热患者。

（3）有发热、咳嗽、咽痛等上呼吸道感染患者。

（4）使用单胺氧化酶抑制剂（如苯乙肼、异卡波肼、尼拉米、反苯环丙胺等抗抑郁药）的患者，需停药 2 周。

（5）复杂的病理性肥胖或睡眠呼吸暂停患者。

（6）吸毒者。

（7）有心理问题患者。

（8）未控制的癫痫患者。

（9）年龄过高患者，70 岁以上的老人即使没有明显的系统性疾病，也存在全身器官的功能减退或萎缩，他们应激能力差、免疫力低下，门诊全麻手术风险高。

适应证是相对的，临床医师可以根据具体情况灵活掌握；门诊全麻手术的禁忌证则是绝对的，应该严格执行，规避医疗风险。

（二）术前访视

尽管口腔外科门诊手术创伤较小，手术时间较短，但只要施行全身麻醉，就一定要按照全身麻醉的常规要求和工作流程进行工作，包括术前访视、麻醉同意书的签署、麻醉前的准备和麻醉的实施。所有拟定门诊全麻手术的患者，都应该在麻醉门诊完善其麻醉前准备工作，否则不能实施麻醉。

门诊全身麻醉手术患者的术前访视非常重要，由于医师与患者接触时间有限，要对患者的病情做出正确评估困难较大,因此要有计划地制订术前评估的方法,使在术前访视时询问和检查全面而又有重点。术前评估主要关注病史、体检和实验室检查,其中最重要的是病史。

1. 病史

(1)现病史和既往史:在患者病史当中,最重要的部分就是对拟行手术疾病的充分了解,询问患者是否有其他的疾病和当前在接受什么样的治疗等。同时必须了解患者以前有无手术史或麻醉史,是否出现过麻醉并发症等。

(2)家族史:询问患者是否有家族遗传性疾病,其家族成员是否出现过麻醉并发症等。

(3)过敏史和用药史:注意药物过敏史和患者目前正在使用的药物情况,其使用的药物是否和麻醉药存在相互作用,这要求麻醉医师要熟悉较常用的药物。一般来说降压药(利尿类除外)、治心脏病药物、抗癫痫药物、治疗帕金森药物等都可服用至手术当天;降糖药手术当天不服;服用华法林、波立维等抗凝药者,应在心血管内科医师指导下停药,服用阿司匹林者如果凝血功能正常可不停药。

(4)系统回顾:以下几个经典问题必须询问:

1)你能够一口气爬到三楼不心慌、喘气吗?

2)你最近有感冒、流涕、咽痛或咳嗽有痰吗?

3)你有无出血史或碰撞后易发生淤血?

4)你是否抽烟或喝酒?

询问这些问题,有助于了解患者的心肺储备功能及目前身体状况。

2. 体格检查 测量患者的生命体征,同时体检时要特别注意听诊患者的心脏和双肺,注意有无心脏杂音或者肺部干湿啰音,出现任一情况都需进一步检查或将手术延期至脏器功能改善。体检时还需评估患者气管插管有无困难,如为困难气道需提前做好相应准备措施。

3. 实验室检查 术前检查和评估必须进行必要的实验室检查。门诊患者术前实验室检查根据年龄和性别可参考表3-1。

表3-1 不同年龄性别非住院患者手术的实验室检查

年龄(岁)	男性	女性
<40	血液分析	血液分析、妊娠实验(不能排除时)
40~49	血液分析、心电图	心电图、血液分析、妊娠实验
50~64	血液分析、心电图	心电图、血液分析
65~74	血液分析、心电图、肝肾功能、血糖	血液分析、心电图、肝肾功能、血糖
≥75	血液分析、心电图、肝肾功能、血糖、胸片	血液分析、心电图、肝肾功能、血糖、胸片

另外,根据病史和体检结果,必要时可做一些有针对性的实验室检查。应用抗凝药、肝病和肌营养不良者需要查凝血功能、凝血值;有高血压、糖尿病、心脏病,服用强心药、利尿药和激素的患者应查肝肾功能和血电解质等。如果发现有原因不能解释的血红蛋白低于100g/L,则要进一步查清原因,因为低蛋白血症常与多种疾病有关,而且影响围术期并发症的发生和预后。如患者有较严重的肺部疾患或功能损害,还应做肺功能检查。

4. 评估　根据患者的病史、体检和实验室检查结果,麻醉医师可以对患者的体格状态进行评估分级(表3-2)。患者的体格分级关系到患者的风险评估,也有助于患者病情的准确判断和正确应对。

表3-2　美国麻醉医师协会(ASA)的体格状态评估分级

分级	评 估 标 准
Ⅰ级	没有系统性疾病
Ⅱ级	有轻度系统性疾病,无功能受限
Ⅲ级	重度系统性疾病,有一定的功能受限
Ⅳ级	重度系统性疾病,终身需要不间断的治疗
Ⅴ级	濒死患者

术前访视的另一重要作用是与患者沟通,向患者家属交代麻醉的必要性及风险,告知如果遇到风险将如何应对等,减少患者和家属的焦虑,取得患者和家属对手术麻醉的知情和认可,并签署麻醉同意书。约定检查时间,交代术前注意事项。手术当日,负责实施麻醉的医师应复习术前评估报告及实验室检查结果,了解禁食情况及有无新的情况发生。如果患者不符合手术条件,如术前有关检查缺漏,或出现新的病况(如感冒发热等),应按规定延期手术。

(三) 术前准备

1. 禁食禁饮　全麻手术前禁食禁水的目的是避免麻醉时胃内容物反流误吸,但是长时间禁食禁水会引起患者口渴、饥饿,甚至可能引起患者血糖降低,加重患者焦虑情绪。正常人的胃排空时间为4~6小时,研究表明清水在胃内的排空时间是20~30分钟,麻醉前2小时让患者饮清水,在麻醉诱导时其胃内容物并不比禁食患者多。不过也有研究表明非住院患者术前虽已禁食但胃内容物残留量往往比住院患者的多,因此对禁食必须重视。精神过度紧张、肥胖、糖尿病性胃轻瘫、食管裂孔疝、胃内压增高患者的胃排空时间常延长,容易引起胃内容物反流误吸,此类患者应适当延长禁食禁饮时间。门诊患者全麻前禁食禁饮时间参见表3-3。

表3-3　门诊患者全麻前禁食禁水时间(小时)

年龄	固体食物、牛奶	糖水、清水
6个月以下	4	2
6~36个月	6	3
>36个月	8	4
成人	8	8

2. 麻醉前给药　麻醉前用药应因人而异,由于门诊手术麻醉后要求患者苏醒迅速、完全,所以不宜使用半衰期长的镇静药物。对于术前有明显焦虑的患者可在术前静脉注射咪达唑仑1~3mg,儿童和老年人需减量使用,同时需注意观察患者呼吸情况,有可能出现呼吸

抑制。还可使用适量的抗胆碱药物(如阿托品),以减少患者气道分泌物,有利于气道管理。小儿使用阿托品可防止因喉刺激、喉痉挛和缺氧引起的心动过缓。但有报道表明抗胆碱药物有可能与一些老年人的术后谵妄有关,故老年人尽量不用此类药物。

3. 麻醉前物品检查和准备

(1) 麻醉医师入室后首先核对患者基本情况,包括:患者姓名、性别、年龄、手术名称、手术部位等,确定患者身份无误。嘱咐患者取下活动义齿、助听器、义眼、角膜接触镜、首饰、手表等物品,勿带入手术室;检查有无缺牙或松动牙,并做好记录。对紧张不能自控的患者可经静脉滴注少量镇静药。

(2) 连接监护仪、麻醉机等设备电源,确认这些设备性能正常。

(3) 连接好监护仪,监测血氧饱和度、心电图、血压等,使心率或脉搏的监测呈现有声状态。记录患者入室后首次心率、血压、未吸氧血氧饱和度及呼吸数值。

(4) 可参照表3-4设置各仪器报警界限。

表3-4　监护仪报警界限

年龄	心率(次/分)		收缩压(mmHg)		舒张压(mmHg)	
	上限	下限	上限	下限	上限	下限
<1 岁	180	100	95	55	60	45
1~3 岁	160	100	110	70	70	45
4~7 岁	130	80	120	80	75	50
8~14 岁	120	70	130	90	80	50
14~60 岁	120	60	150	80	90	50
>60 岁	120	60	170	100	100	70

(5) 了解术前用药情况及效果,询问最后一次进食进饮的时间、内容和数量,核查实验室检查结果、手术及麻醉同意书的签署意见等。根据病情及手术需要,开放合适的静脉通路。

(6) 检查麻醉车内的药品及物品是否齐全、合格,插管喉镜电源是否充足等。

四、牙槽外科常用的全麻方式

临床上常用的全身麻醉方法有吸入麻醉(inhalation anesthesia)、静脉麻醉(intravenous anesthesia)、复合全身麻醉和联合麻醉。少数用时很短,如30分钟之内,无明显出血的表浅手术可使用不气管插管的全身麻醉。在给患者吸氧的同时给予较小剂量的镇静麻醉药,可适当辅助小量的镇痛麻醉药,使患者进入睡眠状态,但保留自主呼吸。使用这种麻醉方式时需准备一般气管插管全麻所需的一切物品,如患者呼吸停止或出现缺氧状态,则立即用麻醉机辅助呼吸,改为气管插管全身麻醉。

(一) 吸入麻醉

经呼吸道吸入一定浓度的吸入麻醉药,以维持适当的麻醉深度。目前常用吸入麻醉药为七氟烷、异氟烷、恩氟烷、笑气等挥发性麻醉药。由于笑气的麻醉性能弱,高浓度吸入时有发生缺氧的危险,难以单独用于维持麻醉,其他吸入麻醉药的麻醉性能强,高浓度吸入可使患者意识、痛觉消失,能单独维持麻醉。但肌松作用并不满意,如靠增加吸入浓度加强肌松则其对生理的影响较严重,故需要肌松时可加用肌松药。挥发性麻醉药应采用专用蒸发器以控制其吸入浓度,有条件者可连续监测吸入麻醉药浓度,使麻醉深度更容易控制。

常用的吸入麻醉药多为卤素类,经气道吸入、进入血液后,通过与脑细胞膜的相互作用而产生全麻作用。停用吸入后,麻醉药以弥散方式由体内各器官和组织进入静脉血,当血液流经肺泡时则弥散到肺泡气内,再经过呼吸环路排出到体外。吸入麻醉药的脂溶性较大,很难以原形由肾脏排出,绝大部分由呼吸道排出,仅小部分在体内代谢后随尿排出,主要代谢场所是肝脏。现常用吸入麻醉药中除笑气为气体麻醉药外,其余均为挥发性麻醉药,以液态形式储存。

某些手术时间短,术中出血少或不出血的牙槽外科手术,可在吸入麻醉下施术,如舌(唇)系带延长术(图3-5)、乳牙拔除术、儿童黏液囊肿摘除术(图3-6)、某些药物注射治疗、某些激光治疗等。在吸入麻醉下施术,由于镇痛效果差,所以应在术区增加局麻麻醉,计算机控制下的无痛麻醉仪可以做到局麻注射过程无痛(参见第四章无痛麻醉技术)。

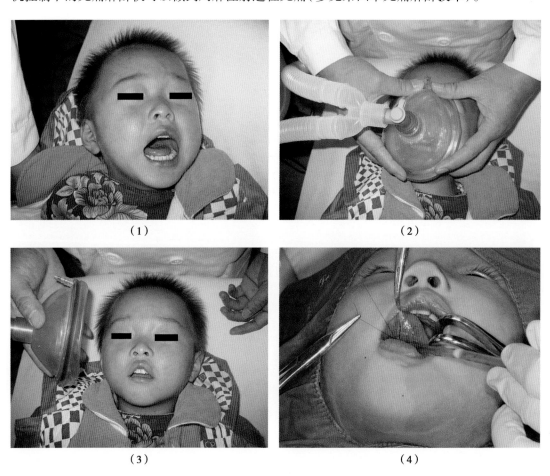

（1）　　　　　　　　　　　　　　　（2）

（3）　　　　　　　　　　　　　　　（4）

图3-5　吸入全麻下施行舌系带延长术
（1）麻醉前（小儿不合作）　（2）麻醉实施过程中　（3）麻醉显效后　（4）手术中

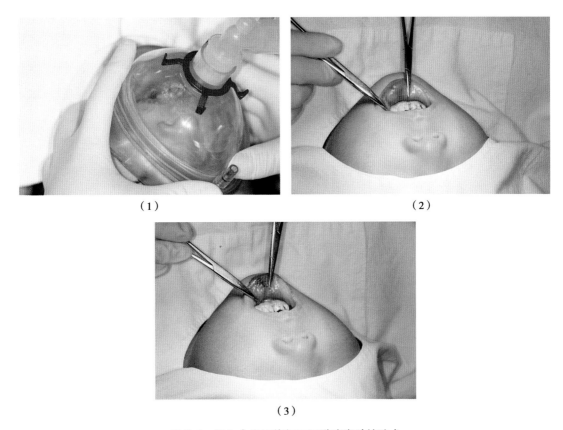

图 3-6　吸入全麻下施行下唇黏液囊肿摘除术
（1）麻醉实施过程中　（2）手术实施前　（3）手术结束

（二）静脉麻醉

全麻诱导后经静脉给药维持适当麻醉深度的方法,称为静脉麻醉。静脉麻醉给药方法有单次、分次、靶浓度控制连续输注法,麻醉医师应根据手术需要和不同静脉全麻药的药理特点来合理选择。

由于不同患者对静脉麻醉药反应的个体差异性,手术中刺激强度也不断变化,以及连续注射后静脉麻醉药在体内产生蓄积等因素,恒速输注已不能满足临床麻醉调控的要求,因此靶浓度控制输注法(TCI)逐步在临床使用,TCI 可以根据手术刺激强度和患者的反应,通过调节靶位(血浆或效应部位)的药物浓度来控制或维持麻醉在适当的深度。目前主要有丙泊酚和瑞芬太尼可用于 TCI。

目前常用的静脉麻醉药多数属于催眠药,缺乏良好的镇痛作用,因此单一的静脉全麻药仅用于全麻诱导和短小手术,在牙槽外科,静脉麻醉适用于那些手术时间在 20 分钟以内、出血不多、出血易控制的手术,如简单牙拔除术、额外牙拔除术、切龈或开窗助萌术(图 3-7)、牙龈成形术、根尖周囊肿刮治术、皮脂腺囊肿摘除术、三叉神经周围支撕脱术等,可以在不插管静脉麻醉加局部麻醉下施术,否则应在插管静脉全麻下施术,以确保麻醉和手术安全。

一般的全麻手术都需要复合多种全麻药。有些静脉麻醉药如硫喷妥钠和氯胺酮等,通过肌内注射能产生同样的全身麻醉作用,但是起效和苏醒较慢且不良反应较多(表 3-5)。

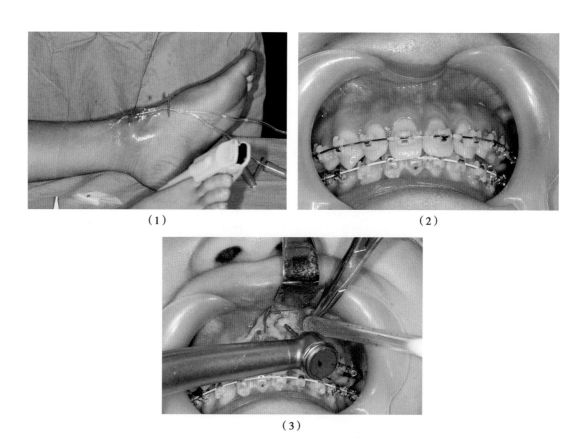

（1）　　　　　　　　　　　　（2）

（3）

图3-7　静脉全麻下行开窗助萌术
（1）静脉麻醉实施中　（2）手术实施前　（3）手术实施中

表3-5　常用静脉麻醉药主要优缺点

静脉麻醉药	单次静注后起效/苏醒时间（min）	主 要 优 点	主 要 缺 点
咪达唑仑	0.5/17	抗焦虑、抗惊厥、顺行性遗忘	呼吸抑制、无镇痛作用
丙泊酚	0.5/5	诱导迅速、无蓄积、清醒完全、镇吐、抗瘙痒	心搏量减少、血压下降、无镇痛作用、注射痛
依托咪酯	0.5/10	对循环影响轻、无明显呼吸抑制	无镇痛作用、肌震颤、反复给药抑制肾上腺皮质功能
氯胺酮	1/20	镇痛、保留自主呼吸、意识感觉分离	苏醒时常有梦幻、恐惧、心肌抑制，呼吸道分泌物多
硫喷妥钠	0.5/5	诱导迅速、单次注射苏醒快	血压下降、无镇痛作用、诱发喉和支气管痉挛

（三）复合全身麻醉

复合全身麻醉是指以两种或两种以上的全麻药复合应用，彼此取长补短，以达到最佳临床麻醉效果。根据给药途径不同,复合麻醉可大致分为全凭静脉复合麻醉和静脉与吸入麻醉药复合的静-吸复合麻醉。

复合全身麻醉一般在气管插管下实施(图3-8),能够保证呼吸道的通畅,防止误吸口腔分泌物或血液,保证手术安全。牙槽外科某些复杂牙拔除术、牙源性囊肿、多颗埋伏阻生牙同期拔除术(图3-9)、口腔良性肿瘤切除术等,手术时间可能超过半小时、术中可能出血等全身麻醉手术,应施行复合全身麻醉。

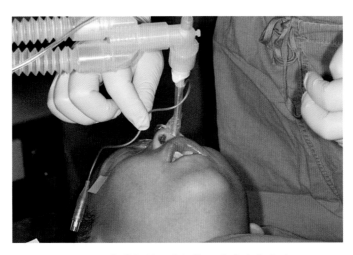

图 3-8 气管插管下施行静-吸复合全身麻醉

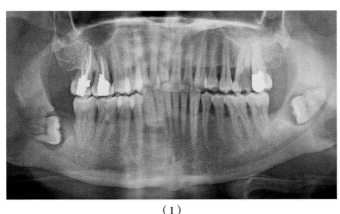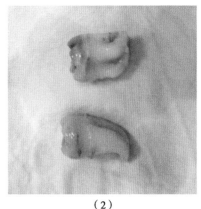

(1)　　　　　　　　　　　　　　　　(2)

图 3-9 复杂下颌阻生智齿拔除术
(1)术前曲面体层片 (2)拔除的智齿

1. **全凭静脉麻醉** 静脉复合麻醉或称全凭静脉麻醉(total intravenous anesthesia,TIVA)是指在静脉麻醉诱导后,采用多种短效静脉麻醉药复合应用,以间断或连续静脉注射法维持麻醉。现在常用静脉麻醉药的镇痛作用很差,故在麻醉过程中需用复合使用强效麻醉性镇痛药,以加强麻醉效果,抑制应激反应,并可减少镇静麻醉药的用量,有利于患者的快速苏醒。此外,为了达到肌肉松弛和便于施行机械通气的目的,必须给予肌松药。将静脉麻醉药、麻醉性镇痛药和肌松药结合在一起,既可发挥各种药物的优点,又可减少不良作用。具有诱导快、操作简便、麻醉过程平稳、恢复也较快等优点。

常用的麻醉性镇痛药物(常称阿片类药)有:芬太尼、舒芬太尼、瑞芬太尼和吗啡,它们能够结合阿片受体,是阿片受体激动剂(表3-6)。使用阿片类药物可以镇痛,但是仍保留着感觉和运动反射,所有患者能够意识到刺激但是不会感觉到疼痛。阿片类药物都有明显的呼吸抑制,呼吸抑制程度与剂量相关。此外,阿片类药物可以引起呕吐、皮肤瘙痒(吗啡较多见)、消化道蠕动减缓等。

表3-6　常用阿片类药物常规给药剂量

药物	静脉给药	持续时间
芬太尼	$2 \sim 5\mu g/kg$	$1 \sim 2h$
舒芬太尼	$0.1 \sim 0.2\mu g/kg$	$1 \sim 2h$
瑞芬太尼	$0.1 \sim 1.0\mu g/(kg \cdot min)$	$5 \sim 10min$
吗啡	$0.1 \sim 0.2mg/kg$	$3 \sim 4h$

肌松药虽然不是全麻药,只能使骨骼肌麻痹,没有麻醉作用,但往往和全麻药同时使用。在肌松药被引入临床以前,麻醉医师只能通过加深麻醉来获得肌肉松弛,但过深麻醉增加了麻醉的危险性。肌松药可分为去极化肌松药和非去极化肌松药,临床常用的是非去极化肌松药(表3-7)。

表3-7　常用非去极化肌松药比较

肌松药	ED$_{95}$ (mg/kg)	插管剂量 (mg/kg)	维持剂量 (mg/kg)	起效时间 (min)	维持时间 (min)
阿曲库铵	0.25	0.7	0.1	$2 \sim 3$	$30 \sim 50$
维库溴铵	0.05	0.15	0.03	$2 \sim 3$	$30 \sim 40$
罗库溴铵	0.3	$0.6 \sim 1.0$	0.1	$1.5 \sim 2.5$	$35 \sim 50$

2. 静-吸复合全身麻醉　全凭静脉麻醉的深度缺乏明显的标志,给药时机较难掌握,有时候麻醉可突然减浅。因此,常在静脉麻醉的基础上,持续或间断吸入低浓度的挥发性麻醉药,如异氟烷、七氟烷或地氟烷等,这样既可维持麻醉相对稳定,又可减少吸入及静脉麻醉药的用量,有利于麻醉后迅速苏醒。静-吸复合麻醉适应范围较广,麻醉操作和管理较容易掌握,极少发生麻醉突然减浅的被动局面。

五、麻 醉 实 施

在认真地探访患者并做好了麻醉前的准备工作后,才能开始麻醉。临床麻醉的核心是保证患者的术中安全和无痛。麻醉事故通常与低血容量、缺氧、低血压、通气不足、气道梗阻、用药过量、误吸、准备不足、观察不细、仪器失灵或各种危象处理不当或操作失误有关。

全身麻醉过程分为麻醉诱导、麻醉维持和麻醉苏醒三个阶段。

（一）全身麻醉的诱导

麻醉诱导指患者接受全麻药后，由清醒状态到神志消失的这段时间；对于气管插管全身麻醉，一般指从开始给全麻药到神志消失并完成气管插管的这段时间。现多使用静脉诱导法和联合诱导法。

1. 静脉诱导法 静脉诱导法在成人中最为常用，与吸入诱导法相比，静脉诱导迅速，患者感觉舒适，无环境污染。开始诱导时，先以面罩吸入纯氧2～3分钟，增加患者氧储备并排出肺及组织内的氮气。根据病情选择合适的静脉麻醉药（如咪达唑仑、丙泊酚或依托咪酯、芬太尼等）及计算剂量，并从静脉缓慢注射，待患者神志消失后再注入肌松药，至患者全身骨骼肌及下颌逐渐松弛，呼吸变浅并停止，这时应用麻醉面罩进行麻醉机辅助呼吸，然后进行气管插管。插管成功后立即与麻醉机相连接并行机械通气。在麻醉诱导过程中，应严密监测患者意识、循环和呼吸变化。

2. 联合诱导法 在小儿麻醉中，由于小儿经常哭闹、不合作，难以顺利建立静脉通道，可以先进行吸入麻醉（现一般使用七氟烷、异氟烷较多），将麻醉面罩扣于患者口鼻部，开启氧气和麻醉药蒸发器并逐渐增加吸入气中的麻醉药浓度，使患者意识消失并进入麻醉状态后，再开放静脉通道进行静脉诱导。

（二）全身麻醉的维持

全麻诱导后，麻醉医师在整个手术期间要根据手术情况增加应用麻醉药物以维持一定的麻醉深度。否则患者的麻醉深度会逐渐减浅，出现术中知晓。

早期麻醉的深浅都以1937年Guedel的乙醚麻醉分期为依据，以对意识、痛觉、反射活动、肌肉松弛、呼吸及血压抑制程度为标准，分为四期。

第Ⅰ期（镇痛期）：从麻醉诱导到意识消失，痛觉减退或消失，呼吸、心率增快、反射存在。此期短，不宜手术。

第Ⅱ期（兴奋期）：兴奋，呼吸紊乱，血压，脉搏波动明显，大脑皮层抑制，下位中枢兴奋（呕吐、烦躁、反射亢进），此期禁忌手术。

第Ⅲ期（手术麻醉期）：此期分为四级：

第1级：呼吸深大，平稳规则，结膜反射消失，可行小手术；适宜手术。

第2级：眼球固定，呼吸减慢，肌张力下降，可行腹部手术；适宜手术。

第3级：瞳孔开始散大，呼吸变浅，腹式呼吸为主，血压下降，肌肉松弛，可行刺激强度大的手术操作；需要时可以手术。

第4级：肌肉完全松弛，呼吸逐渐停止，循环显著抑制；不宜手术。

第Ⅳ期（延髓麻醉期）：呼吸停止，血压测不到，瞳孔完全散大，如不及时抢救可立即死亡。此期禁止手术。

因为阿片类药和肌松剂的使用，在现代临床麻醉中上述各期已不能明显区分，但这个分期对现代临床麻醉仍有一定的指导意义。

全身麻醉维持期的主要任务是维持适当的麻醉深度以满足手术的要求，如开始手术操作时需加深麻醉，同时需满足手术所需的肌肉松弛。更重要的是要加强对患者的管理和调控，保证循环和呼吸等生理功能的稳定。联合用药可以最大限度地体现每类药物的药理作用，减少各种药物的用量及副作用，达到更好的麻醉效果，全身麻醉维持期联合用药，一般包括三大类药：①全身麻醉药，有吸入麻醉药（如七氟烷、异氟烷、地氟烷、笑气等）和静脉麻醉药(如咪达唑仑、丙泊酚、依托咪酯等);②麻醉性镇痛药(如芬太尼、舒芬太尼和瑞芬太尼等);③肌松药(如顺苯磺酸阿曲库铵、维库溴铵和罗库溴铵等)。

麻醉医师必须熟悉各种药物的药理作用、作用时效、副作用、常用剂量、使用方法、禁忌证等。麻醉中严密观察血压、心电图、脉搏、血氧饱和度、气道压、潮气量等指标的变化,掌握好麻醉深度以满足手术要求。

（三）麻醉苏醒

手术结束或即将结束时停用麻醉药即进入麻醉苏醒期,患者体内的麻醉药逐渐代谢排出体外,麻醉逐渐变浅,意识、肌力、自主呼吸逐渐恢复,患者逐渐从全麻状态苏醒。

1. 吸入麻醉的苏醒　吸入麻醉的苏醒必须将吸入麻醉药从体内经呼吸道排出体外,这个药动学过程基本上与吸入麻醉的诱导和加深相反。因此手术即将结束时,关闭麻醉药蒸发器,通过加大肺泡通气量加快吸入麻醉药的排出。影响吸入麻醉清醒速度的主要因素有:药物的血/气分配系数,吸入麻醉的时间,以及肺泡通气量。

2. 静脉麻醉的苏醒　与吸入麻醉相比较,静脉麻醉的苏醒相对较慢。静脉麻醉的苏醒有赖于药物在体内的再分布、代谢和排泄,待中枢神经系统中麻醉药的浓度下降到一定水平后,患者才开始苏醒。影响静脉麻醉苏醒速度的因素有:静脉麻醉药的半衰期,静脉麻醉的时间和药物用量,以及是否存在影响药物代谢和排泄的因素等。

（四）麻醉管理原则

1. 首先要强调的是在任何时间、任何地点、由任何人实施任何一种麻醉,都必须先准备好人工气道、给氧、吸引、抢救药品、生命体征监测等措施。

2. 原则上必须完成上述所有准备工作并建立静脉通路后,方可开始全身麻醉操作和给药。

3. 麻醉药物的抽吸、使用只能由麻醉科医师或麻醉护士进行,其他任何人无权进行。药物准备完成后必须在注射器或液瓶上准确标明药物的名称和浓度(如 mg/ml)。使用药物必须进行"三查三对"原则,严防错误,并对所给药物的名称、剂量、浓度、时间等作好记录。

4. 围麻醉期严密监测,对任何报警讯号要反应及时,检查报警原因并立即解决,不能简单消除报警声。

5. 麻醉诱导期应预防呕吐和反流误吸,必要时可使用镇吐药物。

6. 麻醉诱导期间严密观察心电、血压和脉搏氧变化。无创血压监测一般调至每 5 分钟一次,插管前再次观察上述指标,以确保患者平稳进行气管插管。

7. 气管插管操作时间一次不能超过 3 分钟,插管不成功时必须换用面罩辅助呼吸。

8. 气管插管确认插管位置正确后开启呼吸机,确认风箱、胸廓运动和呼吸道压力正常后,方可固定气管插管,并记录插管深度、管号、呼吸音、潮气量、呼吸频率、呼吸比、气道压等。

9. 患者插管后体位变动时,麻醉医师要妥善固定患者头部和气管导管,使之随体位变动而变动,手术体位固定后,必须再次听诊呼吸音确认气管导管的位置、已设定和监测的呼吸参数等。

10. 术中密切观察循环、呼吸功能的变化,如血压、心电图、脉搏氧饱和度、气道压、潮气量、呼气末 CO_2 曲线等生命指标。

六、全身麻醉常见并发症及处理

（一）呼吸系统并发症

1. **呼吸抑制**　大多数全身麻醉药均可引起呼吸抑制,使每分钟肺泡通气量下降,表现为缺氧和二氧化碳潴留。如果是轻度和中度呼吸抑制,给予患者吸入高浓度的氧气,监测的血氧饱和度（SpO_2）可表现为正常,但患者仍存在二氧化碳潴留,这时需加强监测、高浓度吸氧,待患者进一步苏醒后会逐渐缓解。如果是重度呼吸抑制,需继续予麻醉机辅助呼吸或控制呼吸。如判断患者是麻醉性镇静镇痛药残留引起,可予氟马西尼或纳洛酮等药物拮抗,如为肌松剂残留引起,在患者有自主呼吸恢复后可给予新斯的明等胆碱酯酶抑制剂拮抗。

2. **呕吐、误吸**　全麻诱导时或全麻后,患者的咽部反射消失或未恢复,如果胃内存积大量胃内容物或空气,容易发生反流、误吸,引起急性呼吸道梗阻,导致窒息、缺氧,如不及时解除可危及患者生命。误吸胃液可引起肺损伤、支气管痉挛和毛细血管通透性增加,导致肺水肿和肺不张。所以麻醉前要严格禁食禁饮,并确保禁食禁饮时间。某些饱胃患者如果必须进行手术,应首选清醒气管插管。一旦发生误吸,除给予氨茶碱和抗生素外,可经气管导管以每次 5 ~ 10ml 生理盐水作支气管内反复冲洗;同时给予大量糖皮质激素以抑制支气管周围的渗出反应;呼吸机治疗维持正常通气和给氧。

3. **呼吸道梗阻**　以声门为界,分为上、下呼吸道梗阻。上呼吸道梗阻时表现为吸气性的呼吸困难,出现鼻翼扇动和三凹征,常见原因是舌后坠和咽部积存分泌物,严重者为喉痉挛和喉水肿。处理措施:舌后坠时需托起下颌,放入鼻咽通气道或口咽通气道;咽部分泌物积存时要及时将其吸净;喉痉挛时应除去诱因,加深麻醉、纠正缺氧,严重者还需静脉注射肌松剂进行气管插管。

下呼吸道梗阻常为气管、支气管内有分泌物,或支气管痉挛,表现为呼气性的呼吸困难。处理措施是及时吸净呼吸道内分泌物和解除支气管痉挛。

4. **急性肺不张**　在吸纯氧期间,如果有分泌物堵塞细支气管,相应节段肺泡内氧气会很快被血液吸收而引起急性肺不张。因此多痰患者围术期应及时排除呼吸道分泌物;施行机械通气时定期膨肺;术后施行完善的术后镇痛,鼓励患者咳嗽和早下床活动。

（二）循环系统并发症

1. **低血压**　收缩压下降超过基础值的 30% 为低血压。麻醉期间出现低血压,首先应减浅麻醉,排除缺氧,同时对患者的有效循环血容量、心肌收缩力和外周血管阻力进行评估,施行针对性治疗。

2. **高血压**　收缩压高于基础值的 30% 或舒张压高于 100mmHg 称为术中高血压。最常见原因是麻醉过浅、通气不足引起的缺氧和二氧化碳蓄积,高血压病、甲亢、嗜铬细胞瘤等患者更易出现高血压。处理措施:解除诱发因素,调整麻醉深度,必要时适当使用降压药物。

3. **心律失常**　窦性心动过速或过缓:心动过速如与高血压同时出现,常为麻醉过浅所致,应适当加深麻醉;低血容量、贫血、二氧化碳潴留和缺氧,可导致心率增快。麻醉过深、手术操作引起迷走神经反射均可导致心动过缓,应针对相应原因进行相应处理。

期前收缩:偶发房性期前收缩或室性期前收缩无须特殊处理。频发房性期前收缩有发生房颤的可能,应给以西地兰治疗。频发室性期前收缩可能与电解质紊乱及心肌灌注不足有关,应积极进行相应治疗。如发生心室纤颤,应立即进行电除颤并按心肺复苏处理。

4. 心搏骤停　心搏骤停是麻醉中最严重事件,围麻醉期最多见的原因是缺氧。心搏骤停时应及时诊断、积极按心肺脑复苏原则处理。

（三）体温异常

1. 体温升高　全身麻醉后可出现体温升高,尤其是婴幼儿的体温调节中枢发育未健全,容易发生高热,应予以物理降温。如体温升高未能及时处理引起惊厥,需立即高浓度吸氧、静脉注射咪达唑仑。麻醉中若发生不明原因的体温急剧升高还应警惕恶性高热。

2. 低温　全麻手术后低温可能与术中体表和呼吸道散热、静脉输入大量冷液体有关。低温重在预防,注意给患者保温防止散热,必要时可将液体加温后再输入。

（四）麻醉苏醒延迟

如果全身麻醉停药后 2 小时意识仍不恢复,在排除昏迷后可认为是麻醉苏醒延迟。常见原因是麻醉药物过量、低温、肝肾功能障碍、低氧血症使麻醉药物代谢和排泄减慢,或者严重的水电解质紊乱或糖代谢异常等。应在维持呼吸循环正常的基础上,查明原因进行相应处理,促进患者意识恢复。

七、全身麻醉后的恢复

（一）全麻后苏醒及监护

对于经历麻醉和手术创伤后的患者来说,机体各系统、器官的功能短时间内仍处于极不稳定的状态之中,甚至有些生命功能就在临界水平。此外,在术后短时间内麻醉作用尚未完全终止的情况下,如吸入麻醉药、静脉麻醉药、肌松药和神经阻滞药作用未彻底消失,患者保护性反射未恢复正常,易发生呼吸道阻塞、通气不足、呕吐误吸或循环功能不稳定等并发症。手术麻醉后患者入 PACU 监测恢复,能从根本上确保医疗安全。

麻醉恢复期是麻醉后重要生命生理功能全面恢复的时期,大约分为 4 个阶段:①麻醉深度减浅,感觉和运动功能逐步恢复;②出现自主呼吸,逐渐能自行调控;③呼吸道反射恢复;④清醒。虽然恢复期始于手术结束时,但麻醉医师应尽早考虑恢复期的监护问题。诸多麻醉风险中,尤以气管拔管时最具危险。

下列指征有助于评估患者术后无呼吸道不良事件:

1. PaO_2 或 SpO_2 正常。

2. 呼吸方式正常,自主呼吸不费力,呼吸频率<30 次/分,潮气量>300ml。

3. 意识恢复,可以合作和保护气道。

4. 肌力恢复。

5. 拔管前给予吸氧,吸净气管导管内、口腔内和咽部异物,排除气道梗阻或通气不足的可能。需警惕患者原有的气道情况,有可能需再次气管插管。

（二）全麻患者的离院标准

全麻术后的患者,必须经过严格的评估,符合一定的要求才能离院。

全身麻醉患者恢复情况评分:

（1）活动力:0 分=无自动或在指令下抬头或活动肢体。

1 分=能自动或在指令下活动二个肢体和有限制的抬头活动。

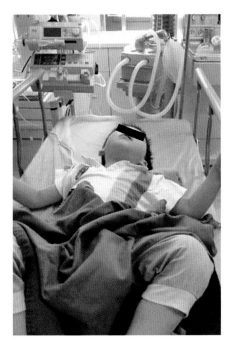

图3-10　肢体恢复活动

2分=能自动或在指令下活动四肢和抬头（图3-10）。

（2）呼吸：0分=呼吸暂停，需要辅助呼吸或呼吸器治疗。

1分=呼吸受限，但有浅而慢的自主呼吸，可能用口咽通气道。

2分=能做深呼吸和有效咳嗽，呼吸频率和深度正常。

（3）循环：0分=非高血压病而血压过分升高，或血压下降超过麻醉前的30%。

1分=血压下降达麻醉前的20%~30%。

2分=血压脉搏稳定，血压比麻醉前低，但降幅不到麻醉前的20%。

（4）神经、精神状态：

0分=没有应答或仅对疼痛刺激有反应。

1分=对交谈有反应，但很容易再昏睡。

2分=处于醒觉和警觉状态，能辨认时间、地点和人。

（5）肤色：0分=发绀或发灰色。

1分=苍白。

2分=红润。

最佳评分是10分，门诊全麻术后患者，只有在评分达8分以上者才能离院回家。

由于门诊患者离院后便没有任何医疗监测，出现并发症难以及时救治，所以应该比住院患者观察的时间更久，更严格的把握离院标准，确保患者离院后的安全。

（三）术后注意事项

全麻患者须在完全清醒，运动、呼吸及循环功能恢复正常且稳定，得到相关医护人员许可后方能由亲友陪同离开。全身麻醉患者离院后：①至少3小时内需有人陪护；②24小时内不得开车、高空作业以及机械性操作；③24小时内不宜进行精算或逻辑分析方面的工作；④出现异常情况应及时就诊。

据调查显示，门诊手术患者常常抱怨回家太早，在家里疼痛和呕吐得不到足够的关注。日间手术为我们提供了众多的临床研究课题。患者当日在医院接受麻醉和手术，并很快离院回家。这一过程不仅是微创手术和短效麻醉的简单结合，关注患者的心理变化、内环境稳定、液体治疗、体温控制等相关问题，才会使患者在安全、有效、快捷、经济的治疗模式中感到舒适和易于接受，真正使日间手术麻醉逐步达到完美。

（朱宏飞　张聃）

第四章 无痛麻醉技术

一、概　述

据统计,大约有80%人群存在不同程度的牙科畏惧,牙科治疗过程中的疼痛是造成患者就诊紧张,引起牙科恐惧的最主要原因之一。过去,临床上常采用中空式注射器手持推注局部麻醉药消除治疗和手术疼痛或缓解症状,但相当数量的患者对注射产生恐惧,注射针的穿刺及麻药注射时的疼痛也是产生牙科恐惧症的因素之一。因此,随着社会的不断进步,医疗服务已更加注重人性化的治疗,如何降低及消除麻醉药物注射时产生的疼痛,实现麻醉过程的无痛化,是广大的医务工作者努力探索的方向。

为了减轻局部麻醉过程的疼痛,临床医师曾经采用许多辅助措施,比如在进针点涂擦或喷雾丁卡因等表面麻醉剂,选用细针头、边进针边麻醉、缓慢注射等方法,这些方法虽可以在一定程度上减轻局部麻醉过程中产生的疼痛程度,但总体说来效果并不理想。

近年来,随着先进的局部麻醉药物输送设备的发明和临床应用,很大程度上减轻了局部麻醉药物注射过程中的疼痛,这些设备包括振动触觉装置(vibrotactile devices)、无针注射器(也称喷射注射器,jet injectors)、计算机监控下的局部麻醉注射仪(computer-controlled local anesthesia delivery,C-CLAD)。在介绍这些先进的局部麻醉药物输送设备前,本章将首先介绍疼痛闸门控制学说。

二、疼痛闸门控制学说

痛觉是有机体受到伤害性刺激所产生的感觉,是有机体内部的警戒系统,能引起防御性反应,具有保护作用。和其他感觉相比,痛觉有其特殊的属性,它的出现总是伴随着其他一种或多种感觉,例如刺痛、灼痛、胀痛、撕裂痛、绞痛等,是一种复合感觉;其次,痛觉往往伴有强烈的情绪反应,如恐怖、紧张、不安等。机体有专门感受痛觉的感受器,以及传导痛觉冲动的神经纤维,为较细的神经纤维,包括 Aδ 纤维和 C 纤维。关于痛觉主要有以下3 种学说。

1. 特异学说　特异学说是最古老的一个学说,它认为感觉的性质取决于某种神经被兴奋,即一种感觉的产生必须要激活传导该感觉的感受器,活化了传导某一感觉的感受器不会引起其他感觉的产生。例如兴奋视神经可以引起光觉,即使刺激物不是光,而是电刺激或机械压迫视网膜,也将产生光感。然而,随着越来越多类型的感受器被发现,以及研究发现切断痛觉神经通路后痛觉仍可恢复,使科学家们对此学说产生了质疑,逐渐怀疑不同的皮肤感觉是否一定与不同形态的感受器相联系,痛觉似乎没有固定的痛觉通路。

2. 型式学说　型式学说认为没有特异的躯体感觉感受器,所有的躯体感觉末梢性质都是相同的,各种刺激由于其强度、地点、范围的不同,而兴奋了不同数量的神经末梢,各个神经末梢发放不同频率的冲动,由于神经脉冲不同的空间和时间的构型,引起了不同的感觉,其证据是:①在有毛的皮肤内没有发现任何特殊的末梢结构,只见到游离神经末梢分布在皮肤或毛囊根部周围;②人的角膜只有无髓鞘纤维的游离神经末梢,能区分多种感觉型式,不限于痛觉;③人的耳廓皮肤只有游离神经末梢,没有特殊的神经末梢结构,但能够感受触、温、冷、痛刺激;④先在皮肤上标记出感觉点,然后取下组织做形态学检查,很少发现有特征性的感受器;⑤人皮肤每平方毫米内含有100多个神经末梢,它们来源于许多纤维,即使极细的点状刺激也不免同时刺激到多种末梢。型式学说的不足:一是此学说忽视了游离神经末梢的生理分化;二是有人在有毛皮肤中观察到了有结构的感受器。

无论是特异学说还是型式学说,其理论都是不足的,无法解释所有的生理现象,科学家们不断地探索,又提出了一种新的学说"疼痛闸门控制学说"。

3. 疼痛闸门控制学说(gate control theory of pain)　是1965年Melzack R和Wall PD在特异学说和型式学说的基础上,为疼痛控制提出的。他们设想外周传入冲动进入3个系统:①闸门控制系统;②中枢控制的触发系统;③作用系统。把脊髓背角中传递痛觉信号的第1个神经元叫做T细胞,闸门控制系统调制着外周传入冲动至T细胞的传递,一旦T细胞的活动达到或超过临界水平时,便激活了作用系统,引起痛觉和一系列痛反应。外周传入冲动还沿着传导速度很快的神经通路上行,触发特殊的脑选择鉴别过程,反过来控制闸门系统。闸门学说的核心是闸门控制系统,他们认为T细胞的活动由脊髓背角罗氏胶质区(SG)的细胞控制,SG细胞构成所谓闸门。粗纤维(Aα、Aβ、Aγ,一般感受器)的冲动通过兴奋SG细胞而使初级传入末梢去极化,产生T细胞的突触前抑制;而细纤维(Aδ、C,疼痛感受器)的冲动则通过抑制SG细胞而使传入末梢超极化,产生T细胞的突触前易化。粗纤维冲动使闸门关闭,易于镇痛,细纤维冲动使闸门开放,易于致痛。粗细纤维冲动的数量和比例决定T细胞的活动水平。此学说可以解释许多事实,例如带状疱疹就是因为粗纤维丧失,使T细胞处于较高的活动水平,因此轻触就引起痛觉。而摩擦皮肤或振动可能由于使粗纤维兴奋,进而关闭闸门,从而达到止痛的效果。此学说与之前的学说一样存在很大的争议,但是它的提出在一定程度上推动痛觉生理学的发展。

基于疼痛闸门控制学说,科学家们为了能够减轻了口腔局部麻醉药物注射过程中的疼痛,研发了一系列的局部麻醉药物给药系统,目前临床常用的有3种:VibraJect(Miltex Inc,York,PA,USA)、DentalVibe(BING Innovations LLC,Crystal Lake,IL,USA)以及Accupal(Accupal,Hot Springs,AR,USA)。

三、振动触觉装置

所有的振动触觉装置,均是根据疼痛闸门控制学说研发的,研究者们认为在局部麻醉药物注射的过程中,同时给予患者颊部、腭部或输注等部位一定量无害的震动或接触压力,可以使闸门控制系统处于关闭的状态,从而阻止局麻药物液体输注产生的疼痛感觉的传导。

1. VibraJect(图4-1)是一个很小巧的震动传输设备,使用时将其装配在标准的牙科卡式注射器上,它可以产生一个足以让患者能感觉到的高频震动到注射针尖区。自从 2002 年 VibraJect 上市以来,许多研究者们对其止痛效果做了大量的研究,结果存在很大的差异性。Nanitsos(2009)、Murray(2003)和 Blair(2002)的研究证实 VibraJect 使用后注射疼痛明显降低,而 Saijo(2005)和 Yoshikawa(2003)的研究则认为相对于传统的注射方法,VibraJect 并没有减轻疼痛的作用。VibraJect 是由可充电的电池提供能源的,不过许多医师使用后觉得电池的容量太小。

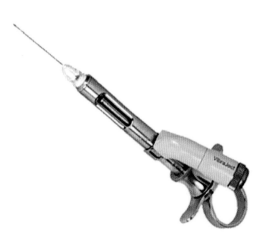

图 4-1　VibraJect

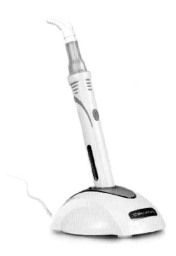

图 4-2　DentalVibe

2. DentalVibe(图4-2)的结构包括一个 U 形的震动头以及计算机控制的脉冲震动发射器,当 U 形震动头接触黏膜时就可以传送脉冲的冲击式大振幅的颤动,并且振幅是不断改变的。这种不断改变振幅的颤动可以保持 Aβ 神经纤维处于激活的状态,从而使闸门系统一直处于关闭的状态,达到缓解疼痛的目的。使用时首先将 U 形震动头放于黏膜表面,注射针可在震动区域内任何位置进针。

3. Accupal 是一款专门设计用于腭部注射,利用压力和震动来减轻疼痛的震动接触装置(图4-3)。使用时将装置的一次性工作头放于腭部黏膜,并施加一定大小的压力,Accupal 随即开始震动,在工作头周围360°内进针均可。目前 Accupal 公司又开发出一款专门用于下牙槽神经阻滞麻醉的 A/I 型装置,它与用于腭部注射的装置基本一样,只是工作头不同。

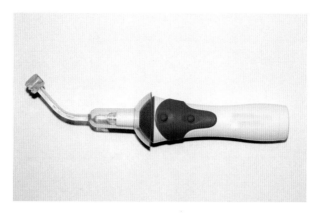

图4-3　Accupal

四、无针注射器

无针注射器(无针注射给药系统)是一种新兴的给药技术。其工作原理是采用机械或高压气体为动力源,将液态药物或粉末状固态药物的微粒瞬间加速,使药物拥有一定的动能可以直接穿透皮肤或黏膜达到皮肤或黏膜下(图4-4、图4-5)。无针注射器配备不同规格的注射头,注射头直径越大麻醉范围越广,而麻醉深度越浅(图4-6)。

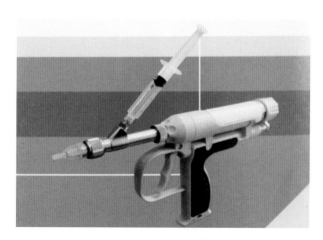

图4-4　无针注射器

相对于传统的注射器,无针注射器注射疼痛明显减低、局部组织损伤小、在注射部位药物能更快吸收,并且可以避免注射针穿刺组织带来感染的可能性。

无针注射器尤其适用于有恐针感患者和幼儿患者,在一定程度上提高患者的顺应性。然而,关于无针注射麻醉效果的研究均缺少平行对照组的结果,因此无针注射麻醉的效果有待进一步考究,并且输送出的麻药一般仅足以实施软组织的表面麻醉,对深部组织的麻醉效果不明显。

根据药物性状可将无针注射器分为以下两类:

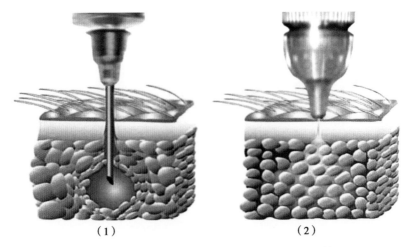

（1）　　　　　　　　　　（2）

图 4-5　常规注射模式（1）与无针注射模式（2）比较

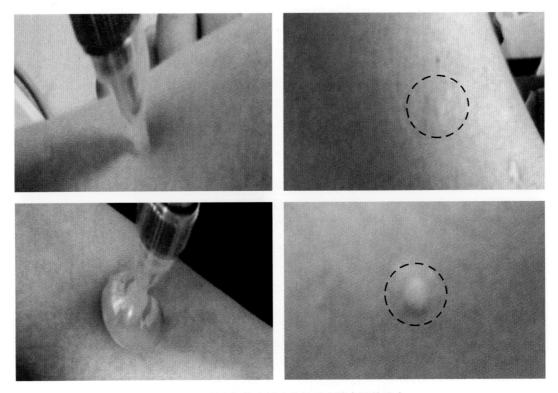

图 4-6　不同直径的注射头注射后皮肤表面的反应

1. 液体无针注射器 采用高压氮气、高压二氧化碳、高压氦气或弹簧为动力源,压迫连接杆向前推进,推动装有药液的安瓿底部的活塞,使药液由安瓿前面的小孔喷出,药液释放到体内。INJEX30 采用的是弹簧作为动力源(图 4-7),可配备阿替卡因安瓿用于口腔局部麻醉,但由于可携带剂量少(0.3ml),且为直筒设计,因而应用范围有局限性,一般应用于儿童口腔局部麻醉,口内黏膜使用时需在注射器前端安装减震垫(图 4-8)。

2. 粉末无针注射器 药物以耐储存稳定性高的粉末状态存在,经装置喷射,将粉末药物加速(200~900m/s),以穿透皮肤外层屏障,粉末微粒被递送到皮下、皮内、黏膜乃至细胞

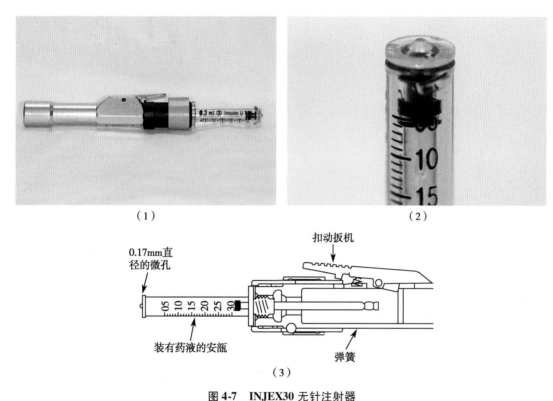

(1)

(2)

(3)

图 4-7 INJEX30 无针注射器
(1)带安瓿的注射器 (2)注射器微孔特写 (3)内部结构示意图

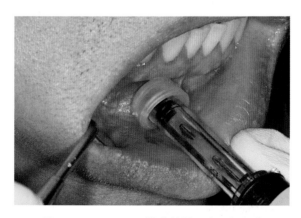

图 4-8 INJEX30 无针注射器口腔局部麻醉

内,药物在体内释放,发挥药效。PowderJect 公司经皮粉末喷射剂(intradermal PowderJect)和口腔黏膜粉末喷射剂(oral PowderJect),配置盐酸利多卡因粉末,可以通过调节装置以满足不同深度的麻醉要求。目前市场上常用的无针注射器是 The Syrijet Mark Ⅱ 和 MED-JET H Ⅲ。

The Syrijet Mark Ⅱ 已经上市大约有 40 年了,由于它可以装配标准的 1.8ml 的局麻药筒(如阿替卡因),因此目前是口腔临床应用最多的无针注射器。The Syrijet Mark Ⅱ 在喷嘴可产生 2000psi 的压力,在这个压力下 Syrijet 可以一次性将 0.2ml(最大量)的局麻药液注入皮下 1cm 的深度。Syrijet 的零售价高达 2279 美元(Patterson Dental Systems),然而其口腔临床应用存在较大的局限性,因此较难推广。MED-JET 是由加拿大 MIT 公司生产的无针注射器,该公司于 2010 年 2 月公开宣称拟设计专门用于口腔临床的无针注射器"Med-Jet model MIT-H-Ⅵ",并于 2011 年上市,专利号加拿大 200239。

五、计算机监控下的局部麻醉注射仪

(一) C-CLAD 发展历史

大量研究证实局部麻醉药物注射过程产生的疼痛,主要源于大量局部麻醉药液在短时间内注入体内,并在局部组织中产生巨大的压力而引起疼痛,科学家们认为若药液注入体内的速度足够慢,组织内压力产生的疼痛低于一般人群的疼痛阈值,就可使患者感受不到注射药物时的疼痛;虽然随着药物缓慢的注入体内,组织压力将进一步增大,但此时局部麻醉药物已产生效果,新注入的药液对患者将不会带来疼痛的感觉,从而达到无痛麻醉的目的。因此从 20 世纪 90 年代中期,科学家们将研究重点放在通过电脑控制局麻药物注射速度,以期达到控制注射疼痛的目的,并由此开发出"计算机监控下的局部麻醉注射系统"。

1997 年第一代的 C-CLAD 治疗仪 The Wand® 系统(后更名为 CompuDent®)面世,改变了 150 年来传统的中空式手推注射器的注射方式。该系统包括三个基本的组成部分(图 4-9):由计算机控制的注射仪主机、脚踏控制器及一次性的 Wand 手持注射针,脚踏控制器及注射针均连接在注射仪主机上,医师手持注射针通过脚踏来控制局麻药物的输送。此后相继出现类似的麻醉系统,如美国的 Comfort Control Syringe;法国的 QuickSleeper 和 SleeperOne 系统,日本的 Anaeject syringes 系统和 Ora Star syringes 系统等,这些系统有的在国内有过短暂的使用,但由于种种原因基本上只是昙花一现,未能得到广泛使用。

2007 年第二代的 C-CLAD 治疗仪 STA(single tooth anesthesia)系统(俗称"无痛麻醉仪")进入市场,这一产品目前在我国得到了比较广泛的认可和临床应用,下文以 STA 系统为代表讨论其原理、特点、临床应用等问题。

(二) STA 系统的基本构造及基本原理

STA 系统是最新的 C-CLAD 治疗仪,组成部分基本与

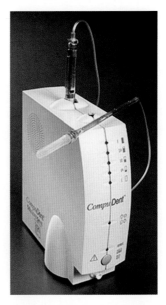

图 4-9　第一代 C-CLAD 治疗仪 CompuDent® 系统

CompuDent®系统相同,并在其基础上增加了更人性化及舒适化的功能,在注射仪主机上新增了多个音频和视频提示窗口,让注射全过程清晰可见,音频系统可以提示注射药量、注射速度等信息,视频窗口可以提示注射模式、剩余药量、注射区组织压力等信息(图4-10)。

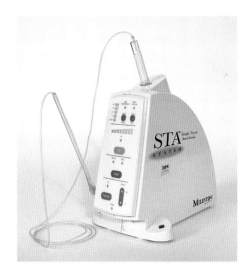

图4-10 第二代 C-CLAD 治疗仪 STA 系统

STA 系统麻醉药液的注射和传输均由计算机控制,最低注射速度为 0.005ml/s,以该注射速度注射对局部组织引起的不适,低于一般人群的疼痛阈值,所以绝大多数患者在注射过程中不会感到疼痛和不适。此外,由于增加了组织压力反馈系统——当组织的压力达到一定阈值时立即强行停止麻醉药物的注射,对防止注射过程中给患者带来疼痛起到双重保险作用。

(三) STA 系统的特点

相对于传统的注射器,STA 系统在临床使用中,能更精确地定位、减少注射疼痛感及减轻患者对注射的恐惧。STA 系统手持注射针的外形跟原子笔颇相似,非常适合医师用执笔式的握法,在作深层组织麻醉时医师可以采用双螺旋方式刺向靶点,更准确地控制注射针的方向及进针位置;由于注射针尖均是斜面的,传统的中空式注射器只能直接刺入组织,注射过程中不能旋转,所以针尖在组织内不可能是直线刺入而是有一定的弧度,容易偏离注射靶点。

原子笔式注射针手柄没有传统注射器的外形(图4-11),易被儿童患者接受。此外,为儿童患者麻醉时,可将注射针手柄折断后隐藏于手心避开儿童视线,使其对儿童患者没有威胁性。手持注射针具有三种规格,分别适合于牙周韧带麻醉、局部浸润麻醉(图4-12)和神经阻滞麻醉。

为了适应不同的组织或部位的麻醉,STA 系统设计了三个工作模式及三种注射速度,STA 模式、Normal 模式及 Turbo 模式,分别适用于骨膜下、黏膜下及软组织内麻醉,不同注射

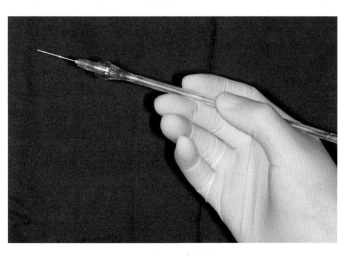

图4-11 STA 注射针手柄

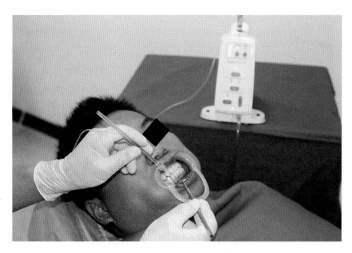

图 4-12　STA 施行局部浸润麻醉

模式可通过注射仪上的控制面板进行选择,不同注射速度的转换由医师施加于脚踏控制器的力度来调节:STA 模式只有一种注射速度 0.005ml/s;Normal 模式有两种注射速度 0.005ml/s 及 0.03ml/s;Turbo 模式有三个注射速度 0.005ml/s、0.03ml/s 及 0.06ml/s。

STA 系统可以在 STA 模式下激活自动巡航功能,自动匀速注射,帮助减轻医师的工作强度。同时该系统还设有自动回抽功能,可避免将麻醉药注入血管。

在降低疼痛感方面,STA 系统在穿刺进入组织前就可有少量的麻药滴撒在进针处组织的表面,借助阿替卡因强大的组织渗透力进行表面麻醉并形成一个麻醉通道,当注射针到达麻醉部位时,缓慢稳定的注射麻药从而降低穿刺及麻药注射过程中的不适感,降低了疼痛必然减轻了患者的恐惧心理。

(四) STA 系统在牙槽外科的临床应用

为了提高注射舒适性,应用 STA 系统多数临床医师主张多阶段输注系统:穿刺前、穿刺、进针和注射四个阶段,在穿刺前和穿刺过程中,有一小部分局麻药先于针进入组织形成"麻醉通道",用以消除穿刺所带来的不适感,省去了表面麻醉步骤,使患者在整个麻醉过程中都无不适感。但是我们在长期的临床使用中发现阿替卡因的味道十分苦,在穿刺前若有过多的麻药输出,会造成患者味觉上的不适,因此在穿刺前注射麻药的量应严格控制,并可在穿刺部位用干棉签或棉球防止过多的麻药流入口腔。

在注射时为了减轻患者因短时间麻药进入组织过多,组织内压突然增大导致的疼痛,大多临床医师主张使用 0.005ml/s 的速度进行麻药注射,然而使用此速度进行麻药注射时,注射时间过长会影响临床工作效率,在临床工作中可以使用 Normal 模式,在注射麻药之初使用 0.005ml/s 的速度注射少量麻药(约 0.2ml),而后使用 0.005ml/s 及 0.03ml/s 两个速度交替进行注射麻药(一般注射提示音响两声后更换注射速度,反复交替至注射结束),既可以让患者感受不到注射麻药时的疼痛,又提高注射效率。在施行软组织局部浸润麻醉时,可以使用 Turbo 模式 0.005ml/s、0.03ml/s 及 0.06ml/s 三个速度交替进行注射。

STA 系统在临床中除了可应用于常规的神经阻滞麻醉及浸润麻醉外,其缓慢地可控地输注麻药的特点非常适用于牙周韧带麻醉(periodontal ligament anaesthesia,PDL),并且根据这些特点 Friedman 和 Hochman 还研发了两种新的局部麻醉注射方法：AMSA 注射技术（the anterior middle superior alveolar anaesthesia，上牙槽前中神经阻滞麻醉）、P-ASA 注射技术（the palatal approach to the anterior superior alveolar anaesthesia，经腭部入路的上牙槽前神经阻滞麻醉）。

　　牙周韧带麻醉选用专用于 PDL 手持注射针，在需麻醉的牙齿的颊（唇）舌（腭）侧分别在近中或远中角作为进针点，在 STA 模式下，系统通过视频窗口实时提示，当橙色 LED 灯亮时表明针尖到达最佳注射点，同时音频系统会发出"PDL"声音提示，此时在 STA 模式下注射麻药，即可获得良好的牙周膜麻醉效果。此外在进行 PDL 麻醉时，STA 系统还可监控针尖的压力，实时反馈麻醉药物向牙周组织渗透情况，防止注射过程中组织间压力过大产生疼痛。PDL 因其具有注射药量少（0.9ml）、麻醉效果好、没有药物注入血管的风险、无软组织麻醉等优点，越来越受到临床医师青睐，是单颗牙拔除术或牙周手术的良好麻醉方式。

　　AMSA 注射技术的最佳穿刺点为第一、二前磨牙间游离龈缘与腭中缝垂直连线的中点（图 4-13），在 STA 模式下注射 0.9~1.2ml 的局麻药物，可麻醉同侧切牙、尖牙、前磨牙及其牙周组织和中线到磨牙的腭部组织，而且并无唇部麻醉。因此 AMSA 注射技术特别适用于需要评估笑线美容治疗术或治疗后需演讲者。此麻醉技术依赖于腭部骨组织疏松多孔并且有许多营养管穿行其中的解剖特点（图 4-14），药液很容易扩散到上牙槽前中神经的牙神经丛内。

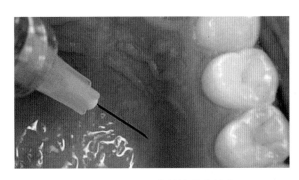

图 4-13　AMSA 注射技术进针点

　　P-ASA 注射技术需先行鼻腭神经预麻醉，而后改变进针方向、针尖进入鼻腭神经管 6~10mm（图 4-15），在 STA 模式下注射麻药 0.7~1.0ml，可一次性麻醉上颌 6 个前牙及其牙周组织和鼻腭神经分布的腭部组织，而不引起唇部的感觉麻木或运动障碍。

　　PDL、AMSA、P-ASA 三种麻醉方法均不麻醉颊部及唇部组织，不影响面部的运动功能，符合美容牙科的要求；同时这些麻醉方式还可以作为常规麻醉的补充。在麻醉效果上，有研究通过牙髓活力测试发现 AMSA 及 P-ASA 注射技术麻醉牙髓的强度及深度均不及常规的麻醉方法，但在牙周治疗中，AMSA 及 P-ASA 可以提供足够的麻醉强度及深度。

　　因为阿替卡因本身具有较强的麻醉效果和组织渗透能力，加上 STA 的动态液压注射，麻醉药很快即可渗透到牙槽骨，达到较好的麻醉效果。对牙槽外科的一般性手术（如一般牙拔除术、牙龈瘤切除术、牙槽骨修整术、根尖周囊肿刮治术等），使用 STA 进行局部浸润麻醉即可满足手术要求；对于手术范围较大，或位于颌骨深部的手术，则可借助 STA 进行神经阻滞麻醉，以满足手术需要。

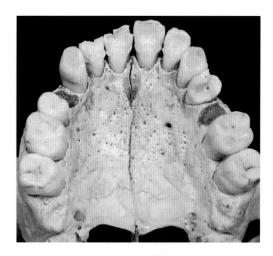

图 4-14 腭骨标本

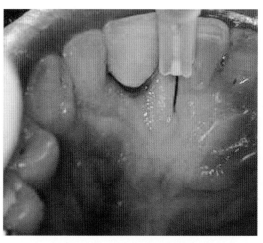

图 4-15 P-ASA 注射技术进针点

（蔡育 刘莉）

第五章 牙拔除术围术期抗菌药物的应用

一、概 述

口腔是一个有菌环境，是多种菌群共存的一个场所。正常情况下口腔内的细菌对人体没有危害，但当口腔黏膜或牙龈受到损伤、手术及全身抵抗力低下等因素影响下，致使口腔内正常微生物生态失衡，病原菌过度生长、繁殖引发口腔感染。拔牙术是一种有创性治疗，术后可能诱发创口感染，拔牙术后感染的发生率与患者的年龄、身体情况、手术时间、创伤大小、切口类别有关。

牙拔除术是口腔门诊最常见的有创性外科操作。拔牙后的创伤和血凝块为局部微生物的繁殖提供了基础。在围术期预防性应用抗菌药物在一定程度上可以减少感染的发生，而对于已发生感染的患者及时的应用抗菌药物，则可以阻止病情的进一步加重，促进病情的恢复。

然而目前对抗菌药物使用的类型、剂量、时间以及适应证的选择均无明确标准，因此，临床上不免出现滥用抗菌药物的现象。抗菌药物的应用不当可能导致菌群失调、细菌耐药性增加、人体重要器官的损伤，从而增加发生医院感染的危险性，引起耐药菌在医院内传播。

正确合理应用抗菌药物是提高疗效、降低不良反应发生率以及减少或减缓细菌耐药性发生的关键。抗菌药物临床应用是否正确、合理，基于以下两方面：①有无应用抗菌药物指征；②选用的药物种类及给药方案是否正确、合理。

科学、合理地使用抗菌药物要有的放矢。对存在感染者通常建议做细菌培养并作药敏试验，根据药敏试验的结果选用有效的药物，避免盲目用药，并可获得较好的治疗效果。而对于不存在感染患者，预防性使用抗菌药物往往是根据临床经验进行选择。

牙拔除术围术期患者，哪些需要使用抗菌药物、使用何种抗菌药物以及何时使用抗菌药物，需要根据患者的全身情况、口腔卫生状况、抗菌药物应用史、拔牙手术难度、创口大小等综合评估。本章节将对牙拔除术围术期抗菌药物的应用进行简要的叙述。

二、口腔病原菌

口腔里的细菌数量众多，种类相当繁杂。有致病菌，也有非致病菌，更有条件致病菌。

所谓条件致病菌就是在一定特殊条件下这些病菌会对人产生致病作用。

口腔颌面部感染常由金黄色葡萄球菌、溶血性链球菌、大肠杆菌等引起。近年来，由于应用厌氧培养技术，在口腔颌面部感染中还可检出厌氧菌，如类杆菌属、梭杆菌属、消化链球菌等检出率极高。这些细菌可以导致龋病、牙髓炎、牙龈炎、牙周炎等，并通过牙髓或牙周组织进一步深入到组织内，导致骨髓炎或颌面部间隙感染；这些细菌更可以通过口腔内的创口进入组织，导致术后感染。口腔感染大多由需氧菌和厌氧菌形成混合感染，研究表明混合感染约占口腔感染的65%，而单纯需氧菌或单纯厌氧菌感染分别约占5%或30%。大多数口腔感染起初由链球菌引起，链球菌能够产生溶解结缔组织基质的透明质酸，使得细菌向深层组织扩散，同时合成厌氧菌所需的营养物质。

口腔内正常菌群或外来病原菌的污染，不一定会发生感染，只有当人体局部或全身的防御功能削弱，或病原菌数量、毒力过大时才会发病。感染的发生一方面取决于细菌的种类、数量和毒力；另一方面取决于机体的抵抗力、易感性，受患者年龄、营养状态、感染发生的部位、有无血肿或异物存在等多方面因素的影响。

因病原菌的不同，口腔颌面部感染可分为化脓性和特异性两大类，后者指结核、梅毒、放线菌等引起的特定病变。有些口腔颌面部感染并非细菌性的，可由病毒、真菌等引起，如疱疹性口炎、念珠菌性口炎及HIV感染引起的口腔表现等。

三、抗菌药物的作用机制及应用原则

抗菌药物种类众多，不同的抗菌药物对病菌的作用机制也不尽相同。按照抗菌药物的作用部位大致有几种：

（1）抑制细胞壁的形成，如青霉素，主要是抑制细胞壁中肽聚糖的合成。多氧霉素（一种效果很好的杀真菌剂）主要作用是抑制真菌细胞壁中几丁质的合成。

（2）影响细胞膜的功能，如多黏菌素与细胞膜结合，作用于脂多糖、脂蛋白，因此对革兰氏阴性菌有较强的杀菌作用，制霉菌素与真菌细胞膜中的类固醇结合，破坏细胞膜的结构。

（3）干扰蛋白质的合成，通过抑制蛋白质生物合成抑制微生物生长的抗菌药物较多，如卡那霉素、链霉素等。

（4）阻碍核酸的合成，主要通过抑制DNA或RNA的合成，抑制微生物的生长，例如利福霉素、博来霉素等。

在目前治疗实践中，通常将抗菌药物按抗菌的范围（抗菌谱）分类，分为抗革兰氏阳性细菌抗菌药物、抗革兰氏阴性细菌抗菌药物和广谱抗菌药物，广谱抗菌药物对革兰氏阳性与阴性细菌都有抗菌作用；此外，将某些专一抑制或杀灭真菌的抗菌药物，列为抗真菌类抗菌药物。

抗菌药物对许多细菌、真菌、霉形体、立克次体等起抑制生长甚至杀灭的作用，可以用于治疗各种感染性疾病。但是有的人就将抗菌药物作为万能药，无论哪种疾病，都用抗菌药物治疗。滥用抗菌药物，可引起许多不良的后果。因此强调合理使用抗菌药物、重视抗菌药物的毒副作用是很有必要的。

口腔临床使用抗菌药物分为治疗性和预防性两种。治疗性抗菌药物应用的基本原则：

（1）诊断为细菌性感染者，方有应用抗菌药物的指征。

（2）应尽早查明感染的病原菌，根据病原菌的种类及细菌药敏试验结果选用抗菌药物。

（3）按照药物的抗菌作用特点及其体内代谢过程特点选用药物。

（4）抗菌药物治疗方案应综合患者的病情、病原菌种类、抗菌药物的特点等制订。治疗方案包括药物品种、给药剂量、给药途径、给药次数、疗程以及联合用药等。

预防性应用抗菌药物的基本原则：应用抗菌药物的目的是预防手术后伤口感染，适用于清洁-污染或污染部位手术的患者，口腔手术属于清洁-污染伤口，口腔内寄生的细菌可能污染伤口导致术后感染，需预防性使用抗菌药物；污染伤口需预防性使用抗菌药物；有些清洁伤口，如果手术范围大、手术时间长、涉及重要器官、材料植入、高龄、免疫缺陷等高危人群，即使是清洁伤口，也可预防性使用抗菌药物。预防性应用抗菌药物，应根据手术部位或可能污染手术伤口的细菌种类，选择疗效肯定、安全、使用方便、价格较低的品种。一般应在手术前0.5~2小时内给药。

四、拔牙术前抗菌药物的治疗性应用

对于局部炎症较重的牙齿一般应暂缓拔除，否则可能导致感染加重或扩散。对于这类疾病，需要在术前采取相应的治疗措施，待炎症消除或控制后再考虑施行牙拔除术。

1. 急性根尖周炎的牙齿　急性根尖周炎是发生于牙根尖周围的局限性疼痛性炎症，是从根尖部牙周膜出现浆液性炎症到根尖周组织形成化脓性炎症的一系列反应过程，可发展为牙槽骨的局限性骨髓炎，严重时还将发生为颌骨骨髓炎。拔除处于急性期的根尖周炎的牙齿，除可能导致炎症加重或扩散外，还存在镇痛效果不佳的问题。因此，对处于急性期的根尖周炎以及已经局部形成明显脓肿的病变，应先将炎症控制后，再考虑拔牙。一般可采用开髓引流、脓肿切排、全身应用抗菌药物等方法。

2. 急性牙周炎的牙齿　需要拔除的牙周炎牙齿一般松动度大，拔除难度较小，但其潜在风险有时被一些临床医师所忽视，从而导致拔牙术后局部的感染加重或扩散，伴发术后出血。长期牙周炎的患者，口腔内卫生状况较差，炎症往往涉及多个牙位，大范围的局部牙龈红肿，触之极易出血。急性牙周炎或慢性牙周炎急性发作，患者的机体抵抗力低下，牙周细菌数量增加、毒力增强，此时拔牙容易导致术后感染加重或扩散，引起菌血症。对于此类患者，拔牙前应采取相应的治疗措施，如含漱剂漱口、牙周冲洗、局部用药、全身应用抗菌药物等。局部用药是牙周炎药物治疗的一种重要途径，牙周袋内使用控释或缓释剂可满足局部用药的药动学要求，同时可减少全身用药的副作用。

3. 急性冠周炎的牙齿　冠周炎是牙齿萌出不全或阻生时牙冠周围软组织发生的炎症。冠周炎最为常见于下颌第三磨牙阻生，轻度的冠周炎，炎症只局限于牙齿周围，症状表现为局部软组织充血、水肿、轻度疼痛。急性冠周炎或重度冠周炎，如果未得到有效控制，炎症可向周围组织扩散,侵及张闭口肌肉可引起张口受限,进入蜂窝组织间隙,引起间隙感染以及边缘性骨髓炎,以及突破口腔黏膜或面部皮肤形成瘘管等。急性冠周炎患者应在感染控制或消退后方可拔除患牙。

急性第三磨牙冠周炎的治疗应该局部治疗和全身治疗并重。局部治疗包括过氧化氢溶液、生理盐水冠周冲洗,去除龈袋或者盲袋内的食物残渣、细菌及细菌的分泌物,在龈袋或者盲袋内点涂碘甘油或盐酸米诺环素,冠周脓肿形成时则应及时施行切排术;全身治疗主要是给予抗菌药物治疗,病情轻者可以口服抗菌药物,重者应静脉滴注抗菌药物,抗菌药物应根据病原菌选择,兼顾抗厌氧菌和需氧菌,最好进行细菌培养和药敏试验。

4. 伴有间隙感染的病源牙 口腔颌面部存在许多组织间隙,感染易于侵及这些间隙,并通过这些间隙向周围组织扩散,引发多间隙感染,严重者甚至可合并海绵窦血栓性静脉炎、脑脓肿、败血症、纵隔炎等并发症,危及患者生命。口腔内残根、残冠、龋齿、阻生第三磨牙等引起的感染,均可引起间隙感染。引发间隙感染的病灶牙,原则上应在急性感染控制后再施行拔除术。

常规静脉滴注抗菌药物和及时的手术切开引流是间隙感染的主要治疗方式。脓肿切开的时机一般在感染发生后5~7天、临床检查发现脓肿形成时,部分病情严重患者建议早期切开,以达到切开局部减压的目的。同时定期的脓腔灌洗对间隙感染的治疗具有重要的作用。感染多为需氧菌和厌氧菌引起的混合感染。抗菌药物选择时应使用对革兰氏阳性及阴性菌都起作用的广谱抗菌药物,抗需氧菌和抗厌氧菌的药物联合使用,对于治疗效果不佳的患者应及时进行细菌培养和药敏试验,并按细菌培养和药敏试验的结果指导用药。Rega 等对 103 位头颈部牙源性间隙感染患者的研究发现,在所分离得到的 269 个菌株中,178 种为需氧菌,91 种为厌氧菌。

5. 口腔特异性感染 口腔颌面部特异性感染主要指由结核、梅毒、放线菌等引起的感染,其临床过程和治疗均有别于化脓性感染。在病情没有控制的情况下,对口腔特异性感染侵及的牙齿进行拔除术,可能加重患者的病情,导致伤口的迁延不愈,以及引起感染的传播扩散等。对于此类疾病,在拔牙前需要根据患者病情,采取相应的治疗。

口腔结核是结核病的一种,它可以侵犯口腔黏膜、牙龈、颌骨等部位,病变区黏膜可出现糜烂或溃疡,软组织呈弥散性肿胀,有时可形成冷脓肿,被侵犯的骨质被缓慢破坏。口腔结核(尤其是活动期)侵犯区域的牙齿,拔除后可能导致拔牙创经久不愈,抑或导致结核病情加重,因此拔牙前因先行抗结核治疗、全身支持治疗等。常用的抗结核药物有异烟肼、对氨水杨酸、利福平等,为了防止耐药菌株的出现,临床一般选择两种药物联合治疗,疗程 6~12 个月。

梅毒系由梅毒螺旋体感染引起的慢性全身性传染病,在口腔科表现为口唇下疳、梅毒疹、梅毒瘤或溃疡,溃疡可导致组织坏死、脱落,造成组织缺损。梅毒的诊断必须慎重,应详细询问病史,遇到首诊口腔无痛性溃疡者,要做血清学检查,拍摄 X 线片,根据结果确定或排除诊断。梅毒侵犯区域的病灶牙齿,如果施行拔除术,可能导致病情加重、伤口不愈、牙槽骨坏死等,因此应在梅毒控制后再行拔牙。梅毒的治疗以全身抗菌治疗为主,青霉素是首选药物,对青霉素过敏者,可口服红霉素或阿奇霉素。治疗应及时、尽早、有规则、剂量足,治疗后追踪观察 2 年,定期复查。

放线菌病是由放线菌感染所引起的一种慢性、炎症性、肉芽肿性疾病,伴化脓性改变并有脓肿形成。发生在人体的主要是 Wollf-Israel 型放线菌,属于口腔正常寄生菌群中的一种,当机体抵抗力降低或被其他细菌分泌的酶所激活时可侵入组织致病,口腔内科发生于舌、颊、牙龈等处,病变可累及周身。发生于口腔的放线菌病局部可表现为棕红色,呈板状硬,边界不清,压痛,随着病情的发展,中央区域可液化、变软,形成数个小脓肿,脓腔可相互穿通,脓肿自溃或切开后有黄色黏稠脓液,形成经久不愈的瘘口,转入慢性期。口腔放线菌病的治疗主要是抗菌药物治疗,持续大剂量的使用青霉素为其首选方案,四环素和红霉素对放线菌也有一定的抗菌效果;口服碘化钾也可取得一定的效果;在大剂量使用抗菌药物的同时,应及时切开引流、去除坏死组织、刮除肉芽组织或死骨,必要时可行病灶切除术。

6. 放射性颌骨骨髓炎　放射性颌骨骨髓炎,是头颈部部恶性肿瘤放射治疗后最严重的并发症之一。颌骨尤其是下颌骨主要为骨密质,含钙量高,吸收射线量大,导致骨细胞直接损伤和骨内血管损伤,发生颌骨无菌性炎症或坏死。放射性颌骨骨髓炎病程发展缓慢,常常在放射治疗后数月乃至十余年后才出现症状。放射性骨髓炎局部血运障碍,骨细胞再生能力低下,极易伴发细菌感染造成组织坏死,形成经久不愈的溃疡或缺损,所以放射性颌骨骨髓炎患者不宜拔牙。放射性骨髓炎应采取全身和局部两方面的综合治疗。全身应加强营养和支持治疗,应用抗菌药物预防或控制局部感染,高压氧治疗是一种有效的全身辅助治疗措施。

对于需要拔除的牙齿,放射治疗后何时拔除是临床工作中经常要考虑的问题,一般原则是:拔牙手术时间应尽可能往后推延,离放疗后时间愈长,手术也相对愈安全。但对每个患者个体而言,应根据患者全身状况、颌骨放射性骨髓炎的轻重程度、拔牙手术的难度、病灶牙及其周围是否有明显的细菌性炎症等,综合分析、酌情考虑拔牙是否有利于患者的健康、是否有利于病灶的控制、是否会造成口腔较大的经久不愈的伤口等。拔牙前后应使用有效的抗菌药物,拔牙手术时应尽量减少手术损伤。

7. 双膦酸盐性颌骨坏死　双膦酸盐类药物是 20 世纪 80 年代开发出的一类新型骨吸收抑制剂,是目前治疗和预防骨质疏松症的重要药物,也可用于多发性骨髓瘤、恶性肿瘤骨转移、变形性骨炎、高钙血症等的治疗。然而,随着这类药物的广泛应用,越来越多的报道显示该类药物可引起化学性颌骨骨髓炎以及颌骨坏死,亟待引起临床医师尤其是口腔科医师的重视。

双膦酸盐性所致的颌骨坏死(BRONJ)发生率为 0.1% ~ 1%,多发生在药物使用过程中,也可发生在使用结束后,多发于 50 岁以上的患者,下颌骨较为常见,无明显性别差异。多数患者表现为拔牙创不愈,并时常伴有炎性分泌物;部分患者并无拔牙史,但仔细追问,可有牙髓治疗、牙体制备、摘戴修复体及意外烫伤等所导致的口腔黏膜损伤病史;另有少数患者无任何软组织损伤史。进一步发展,拔牙创或黏膜破损处出现大面积溃烂,黏膜下方的骨面暴露并继发二次感染,产生逐渐加剧的颌骨疼痛,这种状况可持续数年并导致广泛的骨面暴露。急性感染时,患者可因周围神经受到压迫或激惹而出现剧烈的颌骨疼痛。随着病程的不断恶化,死骨最终形成。

双膦酸盐性颌骨坏死的机制尚不清楚,多数学者认为:骨细胞功能障碍、微血管栓塞坏死和细菌感染是其发生的3个主要机制。双膦酸盐性颌骨坏死尚缺乏统一、规范的治疗策略。一旦确诊,口腔科医师需要与内科医师以及肿瘤科医师等共同协商,制订治疗计划。一般而言,骨质疏松患者治疗过程中发生颌骨坏死时多主张即刻停药,肿瘤患者停药与否,则需要与肿瘤科医师谨慎商讨,权衡利弊,综合考虑。

对于确诊的早期患者,主要是缓解症状和控制继发感染。可局部应用口腔清洗剂,抑制细菌聚集增殖,全身应用抗菌药物预防或治疗继发感染。阿莫西林和(或)克林霉素具有较广的抗菌谱及较强的骨渗透能力,可首选。有条件时可进行细菌培养和药敏试验,以进一步指导抗菌药物的选择。

对于进展期患者,口腔科医师应当周期性进行创口冲洗,并对软化的病变骨实施刮治,以清除局部坏死产物,消除局部刺激因素如锐利的骨边缘等,全身应用抗菌药物,并可同时进行高压氧治疗。小的黏骨膜瓣可被用来覆盖裸露的骨面并维持血供,若无明显好转,可考虑小范围的外科切除,但应尽量保存骨膜,减少暴露的骨面。外科操作应相当谨慎,大范围的外科干预包括大面积的清创、上下颌骨的部分节段性切除等应尽量避免,否则不仅不能起到封闭创口、促进愈合的作用,反而会导致病情恶化。重症患者可能会出现气道阻塞症状,此时应行气管切开,以保持呼吸道通畅。此外还可采用以下方法:伴富血小板血浆(LSL)的手术治疗、自体骨髓干细胞移植法、激光治疗、高压氧辅助治疗、医用臭氧治疗等。

如何治愈BRONJ以及提高患者生活质量是对临床医师的极大挑战,至今没有公认有效的治疗方法,仍处于探索讨论阶段。

五、拔牙术前抗菌药物的预防性应用

预防性用药是指在感染尚未发生前即开始应用抗菌药物,其目的是通过术前正确的用药防止清洁-污染伤口发生术后感染。不存在明显炎症的口腔伤口属于此类伤口,对某些年老体弱、抵抗力低下、手术时间长、手术创伤大的患者,可适当在拔牙术前预防性使用抗菌药物。

(一) 适应证

1. 患者年老体弱或机体抵抗力低下者。
2. 全身伴发某些系统性疾病者,如控制不好的糖尿病、晚期肾病、尿毒症等。
3. 患有免疫性疾病如艾滋病、白血病等,或使用免疫抑制剂者。
4. 手术时间长、创伤较大的患者,如低位水平埋伏阻生牙拔除术等。

(二) 给药种类

由于口腔术后感染多为革兰氏阳性菌和厌氧菌感染,最好选用青霉素类(青霉素、氨苄西林等)、头孢菌素类(一代或二代头孢菌素)联合硝基咪唑类(甲硝唑、替硝唑或奥硝唑)抗菌药物,对青霉素、头孢菌素过敏者可选用林可霉素。

（三）给药时机

抗菌药物的预防用药时间选择是十分重要的。从理论上,细菌经由皮肤或黏膜切口进入组织时,组织内如果已经含有治疗量的抗菌药物,预防效果最佳。

Burke 证明在皮肤切开被细菌污染时,所进入的微生物,对于以前就存在于组织内的抗菌药物最为敏感。他进一步注意到在污染后 3 小时或 3 小时以后使用抗菌药物在病变区无明显效果,认为预防用药应开始于术前 1 ~ 2 小时,结束于伤口关闭。在手术区域抗菌药物进入局部是由于血液的渗出到达伤口内而不是经血液循环弥散入组织内。术后在血凝块未完全凝固之前继续用药可以使其中的抗菌药物浓度获得进一步的补充。在血凝块稳定以后继续用药则预防作用不大。

据研究,术前 2 小时以上或手术开始 3 小时后给药发生切口感染的机会(3.80%)比手术开始前 1 小时左右给药(0.6%)高 6 倍多。所以最佳的给药时机是术前 0.5 ~ 2 小时,用药时间长短要根据患者情况综合考虑,一般不超过术后三天。

（四）给药途径

最佳给药途径是静脉给药,并要在较短时间内完成。短时间预防用药的优点有:①减少毒副作用;②不易诱导产生耐药菌株;③不易引起口腔及肠道菌群的紊乱;④减轻患者的经济负担;⑤节约卫生资源;⑥减轻护理工作。

六、拔牙术中抗菌药物的应用

为了促进拔牙创的良好愈合,减少感染的发生,牙拔除术操作过程中,应该尽量采用微创的方法,减少局部的创伤。除此之外,在手术中使用抗菌药物,尤其是局部用药,在一定程度上也能起到促进伤口愈合,减少感染发生的作用。

（一）局部用药

大量临床观察和实验研究表明,局部应用含漱液能有效抑制口内致病菌。有研究表明拔牙手术操作前给予抗菌药物含漱剂含漱,可有效预防干槽症的发生。临床可采用的漱口液有多种类型,例如高锰酸钾液、稀释的碘伏、甲硝唑漱口液等,均可起到一定的效果。

牙拔除术后牙槽窝内往往会有软垢、牙结石、碎骨片以及部分炎性分泌物等残留,从而影响拔牙创早期愈合。在牙齿拔除术后,对拔牙创进行彻底的冲洗,可以减少感染的发生。冲洗可使用生理盐水、过氧化氢溶液,也可使用具有一定杀菌作用的药物,例如庆大霉素稀释液、稀释的碘伏溶液、甲硝唑漱口液等。

使用复方抗菌药物可吸收海绵(如替硝唑明胶海绵等)填塞拔牙创。复方抗菌药物具有防腐消炎的功能,它与骨创内渗出物接触后有明显的抑菌作用,并使细菌产物氧化,还有减少创面渗出物,促进吸收,使创面干燥并使创面肉芽组织生长作用。复方抗菌药物海绵已灭菌处理,具有止血性、高吸收性、生物相容性、生物降解可吸收性,并具有优良的赋形和保形性能,能被血块吸附,占据牙槽窝内,数日之后被吸收,既可充填牙槽窝,又可防止出血、感染,还有收敛镇痛作用,对于预防干槽症的发生具有较好的作用。

盐酸米诺环素软膏是一种的缓释剂,主要组分为盐酸二甲胺四环素(minocycline hydrochloride,MINO),临床上多作为用作治疗牙周炎的辅助用药。四环素是一种广谱抗菌药物,通过抑制蛋白质合成而发挥抗菌作用,它干扰病菌蛋白质合成中 aminocylt-RNA 和 M-RNA-ribosome 的结合。临床上对盐酸米诺环素软膏局部用药治疗口腔疾病方面的研究较多,效果得到肯定,在拔牙创内置放盐酸米诺环素,可以有效地止血、促进创口愈合、预防创口感染。

使用碘仿纱条填塞拔牙创。碘仿纱条具有防腐、消炎、促进肉芽组织生长的作用,一般常用于拔牙术后干槽症的治疗。在拔牙创内置放碘仿纱条,同样可以起到减少局部出血和感染,促进拔牙创愈合的效果。然而拔牙创填塞碘仿纱条,需要在术后3~5天抽出纱条,因此临床上仅在手术创口较大、软组织不能缝合封闭创口时,才采用此方法。

(二) 全身用药

在牙齿拔除术中,往往存在牙齿拔除难度超出了术前预判的情况。对于此类患者除了以上所讲的局部用药方式来减少感染的发生外,是否需要术中尽早采用全身用药的方法呢?

研究表明,拔牙术后在血凝块未完全凝固之前使用抗菌药物仍可以使血液中抗菌药物浓度达到一定的水平。因此,在某些时间较长拔牙术中(如同期拔除多颗埋伏阻生第三磨牙等),及时开辟静脉通路滴注抗菌药物,可以迅速提高血液中抗菌药物的水平,起到良好杀菌作用,有效预防术后感染的发生。

七、拔牙术后抗菌药物的预防性应用

术后预防性应用抗菌药物是否能有效地预防牙拔除术后感染,文献报道不一。对于术后是否需要预防性应用抗菌药物,需要进行综合评估后才能决定。评估的内容包括患者的体质、口腔卫生状况、是否存在隐逸病灶、术中损伤大小及手术时间的长短等。

对于身体健康,拔除难度小,手术创伤不大的病例,术后使用抗菌药物对于预防感染无益,虽然口腔是有菌环境,但拔牙后的疼痛、肿胀和张口困难等不良反应多为创伤性反应,非细菌性感染所致。对于拔除难度大、手术创伤大、手术时间长、全身及局部抵抗感染的能力低下者,容易发生拔牙后感染,预防性使用抗菌药物是必要的。用药应在术后尽早开始,以期达到良好的效果。用药的方式根据个体情况,轻者可以口服抗菌药物,重者可以静脉滴注,疗程一般为3~5天。

地塞米松与抗菌药物的联合应用具有互惠性,前者抑制局部肿胀,可以使手术部位组织保持良好的体液循环,有利于抗菌药物的分布和作用,而后者可以预防和避免糖皮质激素可能造成的感染并发症。

八、拔牙术后抗菌药物的治疗性应用

（一）拔牙术后感染患者的抗菌药物应用

由于口腔颌面部组织血运丰富,抗感染能力较强,拔牙术后感染的发生率不高,据国内、外文献报道发生率为0.8%～3%。拔牙术后感染可分为急性感染和慢性感染,其中以慢性感染为主,急性感染较为少见。

拔牙术后慢性感染多为牙片、牙石、骨片等异物和残余肉芽组织引起,范围主要位于牙槽窝局部。

发生拔牙创慢性感染时,患者常有创口不适;检查发现创口愈合不良,充血,有暗红色、水肿的炎性肉芽组织增生,可有少许脓性分泌物,少数患者可有形成局部脓肿。X线检查有时可见牙槽窝内有高密度的残片影像。

对于拔牙创慢性感染的治疗以局部治疗为主。一般局麻下,彻底搔刮、冲洗牙槽窝,去除异物及炎性肉芽组织,使牙槽窝重新形成血凝块,对于形成局部脓肿者应进行局部脓肿的切排、冲洗。必要时也可在牙槽窝内置放抗菌药物缓释剂促进愈合,例如盐酸米诺环素软膏等。对于较重范围较大的慢性感染也可同时辅以口服抗菌药物以及静脉滴注抗菌药物促进伤口的快速愈合。

拔牙术后急性感染主要发生于下颌阻生第三磨牙拔除后,特别是在急性炎症未完全控制的情况下拔除患牙之后。拔牙术后急性感染可引起颌面部的间隙感染、脓肿形成等。阻生第三磨牙拔除术后发生间隙感染者,以咬肌间隙感染多见,表现为患者下颌角区及耳前腮腺区肿胀、疼痛,不同程度的张口受限;拔牙创口红肿充血,愈合不良,有异味、脓性分泌物或炎性肉芽组织等;严重者全身表现出寒战、高热等菌血症症状。

感染发生后应仔细检查拔牙创,彻底清除异物,不要遗留牙结石、碎牙片、碎骨片以及炎性肉芽组织在牙槽窝内,过氧化氢溶液和盐水冲洗牙槽窝,并通过牙槽窝建立引流通道。对于形成脓肿者应及时的进行切开排脓、冲洗、引流。同时静脉应用抗菌药物控制炎症,一般应抗需氧菌药物和抗厌氧菌的药物联合使用;及时进行细菌培养和药敏试验,并根据药敏试验结果合理调整抗菌药物。对于体质差,全身症状严重者,还应及时采取相应的对症治疗以及支持疗法。

（二）干槽症患者的抗菌药物应用

据国内外文献报道干槽症发生率为0.9%～3.2%,而在拔除下颌第三磨牙干槽症的发生率高达10%以上。

干槽症的诊断标准目前还存在争议,一般认为:牙拔除术后2～4天伤口明显疼痛并向耳颞部放射,创口内无血凝块,牙槽窝空虚,骨壁明显触痛,拔牙创口内有或无腐败组织覆盖,有明显臭味,即可诊断。干槽症的病原菌,和口腔一般感染的病原菌相似,为需氧菌和厌氧菌的混合感染,其中以厌氧菌感染为主。

干槽症的治疗包括局部以及全身用药两个方面,其中局部治疗尤其关键,局部治疗的原则是清创、止痛、隔离外界刺激、控制牙槽骨壁感染、促进健康肉芽组织生长。

　　清创须在局部麻醉后进行,去除腐败坏死组织、炎性肉芽组织等,轻刮牙槽骨壁,过氧化氢溶液、生理盐水反复冲洗,拭干,牙槽窝内置放碘仿纱条或其他药品隔离外界刺激。碘仿本身无杀菌作用,但与某些细菌代谢产物接触时能释放分解产生游离碘从而具有抑菌(杀菌作用),碘仿能抑制炎性区组织的分泌,减少渗出,并有一定的镇痛和防腐消炎作用。近年来,出现了多种拔牙窝清创后局部用药方式的报道,包括碘仿明胶海绵、替硝唑明胶海绵、丁香油明胶海绵、盐酸米诺环素软膏、碘仿甲硝唑糊剂、胶原蛋白海绵等,均对隔离外界对牙槽窝的刺激及消炎抗菌具有一定的作用。

　　除了局部处理及用药之外,全身应用抗菌药物对于干槽症的治疗也起到了一定的作用。由于干槽症是以厌氧菌感染为主的混合感染,因此临床多采用联合用药的方式选用抗菌药物,以兼顾抗需氧菌和厌氧菌。此外,对于疼痛剧烈的患者,可以适当给予镇痛药物。

(韩其滨　刘志国)

第六章 微创化拔牙术

随着科学的发展、生活水平的提高，人们的医疗保健意识日益加强，对当代医学发展提出了更高的要求，无痛及人性化治疗已成为必然趋势，因此，微创外科（minimally invasive surgery，MIS）的概念应运而生。所谓微创，是指最小侵袭患者机体组织器官、生理以及精神心理创伤的手术。目前，"微创"这一概念已深入到医学的各个学科，在口腔科各个领域微创亦得到了广泛应用。牙拔除术（exodontia）是口腔颌面外科领域最常见、最基本，应用最广泛的治疗性手术。由于口腔解剖结构复杂，操作空间有限，故手术过程中会不可避免地造成术区软、硬组织不同程度的损伤，亦可引起一定程度的全身反应，或造成某些并发症。而微创化拔牙（minimally invasiveexodontia，MIE）通过使用标准或微创的拔牙器械，应用微创的手术技巧，可最大限度减少拔牙术后并发症的发生，使拔牙过程对患者产生的身心创伤和影响最小化。

一、常用微创化拔牙器械

"工欲善其事，必先利其器"，微创化外科技术迅速发展离不开新型手术器械的不断出现。传统的牙钳，牙挺等拔牙器械在拔牙过程中可能产生牙龈软组织损伤、术后肿胀明显、张口受限、牙槽骨破坏严重、颞下颌关节不适、神经损伤等多种并发症，这些并发症对患者造成生理创伤及潜在的心理创伤，而微创化拔牙器械是针对上述问题在传统器械的基础上进行了改良、创新，从而达到最小创伤的目的。

（一）微创拔牙钳及牙挺

微创拔牙钳及牙挺（图6-1）用特殊材质的材料制作，具有薄而锋利的工作端，工作端弧度及角度各异，可与不同牙冠及牙根面的形态相匹配。使用微创牙挺时主要利用楔的原理，将工作端伸入牙周间隙，配以适当的轮轴力，切断牙周韧带，避免锤凿增隙及使用杠杆力对牙槽骨造成过大的损伤，用力支点降低，保护牙槽骨的完整性，减少根折的危险。微创牙钳钳喙内侧面富有齿纹，与牙颈部或牙根贴合更紧密，有效预防牙钳滑脱；钳喙更薄，更易将钳喙伸入根方，钳夹牙体组织面积更大。

（二）高速手机

为避免敲击对患者造成的损伤及不适，微创拔牙操作中不使用骨凿对患牙进行劈开，而是使用高速手机和钻针（图6-2），先将牙分开，再将离断的牙体分别取出。对于多根牙的拔

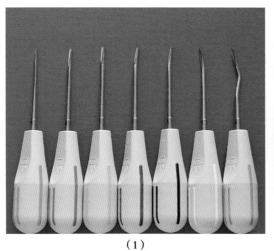 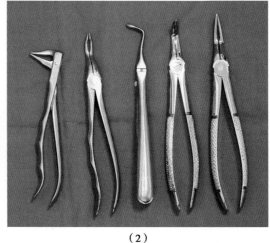

（1）　　　　　　　　　　　（2）

图6-1　微创拔牙器械
（1）微创牙挺　（2）微创拔牙钳

除通常使用普通角度的高速手机进行分根即可,而对于下颌阻生第三磨牙由于受其解剖位置影响,操作难度增加,可以使用45°反角高速手机进行牙体的切割。45°反角高速手机与一般手机的不同点,是改良的机头角度在去除牙体阻力时便于寻找到更加适合的切割方向;改良的喷水系统没有雾化气体的作用,避免术后皮下气肿等并发症的发生;其头部尺寸比一般高速手机小,让视野更加清楚。

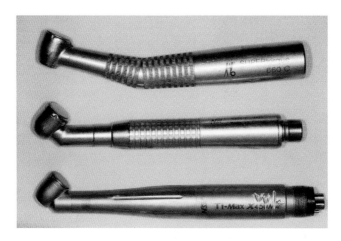

图6-2　各种高速手机

（三）超声骨刀

超声骨刀是微创拔牙过程中去除骨组织阻力的有利工具,其利用高强度聚焦超声技术,将电能转化为机械能,经高频超声震荡,使所接触的组织细胞内水汽化,蛋白氢键断裂,从而将手术中需要切割的骨组织彻底破坏,其周围传播距离小于$200\mu m$,不会破坏到骨组织周围的血管和神经,超声刀刀头工作温度低于40℃,不会对组织产生热损伤(参见第七章超声骨刀拔牙术)。

（四）牵引拔牙系统

该类拔牙器械包括配套的根管螺丝、扳手以及动力系统（图6-3），其工作原理是首先预备根管，然后将螺丝拧入根管，以邻牙为支点，垂直向牵引拔除患牙。主要适用于根管未严重破坏的单根牙和分叉不大的双根牙残根、残冠，也可以拔除牙体完整的正畸减数牙。同时要求前后邻牙有足够的支抗力来承担拔牙时的牵引。多根牙分根后也可采用此法。

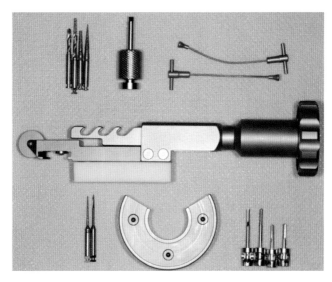

图6-3　牵引拔牙系统

（五）颊拉钩

颊拉钩（图6-4）前后宽度相同，边缘圆钝，可以很好地将颊黏膜拉开，有效地将组织瓣固定，减少了对口角的损伤。在拔牙过程中，将颊拉钩始终放置在颊黏膜、组织瓣与术区之间，避免了其他器械对颊黏膜和组织瓣的意外损伤。颊拉钩手柄较宽，较口镜更容易握持，不易疲劳。

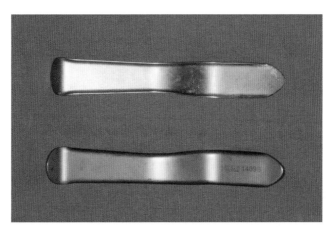

图6-4　颊拉钩

二、微创化拔牙的适应证和禁忌证

（一）适应证

1. 严重龋病　因龋坏不能保留的牙，牙冠严重破坏已不能修复，而且牙根或牙周情况不适合做桩冠或覆盖义齿等。

2. 严重牙周病　晚期牙周病，牙周骨质丧失过多，牙松动已达Ⅲ度，经常牙周溢脓，影响咀嚼功能。

3. 牙髓坏死　牙髓坏死或不可逆性牙髓炎，患者不愿做根管治疗或根管治疗失败的病例，严重的根尖周病变，已不能用根管治疗、根尖手术或牙再植术等方法进行保留。

4. 拥挤牙列上患牙　拥挤牙列上的额外牙、错位牙、埋伏牙等拔除术，可能导致邻牙损伤、软组织创伤，微创化拔牙可有效避免邻牙或邻近组织的损伤。

5. 阻生牙　反复引起冠周炎，或引起邻牙牙根吸收和破坏，位置不正，不能完全萌出的阻生牙，一般指第三磨牙。

6. 牙外伤　导致牙冠折断达牙根，无法进行根管及修复治疗并出现疼痛的牙。如仅限于牙冠折断、牙根折断不与口腔相通，通过治疗后仍可保留。牙隐裂、牙纵折、殆创伤导致的牙根横折，以往均需拔除，现在也可考虑保留。

7. 乳牙　乳牙滞留，影响恒牙正常萌出，或根尖外露造成口腔黏膜溃疡。如恒牙先天缺失或埋伏，乳牙功能良好，可不拔除。

8. 治疗需要的牙　因正畸需要进行减数的牙，因义齿修复需拔除的牙，颌骨良性肿瘤累及的牙，恶性肿瘤进行放射治疗前为预防严重并发症而需拔除的牙。

9. 病灶牙　引起上颌窦炎、颌骨骨髓炎、颌面部间隙感染的病灶牙，可能与某些全身性疾病如风湿病、肾病、眼病有关的病灶牙、相关科医师要求拔除的牙。

10. 拟即刻种植拔除的患牙　即刻种植牙齿的拔除，要求对牙槽骨及软组织的损伤程度减少到最小，利于种植体周围骨质良好愈合。

11. 邻牙为固定义齿修复体的患牙　邻牙为固定义齿修复体（包括种植牙、固定义齿等），微创拔牙有利于避免损伤义齿修复体。

（二）禁忌证

禁忌证是相对的。牙拔除术需考虑患者的全身和局部情况，有些禁忌证经过治疗可以成为适应证；当严重的疾病得不到控制，则不能拔牙。

1. 血液系统疾病　对患有贫血、白血病、出血性疾病的患者，拔牙术后均可能发生创口出血不止以及严重感染。急性白血病和再生障碍性贫血患者抵抗力很差，拔牙后可引起严重的并发症，甚至危及生命，应避免拔牙。轻度贫血，血红蛋白在 80g/L 以上可以拔牙。白血病和再生障碍性贫血的慢性期，血小板减少性紫癜以及血友病的患者，如果必须拔牙，要慎重对待；在进行相应治疗后可以拔牙，但在拔牙术后应继续治疗，严格预防术后出血和感染。

2. 心血管系统疾病　拔牙前了解患者属于哪一类高血压病和心脏病。重症高血压病、近期心肌梗死、心绞痛频繁发作、心功能Ⅲ～Ⅳ级、心脏病合并高血压等应禁忌或暂缓拔牙。

一般高血压患者可以拔牙，但血压高于 180mmHg/100mmHg，应先行治疗后，再拔牙。高血压患者术前 1 小时给予镇静、降压药，麻醉药物中不加（或少加）血管收缩药物，临床上常用利多卡因。

心功能Ⅰ或Ⅱ级，可以拔牙，但必须镇痛完全。对于风湿性和先天性心脏病患者，为预防术后菌血症导致的细菌性心内膜炎，术前、术后要使用抗生素。冠心病患者拔牙可诱发急性心肌梗死、房颤、室颤等严重并发症，术前服用扩张冠状动脉的药物，术中备急救药品，请心内医师协助，在心电监护下拔牙，以防意外发生。

3. 糖尿病　糖尿病患者抗感染能力差，需经系统治疗，血糖控制在160mg/dl以下，无酸中毒症状时，方可拔牙。术前、术后常规使用抗生素控制感染。

4. 甲状腺功能亢进　此类患者拔牙可导致甲状腺危象，有危及生命的可能。应将基础代谢率控制在+20%以下，脉搏不超过100次/分，方可拔牙。

5. 肾脏疾病　各种急性肾病均应暂缓拔牙。慢性肾病，处于肾功能代偿期，临床无明显症状，术前、术后使用大量的抗生素，方可拔牙。

6. 肝脏疾病　急性肝炎不能拔牙。慢性肝炎需拔牙，术前术后应给予足量维生素K、维生素C以及其他保肝药物，术中还应加用止血药物。术者应注意严格消毒，防止交叉感染。

7. 月经及妊娠期　月经期可能发生代偿性出血，最好暂缓拔牙。妊娠期的前3个月和后3个月不能拔牙，因易导致流产和早产。妊娠第4~6个月期间拔牙较为安全。

8. 急性炎症期　急性炎症期是否拔牙应根据具体情况。如急性颌骨骨髓炎患牙已松动，拔除患牙有助于建立引流，减少并发症，缩短疗程。如果是急性蜂窝织炎，患牙为复杂牙，手术难度大，创伤较大，则可能促使炎症扩散，加重病情。所以，要根据患牙部位、炎症的程度，手术的难易，以及患者的全身情况综合考虑，对于下颌第三磨牙急性冠周炎、腐败坏死性龈炎、急性传染性口炎、年老体弱的患者应暂缓拔牙。

9. 恶性肿瘤　位于恶性肿瘤范围内的牙，因单纯拔牙可使肿瘤扩散或转移，应与肿瘤一同切除。位于放射治疗照射部位的患牙，在放射治疗前7~10天拔牙。放射治疗时以及放射治疗后3~5年内不能拔牙，以免发生放射性颌骨骨髓炎。

三、微创化拔牙术操作过程

微创化拔牙的过程就是使用各种微创技术和方法去除患牙周围各种阻力，将牙齿脱出牙槽窝的过程。主要包括以下几个步骤。

1. 术前准备及麻醉　由护士准备好微创拔牙器械，消毒手术野，并核对牙位。对于手术创伤较大及操作时间较长的复杂牙拔除术，使用无菌手术包，严格遵照无菌手术原则，减少感染机会。然后进行局部麻醉，麻醉生效后，开始拔牙操作。

2. 去除牙龈软组织阻力

（1）分离牙龈：用牙龈分离器紧贴牙面，向下分离，环绕牙颈部一周，达牙槽嵴顶，将牙龈轻轻掀离根面，显露釉牙骨质交界，磨牙要尽量显露根分叉位置，这样可以避免安放牙钳时损伤牙龈。对于一些牙根断面位置较低及操作空间较小的患牙，为避免牙挺插入时造成牙龈撕裂，有时可在分离牙龈时向近远中邻牙方向多分离半个至一个牙位。

（2）切开翻瓣：对于埋伏牙及阻生牙的拔除，常需要通过切开、剥离牙龈软组织瓣，解除软组织阻挡，显露术区，拔除患牙。翻瓣的区域不宜过大，以超过去骨范围外2~3mm为宜，否则术后肿胀加重。

3. 去除硬组织阻力

（1）去除骨阻力：微创拔牙要求尽量使操作过程中的创伤降到最低，因此，在拔牙过程中，应尽量保护骨组织，减少去骨量，遵循"少去骨，多去牙"的原则。术前拍摄 X 线片或 CT，根据影像学检查的结果判断骨阻力的大小，设计最合理的去骨方案，以高速手机或超声骨刀去除最少量骨组织，以建立牙齿脱位的通道。对于邻近上颌窦、下牙槽神经管等重要结构的患牙，可用超声骨刀去除骨组织，以减少重要结构损伤的风险。首次去骨不用太多，可以在分牙过程中根据需要再适当增加去骨量。

（2）去除牙阻力：牙阻力包括牙冠阻力和牙根阻力两方面。牙冠阻力是由于患牙自身的解剖形态及其与邻牙及牙槽骨的解剖位置关系而形成的阻力，如牙冠过大、近中倾斜阻生、倒置阻生等情况会产生较大牙冠阻力。牙根阻力主要与牙根的解剖形态及数量等因素有关，如牙根膨大、弯曲、分叉过大及多个牙根等均是形成牙根阻力的原因。

去除牙阻力主要采用分牙的方法，将牙齿分块拔除。分牙是微创拔牙过程中的关键环节，术前良好的设计以及术中准确的操作可达到事半功倍的效果。目前临床上多使用高速手机进行分牙操作，不同类型的牙齿，分牙方法也是不同的。普通角度的高速手机可适用于大多数患牙分根手术操作，而对于下颌阻生第三磨牙，使用45°反角高速手机更有利于操作。

4. 挺松患牙　选择工作端弧度与角度与患牙匹配的微创拔牙刀，沿牙长轴方向插入牙周间隙，用持续轻巧的环绕动作让尖端进入牙槽窝，薄而锋利的尖端就会切断牙周韧带压缩牙槽骨，一般切断约 2/3 根长的牙周韧带，解除牙根脱位的阻力后，即可使牙齿和缓的从牙槽窝向外移动。若牙根依然很牢固，可在牙的近远中、颊舌侧重复同样操作，使牙齿松动。

5. 拔除患牙　将牙挺松后，牙钳能够夹持牙冠者，可用微创牙钳拔除患牙。对于前牙或前磨牙残根，在邻牙具有足够支抗力的情况下可考虑使用牵引拔牙器械拔除患牙。牙拔出后，应检查牙根是否完整，如有断裂，可用根挺取出断根。

6. 清理拔牙创　彻底清除拔牙创内残碎小骨片、肉芽组织等物。牙槽中隔、骨嵴或牙槽骨壁过高则以超声骨刀或涡轮机修整、磨平。牙龈有撕裂伤，应予以缝合，以防术后出血。

7. 止血　纱卷或棉球压迫拔牙创止血。

8. 微创化拔牙术中的护理配合　在整个手术过程中，采用口腔四手操作。护士应严格遵守和执行无菌技术操作，积极主动配合医师。医师使用手机切磨牙齿时，护士应协助显露视野，保护加、舌、牙龈等软组织。动作要轻柔，既能保持牵拉软组织，又使患者舒适。同时用吸引器及时吸除患者口内的分泌物及喷洒水液，吸引器放置的位置既要便于口腔内吸引，又不影响医师的视线和口腔内器械操作（参见第十七章牙槽外科 4+1 操作配合模式）。

四、各类牙微创化拔除术

1. 上、下颌前牙微创拔除术　上下颌前牙为单根牙，牙根一般较直，拔除相对容易，但唇侧骨壁较薄术中应尽量避免损伤。对于错位牙和扭转牙等牙体完整的患牙，牙钳能够夹持牢固，可使用牙钳拔除。使用牙钳拔牙时，可适当使用旋转力，避免使用过大的摇动力。

对于牙体缺损较大的残冠、残根及夹持或施力困难的患牙，需挺松后拔除，选择与牙根面形态匹配的圆弧形刀刃的微创拔牙刀，寻找适宜的楔入点，因前牙唇侧骨壁较薄，可选择近、远中轴角处牙槽骨作为楔入点,将微创拔牙刀插入牙周间隙,使用持续楔力和轻微的旋转动作让刀端进入牙槽窝,切断牙周韧带并压缩牙槽骨,并向周围移动,主要向牙根的近、远中邻面及舌面移动,避免损伤唇舌侧牙槽嵴,插入深度约为牙根长度的2/3,牙齿松动后用牙钳或止血钳以垂直方向的力将牙根拔除(图6-5)。断面过于靠近牙槽窝底、无法夹持的牙根,可用牵引拔牙器械将患牙牵引拔除。

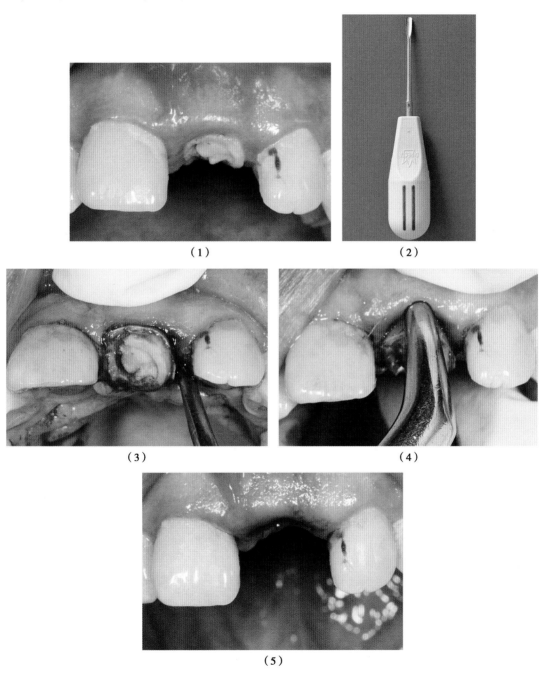

图6-5　前牙微创拔除术
(1)术前　(2)选择合适的微创牙挺　(3)挺松患牙　(4)拔除患牙　(5)拔牙创

操作要点：

（1）微创拔牙刀杆部较普通牙挺长，刃部锋利，操作不慎易滑脱损伤周围软组织，可用另外一只手手指轻扶杆中段防止滑脱。

（2）前牙区唇侧牙槽嵴高度的保留对将来义齿的美学修复尤为重要，因此在拔除过程中要避免损伤唇侧骨壁。

2. 上、下颌前磨牙微创化拔除术　前磨牙牙根多为单根，上颌前磨牙牙根横断面近似为扁根，下颌前磨牙牙根横断面近似扁圆形。其中上颌第一前磨牙牙根变异较大，双根情况较常见，双根者根分叉部位不固定，有的在根颈部分叉，有的则在根尖部分为颊、舌两根，极少数情况为三个牙根（颊侧双根及舌根），在拔除时如遇到较大阻力，要考虑到牙根变异的可能。前磨牙根尖周骨质较厚，颊侧骨板较薄。

对于牙体完整的错位牙和扭转牙及因正畸需要拔除的减数牙等，可使用微创牙钳拔除，或配合微创拔牙刀挺松患牙后用微创牙钳拔除。对于残冠、残根，选择扁弧形刀刃的微创拔牙刀，以近、远中轴角处牙槽骨作为楔入点，操作方法与前牙拔除相同。断面过于靠近牙槽窝底、无法夹持的牙根，可用牵引拔牙器械将患牙牵引拔除（图6-6）。

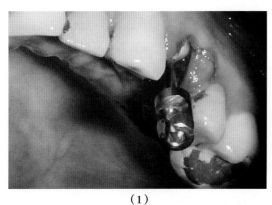
（1）

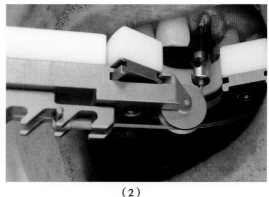
（2）

图6-6　牵引器拔除上颌前磨牙
（1）安放牵引螺钉　（2）安放牵引拔牙装置

3. 上颌第一、二磨牙微创化拔除术　上颌第一、二磨牙有3个牙根，即近中颊根、远中颊根和腭根，根分叉较大，尤其是上颌第一磨牙（图6-7），在未松动的情况下，整体拔除往往较难，需要使用高速手机分牙后拔除。根据牙齿的解剖特点，可先自牙颈部将牙冠横断去除，再从近、远中方切割分离两颊、腭根，最后颊、腭向切割分离两颊根，以T字形将牙齿分成近中颊根、远中颊根、腭根3个部分。在分离牙根时，要显露清楚根分叉的位置，钻针方向与牙长轴平行，磨出的沟槽要达到根分叉处，不宜过深，太深会造成深部牙槽间隔甚至上颌窦底的损伤。切割后利用牙挺插入沟槽底部将牙齿分开，分别拔除。

4. 下颌第一、二磨牙微创化拔除术　下颌第一磨牙大多为2个牙根（近中根、远中根），根分叉较大；有时可出现3个牙根，即远中根分为颊、舌两根。拔除该牙时需将牙齿沿颊舌侧方向从中间将牙齿分成近、远中2个部分，深度应达到根分叉处，切割后将牙挺插入沟槽底部，用牙挺将近、远中牙根分开，挺松后分别拔除（图6-8）。尽量避免损伤牙槽间隔，牙槽间隔是即刻牙种植体具有初期稳定性的有力保证。

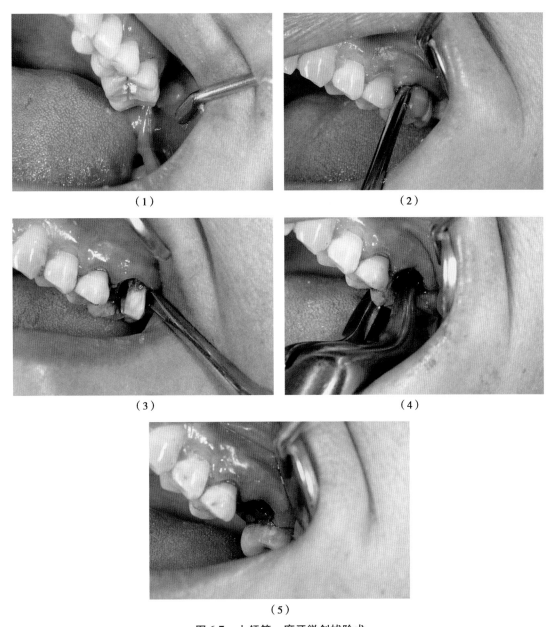

图 6-7 上颌第一磨牙微创拔除术
（1）分割颊、腭侧根 （2）分割近、远中颊根，挺松近中颊根 （3）挺松远中颊根
（4）拔除腭侧根 （5）拔除术后牙槽窝

下颌第二磨牙多为 2 个牙根，近、远中根相距较近，有时聚成一锥体形，少数牙根呈 C 形。双根者拔除方法同下颌第一磨牙，锥形及 C 形根者可参照单根牙方法拔除。

5. 上颌第三磨牙微创化拔除术 上颌第三磨牙牙根变异较大，但其周围骨质密度较小，尤其是上颌结节远中骨质较薄，所以大多数情况可以利用以上特点将上颌阻生第三磨牙向远中挺松、脱位、拔除。

6. 下颌第三磨牙微创化拔除术 下颌第三磨牙周围牙槽骨致密，牙根变异大，多数牙

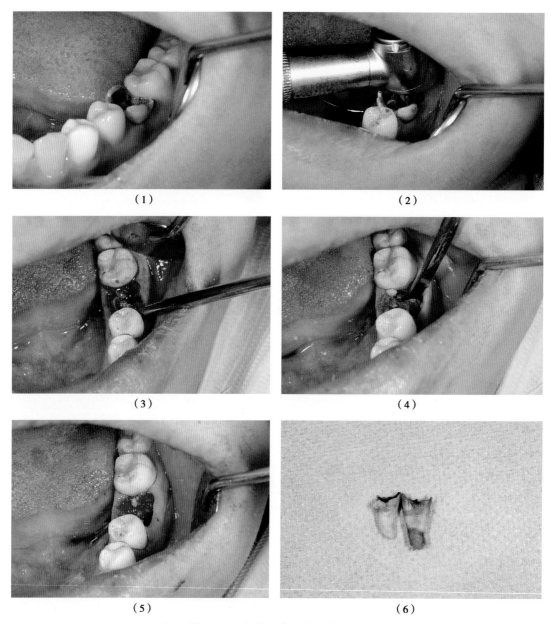

图 6-8　下颌第一磨牙微创拔除术
（1）术前　（2）分割近、远中根　（3）挺出近中牙根　（4）挺出远中牙根
（5）拔除术后牙槽窝　（6）拔除的牙根

冠仅小部分萌出或未萌出，无法判断清楚患牙情况，并且牙根靠近下牙槽神经管，因此术前须拍摄 X 线片或 CT，分析阻力存在部位，并明确牙根与下牙槽神经管的关系。

（1）垂直阻生：术前根据临床及影像学检查结果，分析患牙阻力部位，如为近中邻牙的阻力无法完全去除，可先将远中部分去除，再利用远中空间，将近中部分向远中脱位、拔除；如为远中骨组织阻力，则需去除远中牙冠或磨除覆盖于牙冠远中殆面的牙槽骨，以垂直方向力将患牙挺出；对于牙根远中向弯曲明显者，可去除部分远中牙冠，向远中方向脱位；如为多根牙，根部阻力过大，可考虑分根后按单根牙方法拔除。

（2）近中阻生：首先显露牙冠，如牙冠大部分暴露可不用翻瓣。拔除时主要考虑与邻牙的关系、邻牙的情况、远中骨阻力大小及牙根形态几个方面。对于牙冠未完全显露者，用高速手机去骨时至少要显露 3/4 牙冠，牙冠𬌗面及远中骨质需去除至显露牙颈部，牙冠颊侧的骨质无须全部去除，本着"少去骨、多去牙"的原则，可在颊侧骨壁与牙冠之间垂直向磨除1～2mm 左右的间隙，水平向尽量少去骨。

拔除近中阻生牙齿（图 6-9），主要解除近中邻牙的阻力，近中部分拔除后，远中部分的拔

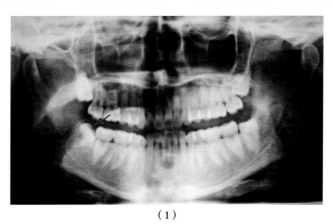

（1）

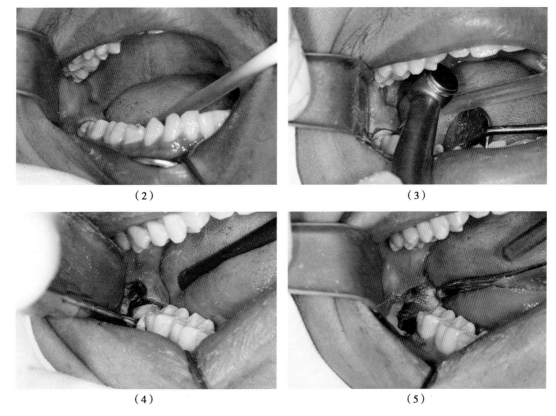

（2）　　　　　　　　　　　　　　　（3）

（4）　　　　　　　　　　　　　　　（5）

图 6-9　近中阻生智牙微创拔除术
（1）术前 X 线片　（2）术前口内照　（3）分割近中牙冠　（4）牙挺辅助分开牙冠
（5）拔除术后牙槽窝

除相对容易。若患牙为单根牙,可在牙冠最高点或靠近牙颈部处开始,用牙钻沿颊舌向进行分牙。分牙时,要保证牙钻在牙齿范围内进行切割,无须将牙齿完全磨透,为避免舌神经及邻牙的损伤,可保留牙冠近中及舌侧边缘约 1/4 牙体组织,将牙挺插入磨出的裂隙内,用扭转力将牙齿分成近中和远中两部分。牙钻方向尽量向近中倾斜,否则牙冠分开后近中牙冠呈上窄下宽的形态,分离的近中牙冠难以取出,如遇到此种情况可通过两种方法解决,一种是将沟槽远中部分牙冠继续磨除一部分,以提供更大的间隙去除近中牙冠,另一种是从中间将近中部分分成颊、舌两部分,利用颊、舌侧空间,将牙齿的近中部分分别从颊舌侧挺出。若患牙为根分叉较大的双根牙,可以在𬌗面正中开始,沿颊、舌向与牙体长轴方向平行进行切割,深度要达到根分叉处,将牙齿分成近中根和远中根两部分。先将远中根拔除,近中被邻牙阻挡的部分可以利用远中根拔除后的空间进行脱位、拔除。

对于多根牙,要尽量多去除牙冠组织,为患牙脱位提供空间,拔除时需沿着牙长轴方向将牙挺出,牙根过度弯曲者可在冠根分离后再分根拔除。

(3) 远中阻生:远中阻生的牙齿由于远中下颌升支骨质的阻挡,操作空间有限,拔除难度相对增加。拔除时主要解除远中阻力,首先去除患牙远中𬌗面骨质,显露牙冠,如患牙为单根牙,可从𬌗面正中或偏近中处沿颊舌向,向远中牙颈部磨开,将牙分为近中冠根部分及远中冠,将远中冠拔除后,近中部分由于解除了远中阻力,可顺利拔除(图 6-10);如患牙为多

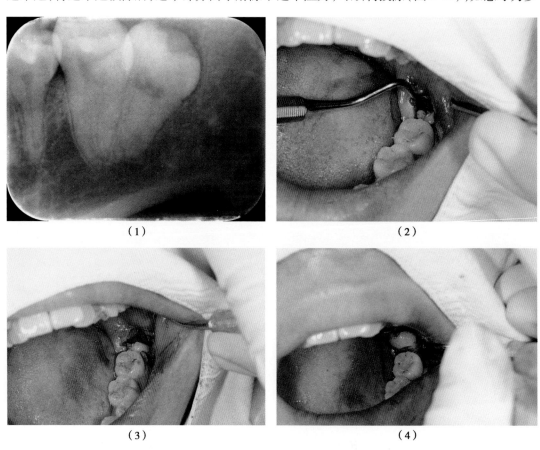

(1)　　　　　　　　　　　　(2)

(3)　　　　　　　　　　　　(4)

图 6-10　远中阻生智牙微创拔除术

(1)术前 X 线片　(2)翻瓣显露阻生牙冠　(3)分割远中牙冠去除阻力　(4)阻生智牙向远中脱位

根牙,需将牙根分成多个单根拔除。

（4）水平阻生:水平阻生牙齿的牙冠𬌗面正对邻牙远中邻面,拔除时主要解除牙冠方向的阻力,分牙时采用冠根分离的方法,与牙长轴垂直颊舌向切割牙体,去除牙冠后利用近中所创造的空间将剩余部分牙体组织挺出。分离牙冠时切割的位置尽量靠近根分叉,这样操作可以为牙根的拔除提供尽量大的空间,如果患牙是多根牙时,稍将牙根向近中方向挺出,然后将牙挺插入根分叉处进行分根也较为容易(图6-11)。

（5）颊、舌向阻生:颊、舌向倾斜阻生的牙齿,牙冠往往显露较少,一般牙钳难以夹持。可用超声骨刀或涡轮机,少量去除颊侧或舌侧骨质,显露牙冠,再用微创牙挺将阻生牙向颊侧或舌侧挺出。如为多根牙,由于视野及角度的原因,牙根折断后取出较难,不宜强行挺出,

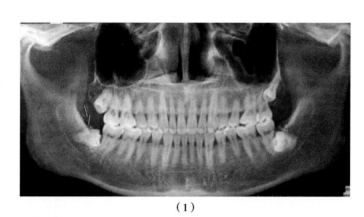

（1）

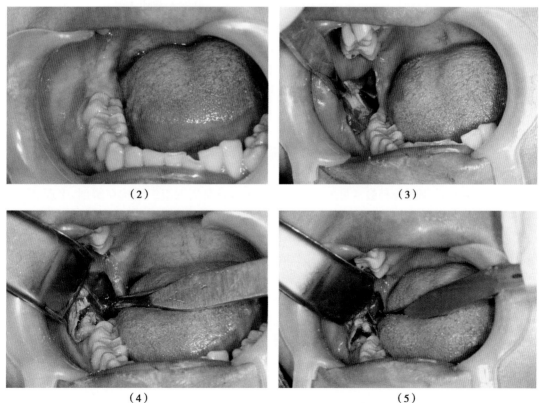

（2）　　　　　　　　　　　　　　　（3）

（4）　　　　　　　　　　　　　　　（5）

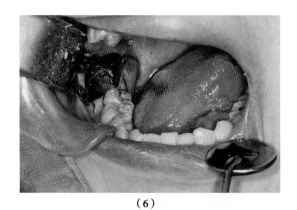

（6）

图6-11 下颌水平阻生智牙微创拔除术
（1）术前 X 线片 （2）术前口内照 （3）翻瓣显露阻生牙 （4）分割牙体
（5）拔除根端部分 （6）拔除术后牙槽窝

宜分根拔除。

（6）牙胚：去除牙胚粭面骨质，显露牙冠，沿牙胚颊舌侧中央对牙胚进行切割，然后将牙挺插入牙胚切割间隙中，旋转将牙胚分裂成近中、远中两部分后拔除。也可沿近远中方向将牙胚分裂成舌、颊两部分后拔除；如有阻力，可继续对分离的牙冠进行分割，分别挺出（参见第八章第三磨牙牙胚的预防性拔除术）。

7. 埋伏牙的拔除 术前拍摄牙片、口腔全景片或 CT 等，确定埋伏牙的埋伏深度、颊舌（腭）侧骨量、与邻牙及毗邻重要解剖结构的位置关系等。根据术前检查结果决定如何翻瓣，对于个别特别复杂的情况可唇（颊）、舌双侧同时翻瓣。

多数前牙区埋伏额外牙及埋伏尖牙不需分牙即可拔除，若阻力较大可在牙颈部磨出沟槽，沟槽深度为牙齿直径的 3/4，将牙挺伸入沟槽内将牙分为牙冠和牙根两部分后分别拔除。如果牙冠仍有阻力，则可沿长轴方向将牙冠磨开，分成两部分再分块取出。牙根部分也可沿长轴方向分牙，然后分块取出。

五、口腔显微镜辅助微创化拔牙术

拔牙术是口腔颌面外科最常见的手术。由于牙齿及其周围组织结构在解剖、生理、病理等多方面存在复杂的个体差异性，并且口腔内操作时视野和器械掌控都受到限制，牙拔除术可能产生多种术中、术后并发症，如果对其操作风险掉以轻心，或者缺乏足够的处理能力，这些并发症不仅给患者带来痛苦，有时可能造成功能障碍。近年来，由于显微技术的应用，其具有良好的照明和放大后完美的视野，在口腔临床医学中成为一个新的应用和研究领域。目前国内对于数字显微镜在口腔内科的应用主要集中在寻找遗漏根管、修补根管穿孔、取折断器械、处理钙化根管等牙体牙髓病方面。但在口腔外科拔牙术中还未得到足够的重视及广泛的发展。因此，发展并利用显微镜可视化微创拔牙在口腔外科领域具有重要的临床意义。

最近有报道在口腔外科中利用口腔显微镜或内镜进行复杂牙的拔除，大大降低了术中及术后并发症的发生。口腔显微镜是特殊构造的摄像系统，通过将观测探头伸入口腔，在自备光源的照明下，由成像镜头摄取软硬组织的细节，成像在图像传感器上，经过光电转换和图像信号处理后送到计算机或电视屏幕上,显示清晰放大的图像供医师观察。

（一）口腔显微镜的结构和特点

1. 口腔显微镜主要结构　包括:平衡挂臂、双目镜筒带瞳距调节机构、内置全高清摄像、立体分光器与光学延长器集成、数码相机接口或数码摄像机接口、无线全高清视频传输（图6-12）。

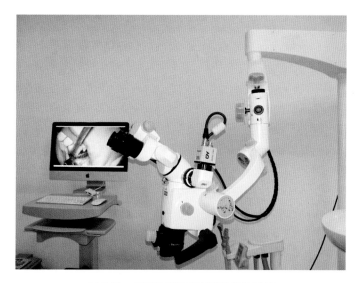

图6-12　口腔显微镜及视频成像系统

2. 口腔显微镜的主要特点

（1）采用先进的光学设计、高眼点广角目镜设计等,显微镜光学系统成像清晰、视野大、景深长。拥有×0.3、×0.5、×0.8、×1.2、×2.5 五挡变倍因子可供选择。

（2）0～190°变角显微镜双目镜筒满足口腔显微治疗手术的要求,另有45°双目镜筒可供选择。

（3）具有独立的大物镜微调焦装置,在大物镜上有独立的微调焦旋钮,有利于临床手术医师精细调焦。

（4）光学镜片成像鉴别率高、层次感丰富、景深长。

（5）平衡系统使显微镜镜头可向各个方向移动或旋转,并能在任意空间位置停留,可以减少或消除长时间工作的疲劳与颈部、背部、腰部的不适。

（6）当小横臂在正常工作范围内时,照明开启;当小横臂向上移动至非工作范围时,照明自动关闭。

（7）光亮度调节旋钮在显微镜120°挂臂上方,调节方便。

（8）采用冷光源照明,术面照度高。

（9）光路中有黄片、绿片和隔热片等滤片保护,可满足口腔手术的多种要求。

3. 口腔显微镜的镜头和放大率能满足口腔外科医师对口腔可见度的任何要求,有利于口腔外科医师进行更精确的判断和进行复杂的微创拔牙。由于口腔显微镜结合了高倍的放大率和清晰的视野两个方面,相对于肉眼或者小型放大镜或普通的显微镜,可提供更清晰有效的视图。另外,口腔显微镜还可以瞬间抓拍静止的数字图像,或将整个过程记录下来,或者通过踩底部的踏板或按钮来重放录像。在氙气灯的直射下,通过光学和数字的双重变焦,在诊断区域内可以更加容易的观察到牙齿、牙龈、颌骨等图像。同时还可以截取典型的、关键的操作步骤的图像,利用同步显示功能,在屏幕上同时显示几个图像,把整个过程连接起来,这样患者则一目了然。同时,口腔外科医师可以更加方便地和患者进行交流与沟通,并且帮助患者了解自身的病态和治疗效果;其次还可与减少医疗纠纷,帮助患者与医师的相互了解,建立起患者对医师的信心。

(二) 显微镜辅助微创化拔牙的适应证

1. 辅助断根或残根拔除术　有些断根或残根在牙槽窝内显示不清,有时分不清牙根与牙槽骨的分界线,通过显微镜可以找到牙根,比较清晰的辨识牙根、牙槽骨,并找到两者之间的间隙,插入微创拔牙挺或其他拔牙工具,有效施力,拔除牙根。通过显微镜观察,可以有效预防术中损伤邻近组织或结构。

2. 辅助移位至下颌神经管的牙根取出术　在取误入下颌神经管的牙根时,由于牙根细小、视野狭窄、操作不便等原因,术中有可能将牙根推入神经管更深的位置,造成牙根迷失;也可能因操作的盲目性,造成下牙槽神经的二次损伤。借助口腔显微镜,可能放大视野,清晰的显示牙根的位置以及牙根与周围组织结构的关系,术中做到有的放矢。

3. 辅助移位至软组织间隙的牙根取出术　误入软组织间隙的牙根绝大多数发生在下颌磨牙尤其是第三磨牙,由于视野有限,牙根细小,术中寻找牙根非常困难,显微镜的放大效应更有助于寻找到软组织间隙内的牙根。

4. 辅助移位至上颌窦黏膜下牙根的取出术　在取误入上颌窦黏膜下的牙根时,由于位置特殊、牙根细小、上颌窦黏膜薄而脆,操作稍有失误,即可将牙根推入更深的位置或上颌窦腔内。借助显微镜,可以放大视野,清晰显示牙根的位置及其与周围组织的关系,便于取出。

5. 辅助牙槽窝内异物取出术　拔牙术中由于操作不当等原因,可能在牙槽窝内遗留微小的异物,如牙结石、牙体充填物、折断的器械等,后期取出这些微小的异物异常困难,显微镜可以辅助寻找这些异物并顺利取出。

6. 辅助埋伏额外牙、阻生牙拔除术　埋伏阻生牙、额外牙、尤其是上颌腭侧骨埋伏额外牙,由于位置特殊,视野有限,寻找埋伏牙比较困难,通过显微镜的放大作用,可以有效地辅助寻找埋伏牙。

7. 辅助清理牙槽窝内的肉芽组织和止血　显微镜有助于观察牙槽窝内的肉芽组织是否刮除干净,是否残留有病变组织。还可以辅助观察牙槽骨壁的出血点,便于止血。

(三) 显微镜辅助微创拔牙术的基本步骤

1. 术区常规消毒,施行局部麻醉。局部麻醉建议使用4%盐酸阿替卡因做局部浸润麻醉,可以减少术中创口出血,保持术中视野清晰。

2. 选择显微镜放大倍数,调节焦距,使目镜内视野清晰。由于牙拔除术的手术范围相对较大,所以放大倍数建议选择×0.3、×0.5,如果放大倍数太大,则可能导致术野超出目镜视野。

3. 术者通过双目镜进行观察,镜下操作;配有视频系统的也可通过视频观察、操作。

4. 显微镜下观察牙龈、牙槽骨、牙根(或牙齿),显露各组织之间的间隙(图6-13)。仔细分离牙龈,用微创拔牙刀分别在近中、远中、颊侧、舌侧各个方位切割牙周膜(图6-14)。微创牙挺分别从近中后远中挺松患牙(图6-15),再用微创牙钳将患牙拔除(图6-16)。显微镜下

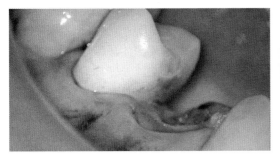

图 6-13 显微镜下的牙根与牙槽骨间隙
（显微视频成像截图）

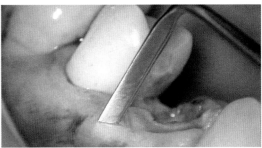

图 6-14 显微镜下切割牙周膜
（显微视频成像截图）

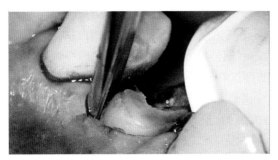

图 6-15 显微镜下挺松牙根
（显微视频成像截图）

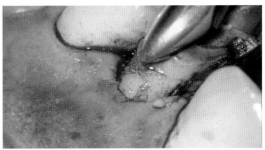

图 6-16 显微镜下牙钳拔除牙根
（显微视频成像截图）

清理牙槽窝,观察牙槽窝是否残存肉芽组织,牙槽骨壁是否有出血,并进行相应的处理。

（四）显微镜辅助微创拔牙需注意的问题

1. 需精细 4 手操作或 4+1 操作模式,助手的有效配合对术者很重要。
2. 建议使用微创拔牙或手术器械,否则因器械太大遮盖视野,影响操作。
3. 动作轻柔,不损伤或少损伤软组织,及时止血,保持视野清晰是关键。
4. 患者头部保持恒定位置,使手术野保持在显微镜视野内。
5. 巡回人员或助手适时调节显微镜焦距,保持视野清晰。
6. 显微镜不能直视的区域,可借助显微口镜间接观察,术者应注意镜像效应。
7. 助手应及时吸尽口腔内的唾液、术区血液等。
8. 生理盐水冲洗可以有效地保持术区视野清晰。

六、微创化拔牙术常见问题及处理

（一）软组织损伤

微创拔牙手术器械锋利,使其机械性能及工作效率大幅提高,但稍有不慎就会造成周围组织的损伤。在操作过程中要有良好的视野、稳定的支点,在使用微创拔牙刀时可利用另一只手手指轻扶杆中段防止滑脱。使用高速手机时要将软组织牵拉开,充分显露术区,如果牵拉不到位,有可能将邻近软组织卷入撕裂,要以手指抵住前牙或颌骨坚硬组织作为支点,保证切割过程中牙钻的稳定。轻微的划伤无须特殊处理,如造成组织裂伤,则需对位缝合创口。

（二）邻牙损伤

微创拔牙过程中造成邻牙损伤的原因可能为牙钳的钳喙过宽或安放牙钳未与牙长轴一致造成的；也可因牙挺、微创拔牙刀使用不当，以邻牙作支点造成；在切割牙体时未注意钻的方向过于向邻牙倾斜或切割过深，也可能造成邻牙的损伤。因此，术前必须认真检查邻牙情况，选择合适的牙钳、牙挺，避免以邻牙作为支点。切割牙体时注意牙钻的角度及方向，分根时与牙体长轴平行，避免过度倾斜；对于近中阻生的下颌第三磨牙，切割时可保留近中边缘1/4牙体组织，以免钻头过深伤及邻牙。

（三）皮下气肿

皮下气肿多发生于手术中或术后24小时内，多见于下颌埋伏阻生第三磨牙拔除术。形成皮下气肿的原因可能为：颊侧切口过深、黏膜骨膜剥离过于广泛或在骨膜上翻瓣，拔牙时反复牵拉已翻开的组织瓣，使气体进入组织中；使用高速涡轮机对牙体进行切割时，高压气流使气体向组织间隙及皮下扩散形成气肿；术后患者剧烈咳嗽或吹奏乐器，使口腔内不断发生正负气压变化形成皮下气肿。发生皮下气肿的部位肿胀明显，以手按压皮肤，可引起气体在皮下组织内移动，出现捻发感或握雪感，皮下气肿主要沿颌面、颈部间隙扩散，甚至可达到纵隔引起呼吸困难。因此，拔牙过程中应避免过大翻瓣；去骨及分牙时使用外科专用45°反角高速气动手机；术后嘱患者避免做吹气等造成口腔压力加大的动作，可有效预防皮下气肿的发生。发生皮下气肿应拆除缝线，部位局限者无须特殊处理，一般在术后2~3天肿胀开始消退，7~10天肿胀可完全消退；对于累及多间隙或向深部组织扩散者，可应用抗生素预防感染发生。

（四）牙根折断

牙齿拔除时，由于牙根形状及毗邻结构的个体差异及变异很大，有时会引起断根。对于单根牙，如果牙根断面在根颈1/3、断根较大，可采用增隙法，使用微创拔牙刀插入牙根与牙槽骨之间的间隙，逐渐深入，挺松、拔除；也可用手机从中间将断根一分为二，再利用中间磨出的空间将断根分块拔除。如牙根断面在根中1/3，没有足够间隙插入牙挺，可在断根周围的牙槽骨磨出一沟槽，再利用牙挺将断根挺松后拔除。如果牙根断面位于根尖1/3，操作空间狭小，根管断面清楚者可试用根管扩大针取出断根，也可用牙钻将断根磨碎，有条件的单位可采用种植机专用裂钻磨碎，冲洗干净后吸除。注意磨除范围不能太大，以免损伤深部重要的解剖结构。对于距离颊侧骨壁较近的上颌前磨牙断根，也可采用颊侧翻瓣去骨法拔除，翻瓣后去除根尖颊侧少量骨质即可显露断根，注意至少保留牙槽嵴顶5mm以上颊侧骨壁，用根尖挺将断根向𬌗面挺出，这样操作可避免损伤牙槽嵴，有利于牙槽骨高度的保存。多根牙的断根，可以分根后按单根牙断根的拔除方法拔除，也可将牙根间隔去除后，利用已拔除牙根的牙槽窝使用三角挺或根尖挺将断根向𬌗面挺出。

目前种植修复技术已经普遍开展，对牙拔除术要求提高，折断的牙根原则上均应该取出。而上、下颌第三磨牙拔出后一般无修复的必要，对于上、下颌第三磨牙的断根可采用相对保守的处理方法，国外一些医师采用牙冠切除术（coronectomy）的方法以降低下牙槽神经损伤等风险，同样可以取得较为理想的治疗效果，并未增加术区的疼痛不适等症状，因此，第三磨牙根尖区无炎症的断根（断根长度小于5mm）可以保留，无必要强行取出，增加周围重要组织结构损伤的风险。

（五）神经损伤

微创拔牙时也可能造成神经的损伤,损伤后的症状为神经分布区域的感觉异常。鼻腭神经和颊神经经常在手术翻瓣时被切断,但可迅速恢复,一般不产生影响。颏神经损伤发生在下颌前磨牙区手术时,多由于切开翻瓣或器械滑脱造成,如为牵拉或触压造成,可在数月后恢复功能。

下牙槽神经损伤90%发生于拔除下颌阻生第三磨牙时。其发生原因与下颌第三磨牙和下颌管解剖上邻近密切相关,也与拔牙难易、拔牙方法、拔牙技术有关。术前应仔细观察 X 线片,了解牙根与下颌管的关系。术中操作应正确,对于靠近下颌管、小于 5mm 的断根,如无炎症可不必强行取出,发现牙根已进入下颌管,应及时扩大牙槽窝后取出。

舌神经损伤多发生在拔除阻生下颌第三磨牙时。舌侧骨板折断或器械滑脱可能刺伤舌神经,用高速手机分牙时未控制好钻针的方向,或过于靠向舌侧,将舌侧牙槽骨壁磨穿通也可能伤及到其内侧的舌神经。了解局部解剖结构和轻柔操作,分牙时保留近舌侧边缘部分牙体组织可避免舌神经的损伤。

神经如已受损,术后应给予预防水肿、减压及促神经恢复的药物或理疗等。

（唐海阔　黄从发）

第七章 超声骨刀拔牙术

一、概　　述

超声波是一种机械波,能在弹性介质中传播,其振动频率在 20kHz 以上,超出人耳听觉上限。超声波在医学上的应用大致可分成两大类:检测超声和功率超声。检测超声主要用于疾病的诊断,而功率超声主要用于治疗。超声波在传播过程中,一般都会发生折射、反射、多普勒效应等现象。超声波自介质中传播时会发生声能衰减。因此,超声波在穿过一些实质性器官时,会发生形态强度不同的反射。由于人体组织的解剖、生理、病理情况的不同,对声波的折射、反射、吸收衰减也不一样。超声诊断正是通过这样不同的折射、反射信号的多少、强弱、分布等规律来判断组织器官是否正常,分析疾病的性质及病变程度。功率超声用于治疗已经有 80 多年的历史,1928 年,德国人 Mulwert 就试用了超声治疗慢性耳聋;到 20 世纪 50、60 年代,超声治疗以理疗为主;到了 70 年代,出现了超声粉碎结石、超声洁牙等;80 年代,超声手术刀开始在外科应用,包括超声白内障乳化、超声软组织切割、超声骨组织切割和超声肝脏肿瘤吸引等;近年来,高强度聚焦治癌、超声治疗血管阻塞、超声药物渗透等技术的发展,进一步拓宽了超声治疗的应用领域。

超声波在外科手术中应用最多的是超声手术刀(ultrasonic scalpel)和超声骨刀(piezosurgery)。目前用于外科手术的超声波有电致伸缩效应和磁致伸缩效应,能够将超声电能转化为机械能,通过变幅杆的放大或耦合作用,推动超声刀头进行工作,向人体局部组织辐射能量并产生一系列生理效应,包括空化效应、机械效应、热效应、触变效应、弥散效应等。不同频率的超声手术器械,通常以某一种效应为主,伴随其他效应发挥辅助作用。

吸引式超声手术刀主要是利用超声波的空化效应,对组织进行碎裂乳化。将超声辐射头产生的超声波传递到软组织,软组织内的液体因振动而生成大量气泡,即为空化。空化的空腔内壁存在正负电荷,空腔内外存在巨大的压力差,导致空化爆裂,产生放电、发光、高温、高压等现象,释放强大的机械效能,可使组织细胞碎裂、乳化。这些碎裂的组织再通过负压泵吸出,即可完成手术。空化效应与组织的含水量密切相关,由于血管、神经含水量较少,所以吸引式超声手术对这些组织不会造成损伤。

切割式超声手术刀,主要利用超声波的机械效应对组织进行切割。生物组织在声强较小的超声波作用下产生弹性振动,其振幅与声强的平方根成正比。当声强增大到组织的机械振动超过其弹性极限,组织就会断裂或粉碎,这种效应称为超声的机械效应或碎裂效应。

超声手术刀切割软组织、超声骨刀切割骨组织及牙组织，主要是基于机械效应。不同的生物组织声阻抗不一样，如骨组织声阻抗高，软组织声阻抗低，因此不同的生物组织具有不同的弹性极限，因此切割需要的超声波的频率和刀头振幅也不一样。进行软组织切割时，手术刀头所需最小振幅为 $40\mu m$；进行骨组织及牙组织切割时刀头需输出 $100\mu m$ 以上的振幅。超声骨刀工作频率一般低于 $29.5kHz$，因为血管、神经及结缔组织较骨组织柔软，两者固有频率相差较大，所以超声骨刀的共振工作头可以选择性的只破碎骨组织及牙组织，对骨组织及牙组织以外的软组织无损伤。

二、超声骨刀的基本结构

超声骨刀的基本结构包括：主机、刀头、手柄、传输线、冷却系统、脚控开关、液体支架、手柄支架等（图 7-1）。

主机将变频器的中频率交流电通过连接线传送至手柄内置的压电陶瓷片产生超声振荡，然后耦合到手术刀头上并让刀头产生纵向超声振荡，利用机械及共振的原理，进行骨或牙切割。此外，配备有多种用途、多种形状、多种角度和弯度的手术刀头，适合不同部位手术需要，可进行复杂切割，可在狭窄的空间施术。冷却系统具有控制温升的作用，一般使用4℃左右的灭菌蒸馏水或生理盐水，将冷却液喷洒在切割刀头及切割组织处，降低局部温度，防止组织细胞热损伤。

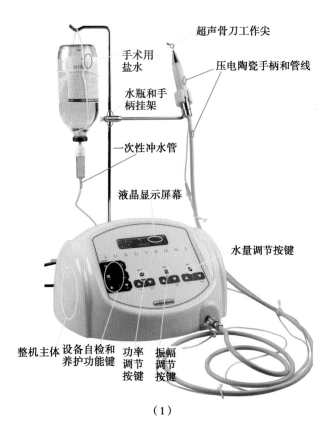

（1）

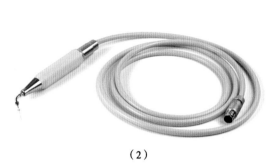
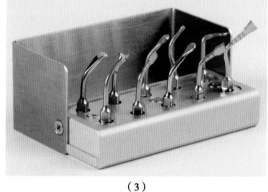

（2）　　　　　　　　　　　　　　　　　（3）

图 7-1　超声骨刀基本结构
（1）超声骨刀整体结构　（2）超声骨刀手柄及连接线　（3）超声骨刀工作刀头

三、超声骨刀的技术优势

超声骨刀作为一种微动力装置，在拔除复杂牙、阻生牙时，可以用于去骨、分割牙齿等，相对于常用的涡轮机、电机而言，具有其独特的技术优势。

1. 具有软硬组织识别功能　人体内不同的组织具有不同的声阻抗，骨组织声阻抗高，软组织声阻抗低。超声骨刀工作频率低于 29.5kHz，对声阻抗高的骨组织及钙化、矿化硬组织直接产生破坏作用，而对软组织无效。一般而言，只有频率达到 55kHz 以上才会对声阻抗低的软组织形成有效破坏作用。此外，超声骨刀机身内，设置有高灵敏度的压力感测器，可增强工作刀头对软硬组织的识别功能。因此，在拔除复杂牙、埋伏牙时，选用超声骨刀可以不翻瓣或小翻瓣，以减轻对软组织的损伤；在拔除邻近上颌窦的牙或牙根时，选用超声骨刀，可以有效防止损伤上颌窦黏膜；在拔除邻近下牙槽神经或颏神经的牙或牙根时，选用超声骨刀，可以有效避免损伤神经。

2. 冷切割模式避免术区过度温度上升　超声骨刀独有的高聚焦超声技术，在切割骨或牙组织时，本身产生的热量较少。再加上切割时有冷却水在刀头和术区准确地喷洒形成水雾，辅助降温，可保证切割时创口温度在 42℃ 以下，不至于因高温而损伤骨组织。喷洒的水雾，还可冲洗创口，通过负压吸引带走切割产生的粉末或组织碎片，使手术创口清晰，视野良好，便于术中操作，利于术后组织愈合。导致骨组织坏死的临界温度为 47℃，而骨组织对于临界温度所能耐受的时间不超过一分钟。研究表明，把新鲜的猪颌骨放置在 36℃ 的水浴中，通过放置在距离测试骨表面 1mm 的镍铬/镍温度传感器对正在被超声骨刀切割的骨头内 3mm 深的区域进行温度测量，发现平均温升为 4.4～10.9℃，最高温度接近 47℃，但持续时间不超过 8.5 秒。而温度上升主要与工作区接触范围呈正相关，与骨皮质厚度无关。

3. 超声骨刀对骨质破坏程度小　研究表明，术中超声骨刀去骨或拔牙，对骨质的损伤相对较小。Von See(2010)通过超声骨刀及涡轮机分别在 Lewis 鼠的下颌骨和股骨进行取骨，所取骨块断面分别进行观察发现，对同样的部位进行取骨，超声骨刀组所制备的骨块体积要大于涡轮机组，通过超声骨刀所制备的骨块的坏死范围低于涡轮机组。对骨块进行原代培养,两周后发现超声骨刀组已出现大量的成骨样细胞,而涡轮机组则只有少量成骨样细胞。Scarano(2014)应用超声骨刀及传统涡轮机分别在牛的肋骨在进行种植预备,在高倍镜下观察发现涡轮机组所制备的骨块存在微裂缝、骨质分离或撕裂,但超声骨刀制备的骨块则不存在这种情况。热休克蛋白(heat shock protein,Hsp),是细胞在应激原(高温、感染、发热、炎症、毒素、局部缺血、氧化应激)诱导下所生成的一组蛋白质。Hsp70 是这一蛋白家族中对刺激敏感的标记物,与刺激强度呈正相关。Gulnahar(2013)在涡轮机及超声骨刀去除骨组织拔除阻生第三磨牙的研究中发现,涡轮机组术区骨组织中 Hsp70 的表达是拔牙刀组的两倍。而 Hsp70 的表达与手术导致的氧化应激及细胞反应有紧密联系。

Preti(2007)在一项研究中,分别用超声骨刀及常规种植涡轮机在迷你猪的胫骨上行种植预备,并同期植入钛种植体。在术后不同时期分别对种植体周围骨质进行切片观察及对骨组织内的骨形成蛋白4(BMP-4)、转化生长因子 β_2(TGF-β_2)、肿瘤坏死因子 α(TNF-α)的含量进行分子生物学测量。在显微镜下观察发现,使用超声骨刀种植预备后的炎性细胞数目较涡轮机组要少,并且种植体周围的新生骨的密度及成骨细胞数量较涡轮机组大。分子生物学分析发现,BMP-4 在超声骨刀组表达更早更强。TGF-β_2 在超声骨刀组表达量远高于涡轮机组。TNF-α 仅在第 14 天的涡轮机组高表达。以上研究表明超声骨刀比涡轮机对骨质的损伤更小,骨质更容易愈合。

4. **手术切割精准度高**　超声骨刀工作频率 24～29.5kHz,刀头的摆动幅度在水平方向为 60～200μm,在垂直方向为 20～60μm。超声骨刀切割骨、牙组织时,工作精度可以微米计,最小手术切口可小至 3.5mm 长、0.5mm 宽,切割轨迹易于控制,可点状垂直方向切割,亦可任意方向曲线切割,切割线规则平滑,使手术的精准度及安全性得以保证。精准度的提高,可减少术中骨丢失量,减少术区出血。

5. **手术的安全性得以提高**　因超声骨刀具有软硬组织识别功能,可最大程度避免损伤黏膜、血管、神经等软组织,如果不是非常用力把刀头按压在软组织上,不会造成软组织损伤。超声刀头振动幅度小,不似涡轮机、电钻那样有高速旋转的车针,没有剧烈物理运动和震动,不会造成神经、血管、软组织瓣的缠卷,不易伤及牙龈、颊、舌、唇等软组织。此外由于振动小,手柄握持灵活且稳固,可避免振动滑脱导致误操作,进一步提高手术安全性。

6. **刀头设计独特、操作灵巧**　超声骨刀根据临床应用,设计了多种用途、多种形状、多种角度和弯度的手术刀头,适合不同手术部位需要,可进行复杂形状的切割,可在深部狭窄区域内进行组织切割,使复杂高难度的手术变得简单易行。

7. **切割噪音小**　相对于涡轮机、电机而言,超声骨刀振动和切割时发出的噪音较小。涡轮机、电机等旋转和切割时,发出较大的噪音,对患者尤其是患有牙科畏惧症的患者,是一种强烈的不良刺激,常使患者高度紧张,导致心率加快、血压升高等一系列反应,患者不能很好地配合手术和治疗。而超声骨刀的低噪音,能够使患者在平静中接受手术和治疗,患者可获得良好的体验和感受。

8. **避免涡轮机气道、管道不能消毒的弊端**　虽然涡轮机的手机可以彻底消毒灭菌,但其气道、水道只能清洗,不能消毒。在施行复杂牙、埋伏牙等拔除术时,去骨、截冠常常需要切开、翻瓣后进行开放式手术,如果使用涡轮机有可能将病原菌带入创口,造成术后伤口肿胀、感染、延期愈合等。超声骨刀的超声功率输出通道及冷却喷雾系统,可以高温高压消毒灭菌,能够减轻术后不良反应,减少术后感染机会。

9. 杜绝皮下气肿发生的可能　涡轮机是通过压缩空气过滤后喷至手机涡轮使其高速转动,同时将压缩空气喷至手机喷水孔将水喷洒至车针及切割组织处,起到降温的作用。如果涡轮机机头出现故障,或手术中操作失当,术中术后则可能造成皮下气肿。超声骨刀依靠超声振动带动刀头工作,没有压缩空气喷出,术中术后不会出现皮下气肿等不良反应。

10. 可闭合式去骨　对于某些要求去骨量不是很多的复杂牙或阻生牙拔除术,可以利用超声骨刀不损伤软组织的特点,不切开牙龈不翻瓣,直接将超声骨刀的刀头,伸入到牙齿和牙槽骨之间的间隙,去除少量牙槽骨壁和牙根表面组织,扩大牙周间隙,轻松将牙齿拔除。

但是,超声骨刀也有其明显不足:

（1）切割效率显著低于涡轮机,因此如果需要切割牙齿,建议使用涡轮机。

（2）切割时对刀头损耗较大,尤其是切割牙体组织时。

（3）刀头价格较贵,增大了手术和治疗成本。

四、超声骨刀在牙槽外科的适用范围

超声骨刀在牙槽具有广泛的应用领域,包括:

1. 残根残冠拔除术　可闭合式去骨增大牙周间隙,避免切开翻瓣,手术创伤小,术后反应轻,术后恢复快。

2. 复杂牙拔除术　用于分割牙冠、牙根,切割时噪音小,振动轻,不会使患者紧张恐惧。

3. 阻生第三磨牙拔除术　用于分割牙冠,去除骨阻力,有效去除阻力,且可防止软组织受损伤。

4. 埋伏额外牙拔除术　用于开窗,去除骨组织,分割牙齿,可避免误伤邻牙牙根。

5. 接近颏神经或下牙槽神经阻生牙的拔除　用于去除骨组织,分割牙齿,避免误伤颏神经或下牙槽神经。

6. 接近上颌窦牙齿的拔除　避免损伤上颌窦黏膜或将牙齿推入上颌窦,防止并发症的发生。

7. 接近鼻底阻生牙　用于去除骨组织,分割牙齿,避免损伤鼻底黏膜。

8. 上颌窦开窗窦底提升术　用超声骨刀做上颌窦前壁开窗,截骨线准确平滑,可有效防止穿通上颌窦黏膜,减少术后并发症的发生。

9. 埋伏牙开窗牵引助萌术　用于开窗去骨显露埋伏牙。此外用涡轮机去骨时,由于振动幅度大,切割效率高,易误伤埋伏牙及邻牙牙根;而超声骨刀由于其振动幅度小,切割效率较低,伤及埋伏牙及邻牙牙根的概率可显著降低。

10. 牙槽骨修整术　用于去除增生的骨质,以及术后骨面打磨抛光。

11. 根尖外科手术　根尖外科手术通常指牙齿根尖周炎、根尖肉芽肿、根尖周囊肿等牙体-外科联合治疗的手术,超声骨刀可用于根尖区域开窗、去骨、根尖切除等。

12. 经口内局部取骨术　种植手术或其他某些需要恢复牙槽嵴高度或宽度的治疗,常常选择在下颌骨颏部、下颌骨外斜线、上颌骨上颌结节等处切取少量骨质。超声骨刀操作方便,切骨线整齐,丢失骨量少,是很好的取骨工具。

13. 颌骨囊肿刮治术　颌骨囊肿手术时,可用超声骨刀在颌骨的颊侧开窗,去除骨质,显露囊壁,并有助于避免损伤牙根。

14. 颌骨良性病变切除术　某些颌骨肿瘤如牙源性角化囊性瘤、成釉细胞瘤等,施行手术时需切除病变骨。超声骨刀能准确的按术前设计切除病变骨,按设计自由操作,对存留的骨组织损伤小。

15. 牙槽骨皮质切开术　用于切割牙槽骨骨皮质,避免损伤牙根,加速牙槽骨改建,从而促进正畸治疗(参见第十一章牙槽骨皮质切开辅助正畸治疗术)。

五、超声骨刀拔牙术临床应用病例

超声骨刀由于其独特的优势,可用于牙槽外科各种牙拔除术及多种牙槽骨手术。下面通过一组复杂牙、埋伏牙拔除术病例,叙述超声骨刀在牙拔除术中的应用。

(一) 闭合式去骨增隙拔牙术

某些残冠残根、纵折牙、根尖肥大、根分叉角度大、牙根弯曲、牙根与牙槽骨粘连等,牙齿或牙根拔除困难,须通过增大牙周间隙方便拔除牙齿或牙根。传统的方法是依靠反复颊舌向摇动牙齿,压缩牙槽骨壁的骨质,扩大牙周间隙;或者依靠牙挺挤压牙槽骨壁,扩大牙周间隙。如果常规的牙钳牙挺不能有效扩大牙周间隙,顺利将牙齿或牙根拔除,往往需要敲击增隙,甚至翻瓣去骨。这些方法,要么手术创伤大,要么挤压牙槽骨壁后牙槽骨壁血供减弱,诱发干槽症、术后感染等不良反应。

闭合式去骨增隙,是将锋利的超声骨刀牙槽外科工作尖(图7-2)插入牙周间隙,切割牙槽骨壁和牙根根面,扩大牙周间隙(图7-3),从而顺利地将牙齿或牙根拔除。闭合式去骨,不需要翻开牙龈黏骨膜瓣,减少了对软组织的损伤,由于超声骨刀具有软组织识别功能,在切割过程中不会对牙龈造成损伤。此外,超声骨刀通过切割增大牙周间隙,术后牙槽骨壁血供不受影响,术后不良反应轻。

闭合式去骨增隙,是超声骨刀的最大优势之一。也是用涡轮机等其他微动力装置无法完成的手术操作。

通过闭合式去骨增隙后,再采用常规牙钳或牙挺即可轻松将患牙或牙根拔除。

(二) 下颌骨埋伏阻生第三磨牙拔除术

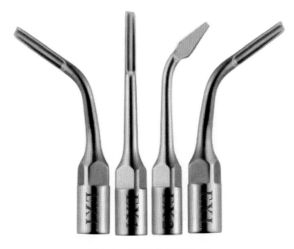

图 7-2　牙槽外科工作尖

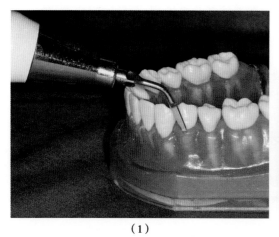

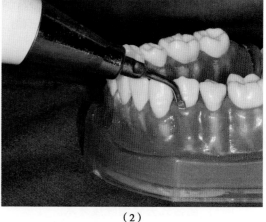

（1）　　　　　　　　　　　　　　　（2）

图7-3　超声骨刀闭合式去骨增隙示意图
（1）超声骨刀工作尖插入牙周间隙　（2）超声骨刀工作尖切割牙周骨组织至一定深度

　　下颌骨埋伏阻生第三磨牙拔除术常用的切口有两种，一种是磨牙后垫角形切口，另一种是磨牙后垫龈缘切口。磨牙后垫角形切口起于翼下颌韧带前约5mm处。如果将磨牙后垫分为颊侧、中间、舌侧三等分，舌侧1/3常有下牙槽血管分支穿过骨质滋养软组织（图7-4），切口沿舌侧1/3和中间1/3分界线向前至第二磨牙远中，沿龈缘转向颊侧，在第二磨牙近中斜向前庭沟（图7-5）。此切口的优点在于翻瓣后视野显露清晰，操作方便。磨牙后垫龈缘切口则是将龈缘切口延长至第一磨牙近中，但不向前庭沟作侧切口（图7-6）。该切口的优点在于避免了切断前庭沟区血管的可能，减少术中术后出血，因为下颌磨牙前庭沟区有面动脉及面前静脉的分支，血运丰富。

　　用小骨膜剥离器在骨膜下翻瓣，显露下颌第二磨牙颊侧及磨牙后三角区的骨质（图7-7）。翻瓣时注意用力适度，并以手指加以保护，一方面可以防止剥离时撕裂黏骨膜瓣；另一

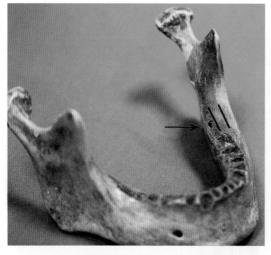

图7-4　磨牙后区骨组织标本（箭头所指为下牙槽血管分支穿出的骨孔）

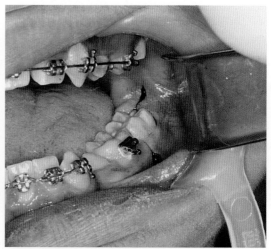

图7-5　阻生智齿拔除角形切口

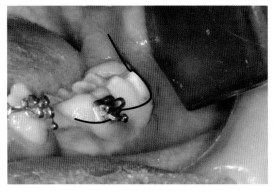

图 7-6　阻生智齿拔除龈缘切口

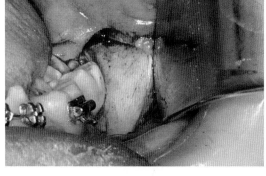

图 7-7　翻开黏骨膜瓣

方面可以防止剥离器滑脱,误伤颊、舌等软组织。如果用超声骨刀开窗、去骨,翻瓣的范围只需略大于开窗去骨的范围即可;如果用涡轮机开窗、去骨,翻瓣的范围至少应在开窗切骨线外 5mm,否则开窗、去骨时易误伤软组织。

核对 CT,确定开窗部位,先用超声骨刀在骨面切出窗口的边缘,再次确认开窗位置无误后用超声骨刀头切透窗口边缘骨皮质,再用小骨膜剥离器或小骨凿将窗口骨皮质撬起,或可显露阻生牙,如果未能显露或显露不多,则继续用超声骨刀去除骨松质,直至显露阻生牙的大部分并适当去除骨阻力(图 7-8)。如果窗口的前沿位于下颌第二磨牙的颊侧,开窗切骨时应注意避免误伤下颌第二磨牙牙根。

根据阻生状况,将阻生牙分割成若干小块,分而挺出。下颌阻生第三磨牙牙体较大,超声骨刀切割牙齿效率较低,用时较长,可以考虑用涡轮机切割牙齿。涡轮机切割牙齿时不必追求完全切开,只需切割大约 3/4,然后将牙挺或小骨膜剥离器插入切割缝隙撬动,即可将牙齿分成两瓣。因为涡轮机转速高,切割速率快,如果追求将牙齿完全切开,有可能误伤深部下牙槽神经或舌侧牙槽骨、舌神经及舌侧黏膜。

(三) 下颌磨牙牙根舌侧骨性埋伏额外牙拔除术

骨埋伏额外牙如果压迫正常牙牙根、导致牙间隙过大、造成牙列拥挤、牙齿移位、形成囊肿或影响正畸等治疗,应予拔除。位于下颌磨牙牙根舌侧的骨埋伏额外牙(图 7-9、图 7-10),由于埋伏牙的颊侧骨质较厚,加之有磨牙牙根的阻挡,施行拔除术时如果选择颊侧径路,难

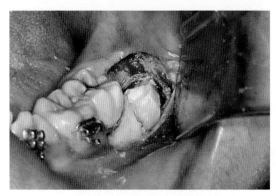

图 7-8　开窗去骨显露阻生牙

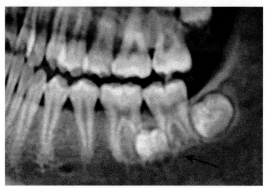

图 7-9　下颌磨牙根舌侧骨性埋伏额外牙 X 线片

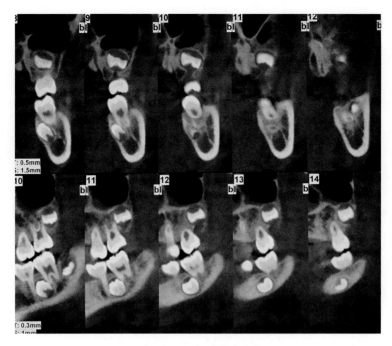

图 7-10　下颌磨牙根舌侧骨埋伏额外牙 CT

度较大,选择舌侧径路施术则相对简单。

　　手术切口可选择舌侧角形切口或舌侧龈缘切口,角形切口的侧切口应设计在下颌第一磨牙近中,避免在远中设计侧切口损伤舌神经,侧切口向下应止于口底上方 5mm 处,否则易出血(图 7-11)。

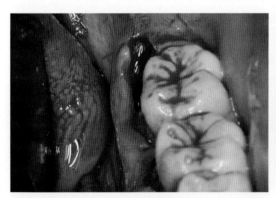

图 7-11　舌侧角形切口

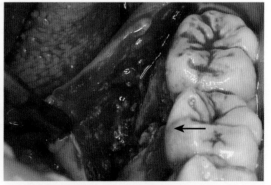

图 7-12　舌侧骨膜下翻瓣

　　用小骨膜剥离器从角形切口的转角处开始翻瓣,翻瓣时一定要在骨膜下翻开。如果手术层次不清,在骨膜表面翻开,将损伤下颌骨体舌侧附丽的下颌舌骨肌等肌肉组织,术野易出血;如果止血不彻底,术后可能出现口底血肿,甚至影响呼吸。此外,在骨膜表面翻瓣,有可能损伤术野后方的舌神经,导致术后舌前 2/3 麻木。

　　下颌骨舌侧开窗去骨操作不方便,有一定难度,用涡轮机易绞缠损伤软组织,导致术中术后出血。超声骨刀刀头小巧,弯曲度适于下颌骨舌侧切割。CT 显示埋伏牙紧邻舌侧骨皮质,去除骨皮质即可显露埋伏牙(图7-12)。为了避免损伤邻牙牙根,不宜将窗口开得过大,在小窗口显露埋伏牙后,再将埋伏牙分割后分而拔除(图7-13、图7-14)。

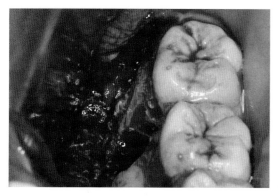

图7-13　埋伏牙舌侧开窗拔除术后

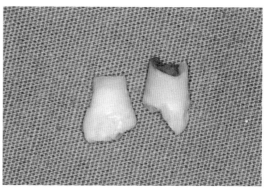

图7-14　分割后拔除的埋伏牙

(四) 上颌前牙区骨埋伏额外牙拔除术

上颌前牙区的骨埋伏额外牙如果压迫上颌前牙牙根、位于两牙牙根之间导致牙间隙过大、造成牙列拥挤或移位(图7-15)、形成囊肿或影响正畸治疗等,应予拔除。

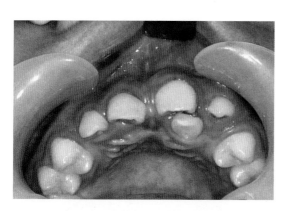

图7-15　埋伏额外牙致牙列拥挤

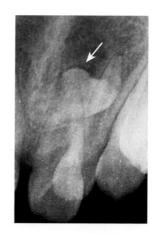

图7-16　骨埋伏额外牙X线片

拔除骨埋伏额外牙术前拍摄X线(图7-16)及CT(图7-17)很重要,CT可以准确定位,有助于合理选择手术径路,制订合理的手术方案。

由X线片及CT可见,埋伏额外牙位于21、22之间,牙冠牙根近乎倒置,而21、22为唇腭侧重叠错位,因此拔除埋伏额外牙难度较大。由于21、23有一定间隙,因此选择唇侧手术径路较为方便。

手术切口设计采用唇侧龈缘角形切口。前牙区角形切口一般将侧切口设计在远中(图7-18),一方面术后美观效果较好,另一方面可以避免损伤唇系带。如果埋伏牙位置较高,为了更好地显露手术野,也可以选择龈缘梯形切口或牙龈弧形切口,无论选择哪种切口,都应注意勿切断唇系带。

由龈缘切口与侧切口转角处开始翻瓣,翻瓣的大小依埋伏牙的位置高低而定,如果埋伏

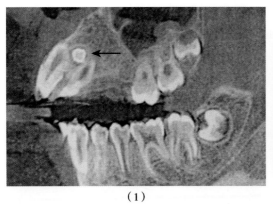 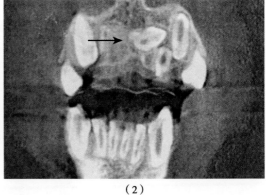

（1）　　　　　　　　　　　　　　　（2）

图 7-17　骨埋伏阻生额外牙 CT
（1）矢状位视图　（2）冠状位视图

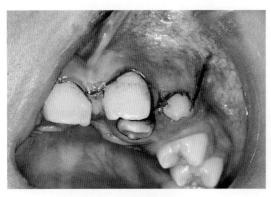 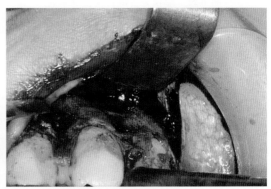

图 7-18　前牙区角形切口　　　　　　　　**图 7-19　翻开牙龈黏骨膜瓣**

牙位置较高,翻瓣上缘可至梨状孔边缘,但要注意勿损伤鼻底黏膜,否则与术创与鼻腔相通,增加术后感染的风险(图 7-19)。

　　用超声骨刀谨慎地在 21、23 牙根之间的骨面开窗(图 7-20),开窗时一定注意勿伤及窗

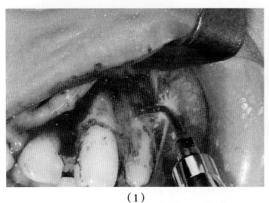 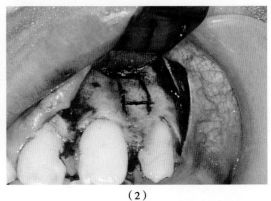

（1）　　　　　　　　　　　　　　　（2）

图 7-20　超声骨刀开窗
（1）术中　（2）开窗设计的矩形切线

口两边的牙根,切骨时要掌握好切开深度,以切透骨皮质为宜。

如果埋伏牙接近牙槽骨顶,应避免从牙槽骨顶部开窗去骨,要尽量保存牙槽骨顶的完整性。因为牙槽骨顶的骨质去除后,将难以依靠机体自身修复功能修复,对局部形态和功能将造成难以弥补的影响。

用小骨凿或剥离器撬开窗口内骨皮质板,用小刮匙、剥离器或超声骨刀去除部分骨松质,直至显露埋伏牙(图7-21)。用微创牙周膜分离器将牙周膜切断,再用微创牙挺轻柔、缓慢挺松埋伏牙,使埋伏牙向上方所开的窗口脱位。为了防止伤及两侧牙根,可在埋伏牙表面作一沟槽,以此为着力点协助埋伏牙脱位(图7-22)。本病例不宜再向牙槽骨顶方向去骨,也不适宜将牙齿分割成小块分而拔除,所以应在埋伏牙上方开窗去骨,预设空间以便埋伏牙脱位。

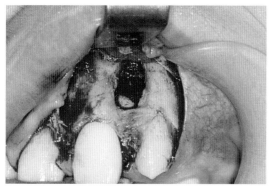

图7-21 显露埋伏牙

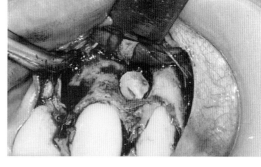

图7-22 将埋伏牙向窗口脱位

清理牙槽窝,生理盐水冲洗,负压吸引器吸净牙槽窝内碎片及残余组织。将黏骨膜瓣复位,对位缝合。

(五)邻近颏神经的埋伏额外牙拔除术

患者,女,12岁,因牙列不齐要求正畸治疗。治疗前影像学检查发现34、35及44、45根尖下方各有2颗埋伏额外牙牙胚(图7-23、图7-24),为了不影响正畸治疗效果,正畸治疗前

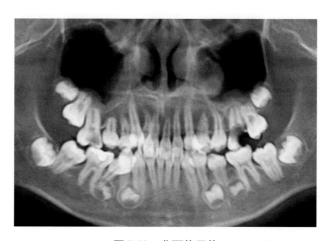

图7-23 曲面体层片

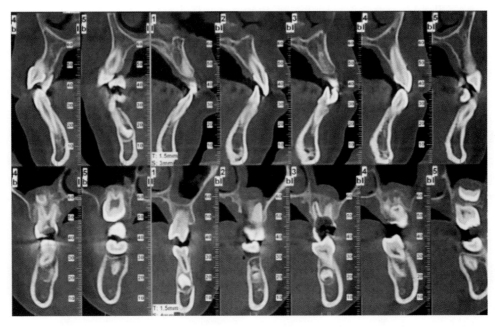

图 7-24　CT 冠状位视图

需拔除埋伏额外牙。

该病例手术难点分析：①额外牙牙胚紧邻 34、35 及 44、45 根尖，手术中有可能损伤邻牙牙根；②额外牙紧邻颏孔，术中有可能损伤颏神经，导致下唇麻木；③额外牙埋伏位置较低，术野暴露及骨切割操作较困难。

考虑到手术的难度，手术切口设计为 33～36 及 43～46 的颊侧龈缘梯形切口，该切口可以很好的显露术区下颌骨颊侧骨面、颏孔、颏神经等，便于术中操作，尤其便于保护颏神经（图 7-25）。梯形切口的两侧切口不应超过前庭沟的底部，否则术中术后易出血。

由于额外牙牙胚埋伏位置较深，须在术区下颌骨颊侧开窗去骨才能显露牙胚，并将其拔除。在颏孔区开窗特别要注意的是避免损伤颏神经。根据术前CT确定开窗的部位，以超声骨刀在骨皮质表面先切出矩形线，再次确认位置后切开骨皮质，用骨膜剥离器或小骨凿撬开窗口骨皮质（图 7-26），观察是否显露埋伏牙牙胚。如果未能显露埋伏牙，继续去除骨松质，直至露出埋伏牙（图 7-27），再通过常规拔牙方法拔除埋伏牙。

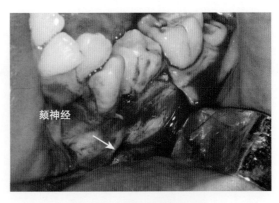

颏神经

图 7-25　梯形切口及翻瓣

由于超声骨刀在切割骨质的过程中，振动幅度很小，操作者在切割过程中，对切割骨皮质、骨松质、牙齿的分辨感觉非常灵敏，完全可以做到仅切开骨皮质，这是涡轮机无法比拟的。骨皮质去除后，为了避免损伤邻牙牙根，可以用刮匙、剥离器、超声骨刀谨慎去除骨松质，最大限度的保护邻牙牙根。

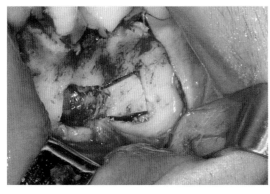
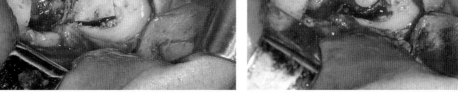

图 7-26　超声骨刀做矩形开窗后去除窗口骨皮质　　　　　图 7-27　显露埋伏牙

根据窗口大小及牙胚发育程度,决定是否需要将埋伏牙分割成小块。如果牙根尚未形成,牙囊内有一定的空间,拔除时骨阻力较小,易于拔除;如果牙根已经形成,则拔除时骨阻力较大,为了减少去骨量,可以将埋伏牙分割成数个小块,分而拔除。

在去骨过程中可将骨皮质板及骨松质收集,妥善保护以备回植。牙齿拔除后生理盐水冲洗伤口,彻底止血。将回收的骨松质及骨皮质回植到拔牙创,如果拔牙创较大,可同时植入人工骨粉,必要时可在回植骨表面覆盖胶原膜,再将牙龈黏骨膜瓣复位,对位缝合。

该病例的手术方式可以扩展至下牙槽神经移位术,两者的切口、翻瓣、开窗方式相似。下颌磨牙区的下牙槽神经移位术,由于离开了颏孔及颏神经,相对而言操作更安全;此外,下牙槽神经移位术进行骨切割时,由于相应部位牙缺失,免除了切割损伤牙根的顾虑。下颌神经管在下颌骨体部,一般位于从牙槽骨顶至下颌下缘的中下 1/3 交界处或稍上方,如果失牙时间长,牙槽骨吸收明显、高度严重不足,则应酌情考虑下颌神经管在下颌骨内的位置。正常情况下神经管的直径为3～4mm。在施行下牙槽神经移位术开窗时,要准确设计切骨线,避免损伤下牙

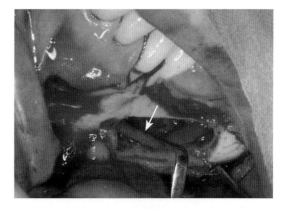

图 7-28　下牙槽神经移位术

槽神经。窗口的前后向长度根据需要种植的牙位数决定,上下宽度一般 5～7mm 即可(图 7-28)。切割深度以切透骨皮质即可,不宜太深,尤其是垂直于神经管的两端切口,切割太深则有将下牙槽神经切断的风险。

(六)　牙根突向上颌窦的上颌埋伏尖牙拔除术

上颌埋伏阻生牙或额外牙,如果位置较高,牙或牙根可能突向上颌窦腔或鼻腔(图 7-29),拔除这类埋伏阻生牙时难度相应增大,尤其应避免穿破上颌窦或鼻底黏膜,并防止将埋伏牙推入上颌窦或鼻腔。

本病例 13 埋伏阻生,牙根突向上颌窦,紧邻鼻腔,并且与邻牙根尖贴近,所以拔除该牙时,要兼顾邻牙根尖、鼻底鼻腔、上颌窦等毗邻的组织结构。如果情况特殊,实在无法兼顾,

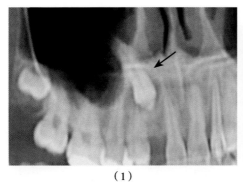
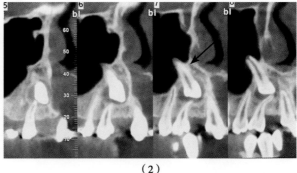

（1）　　　　　　　　　　　　（2）

图 7-29　13 埋伏阻生，牙根突向上颌窦

（1）X 线片　（2）CT 矢状位视图

首先应该保证邻牙牙根不受伤害，否则牙髓坏死对牙齿将造成不可逆性的损害；如果上颌窦没有炎症，穿通上颌窦黏膜对机体的影响可能最小。

由于该埋伏牙阻生位置较高，适合作牙龈弧形切口，将牙龈黏骨膜瓣的蒂部设计在前庭沟方向，蒂的宽度应超过埋伏牙前后各一个牙位，弧形切口的顶点距离龈缘至少 5mm。用小骨膜剥离器由弧顶向蒂部翻瓣，充分显露手术野（图 7-30）。

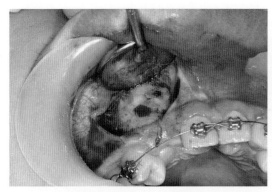
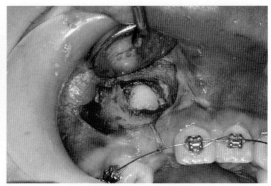

图 7-30　弧形切口及翻瓣　　　　　　　　图 7-31　开窗显露牙冠

根据 CT 显示，在术野内确定上颌窦、梨状孔的边缘及邻牙牙根的位置，避开上述组织结构用超声骨刀在骨面开窗，去除骨皮质及部分骨松质，显露埋伏牙牙冠（图 7-31）。鉴于 13 埋伏阻生的位置，窗口不宜扩大，因为窗口向牙槽骨顶方向扩大对于 13 的拔除无益，窗口向内上方扩大有可能穿通鼻底，向外上方扩大有可能损伤上颌窦，向两侧扩大则有可能损伤邻牙根尖。

在窗口明显小于牙体大小时，最有效的方法是将牙齿分割成小块，然后分而拔除。用涡轮机分割牙齿其效率显著高于超声骨刀（图 7-32）。完成分割后，先将牙冠挺出，再用微创牙周膜分离器仔细切断牙周膜，然后用微创牙挺缓慢将牙根挺出，并防止损伤上颌窦黏膜。

检查牙槽窝是否与上颌窦穿通，比较简单的方法，可以捏住双侧鼻翼封闭鼻道，然后嘱患者向鼻腔鼓气，观察牙槽窝有无气体泄漏，以此判断牙槽窝是否穿通上颌窦（图 7-33）。清理牙槽窝碎片及残余组织，生理盐水冲洗牙槽窝并用负压吸引器吸净，妥善处理牙槽窝内活

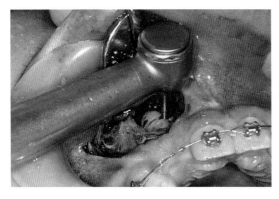

图 7-32　涡轮机分割埋伏牙

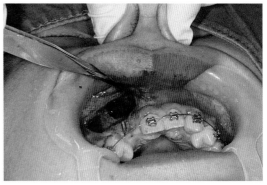

图 7-33　检查牙槽窝是否漏气

动性出血。

将牙龈黏骨膜瓣复位,对位缝合。

（七）牙根突向上颌窦的阻生上颌第一磨牙拔除术

上颌第一磨牙牙根根尖离上颌窦距离最近,根尖突向上颌窦窦腔的概率最大。临床如果发生上颌第一磨牙阻生,牙根突向上颌窦的可能性更高,因此术前拍摄 X 线片或 CT 很有必要(图 7-34)。一般来说,突向上颌窦的牙根与上颌窦腔之间,有菲薄的骨质或上颌窦黏膜相隔,牙根不会直接暴露于窦腔内。所以,拔除这类牙齿时,操作应十分小心,动作轻柔,使用微创器械,避免损伤上颌窦黏膜,尤其要防止将牙齿或牙根推入上颌窦,此外还应避免损伤邻牙牙根,避免去除较多的牙槽骨。

该病例 CT 显示,埋伏阻生 16 牙冠咬合面接近牙槽骨顶,且骨密度明显减低,存在慢性炎症,不宜保留,因此本病例选择牙龈缘角形切口,切口由 17 远中至 15 近中,并在 15 近中做侧切口。由角形切口的转角处向上翻瓣,显露骨面(图 7-35)。以超声骨刀去除埋伏阻生 16 牙冠咬合面的炎性骨质,显露牙冠咬合面;并切除部分牙槽骨显露埋伏阻生 16 牙冠颊侧面,去骨量不宜过多,否则可能直接穿通上颌窦或损伤邻牙(图 7-36)。

由于埋伏阻生 16 可显露的牙体组织有限,所以必须将埋伏阻生的 16 牙冠分割成小块(图 7-37),并将三个牙根分开,分别取出。由于牙根突向上颌窦,在取牙根时应使用微创器械,操作过程中动作轻柔、稳定,注意准确的寻找牙周间隙插入器械切割、分离、挺出,切勿在牙根断面上施力,以免将牙根推入窦腔。取出牙根时动作要缓慢,尽量避免将与牙根粘连的上颌窦黏膜撕裂或减少损伤(图 7-38)。

术中如果发生牙槽窝与上颌窦穿通,应做妥善处理。在上颌窦不存在炎症的情况下,小的穿孔不必特殊处理,将黏骨膜瓣复位,严密缝合即可;较大的穿孔可在牙槽窝内向穿孔处衬置适当大小的生物膜(图 7-39),并在牙槽窝内置放可吸收止血纱布或明胶海绵(图 7-40),再将黏骨膜复位缝合。放置止血纱布或明胶海绵时压力不宜过大,以免将生物膜推向上颌窦。术后一周内避免向鼻腔鼓气或喷嚏等动作,适当应用抗生素,防止感染或遗留口腔上颌窦瘘。

（八）进入上颌窦的牙根开窗取出术

上颌前磨牙、磨牙牙根接近上颌窦,拔除术中如果操作失当,有可能将牙或牙根推入上颌窦。进入上颌窦的牙或牙根,尤其是牙体有病变的牙或牙根,作为异物如果长期存留于上颌窦,

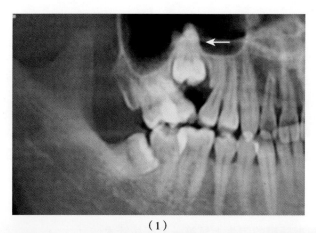

（1）

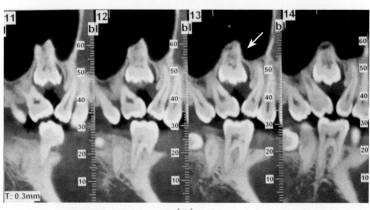

（2）

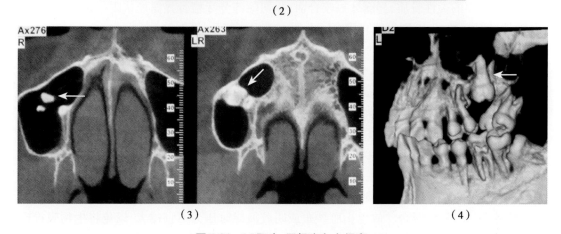

（3）　　　　　　　　　　　　　　　　（4）

图 7-34　16 阻生，牙根突向上颌窦
（1）曲面体层片　　（2）CT 矢状位视图　　（3）CT 横断位视图　　（4）CT 三维重建

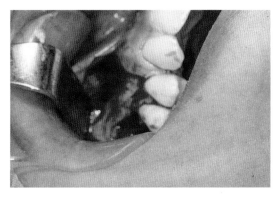

图 7-35　翻瓣显露骨面

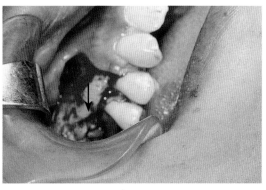

图 7-36　显露牙冠咬合面

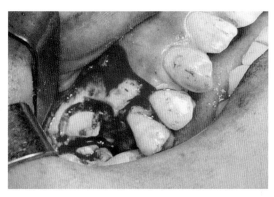

图 7-37　分割牙齿

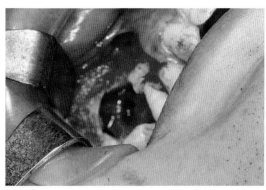

图 7-38　16 拔除后牙槽窝

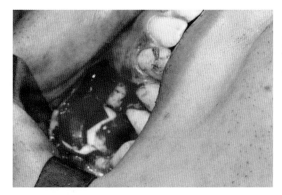

图 7-39　上颌窦黏膜穿孔处衬置生物膜

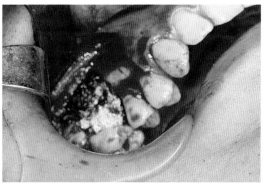

图 7-40　牙槽窝置放止血纱布

可能导致上颌窦炎。因此,进入上颌窦的牙或牙根,原则上应及时取出。

牙或牙根一旦进入上颌窦,应拍摄X线片或CT,进一步明确牙或牙根是否确实进入上颌窦腔、进入上颌窦腔的牙根的大小以及牙或牙根在上颌窦腔内所处的位置等(图7-41),并制订合理的取根计划。如果是完整的牙或较大的牙根进入上颌窦腔,一般应采取上颌窦前壁开窗取根法。

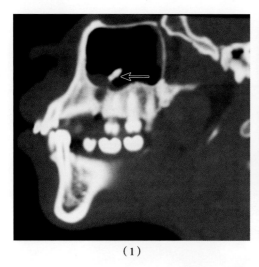 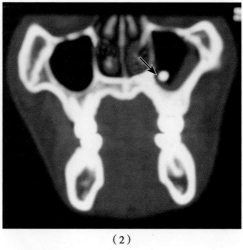

（1） （2）

图7-41 牙根误入上颌窦CT
(1)矢状位视图 (2)冠状位视图

上颌窦前壁开窗取根手术一般选择龈缘梯形切口,以拔牙处及其近中、远中各一个邻牙的龈缘作为梯形切口的顶,在近中邻牙的近中、远中邻牙的远中向前庭沟作斜形切口,并与龈缘切口相连成梯形。切开牙龈黏骨膜,直达骨面。用小骨膜剥离器自近中斜形切口的牙龈端向上、向后翻瓣,显露上颌窦的前外侧壁,及时处理黏骨膜瓣及骨面出血点,保持手术野清晰。

在距术区牙槽嵴顶约10mm的上方、上颌窦的前外侧壁,用超声骨刀作一大小约8mm×8mm的矩形切口,切透上颌窦前外侧骨壁(图7-42)。用小骨凿或小骨膜剥离器将上颌窦前外侧壁上矩形切口内的骨块轻轻撬起,并移开该骨块,显露上颌窦黏膜(图7-43)。在上颌窦黏膜切开一小孔,显露上颌窦腔,完成开窗。

在上颌窦腔内寻找牙或牙根,并将其取出。上颌窦开窗如果窗口较小或偏移一侧时,不能直视整个窦腔内况,寻找牙根有一定的困难,此时可以用较大注射器抽取生理盐水,向窦腔各个方向冲洗,将牙根冲至可视范围内便于取出。也可以将可一次性负压吸引头弯曲后,伸向窦腔内不能直视的各个区域,通过负压吸引的方法将牙根取出(图7-44)。然后冲洗上颌窦腔,吸尽腔内血液或冲洗液,彻底止血。将上颌窦窗口矩形骨块复位,微型钛板固定。再将梯形牙龈黏骨膜瓣复位,缝合,并妥善处理牙槽窝。术后适当给予抗生素防止感染,避免鼻腔鼓气、喷嚏等动作。

上颌窦开窗取根术的切口、翻瓣、开窗等,与上颌窦底开放式提升术相似,所不同的是上颌窦提升术对骨切割的深度掌握要求更精确,不能穿破上颌窦黏膜,否则可能造成术后感染,手术失败。超声骨刀本身具有软组织识别功能,对软组织切割无效,只要使用方法得当,

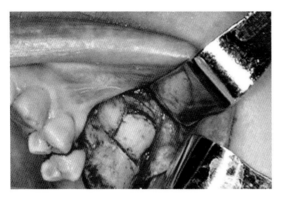

图 7-42　超声骨刀开窗

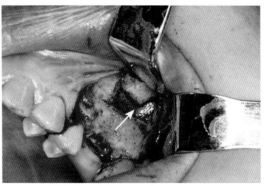

图 7-43　撬开窗口矩形骨块

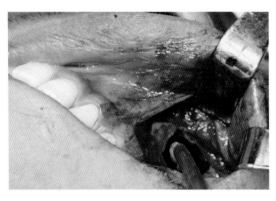

图 7-44　负压吸出上颌窦内牙根

操作轻柔,握持稳定,就可有效避免损伤上颌窦黏膜,较使用其他切割工具具有更高的安全性。此外,超声骨刀切割时骨丢失量少,术后将窗口矩形骨块复位固定具有较好的稳定性,更利于骨创愈合。

（赵吉宏　孙睿）

第八章 第三磨牙牙胚的预防性拔除术

第三磨牙阻生是牙槽外科的常见病,已发育完成的阻生第三磨牙拔除的阻力较多且复杂,其阻生所带来的损害大多是不可逆的。如果能在第三磨牙发育完成前通过科学的方法评估其是否会正常萌出抑或阻生,并预防性拔除可能阻生的牙胚,就能有效避免成熟第三磨牙阻生产生的一系列损害。预防性拔除可能阻生的第三磨牙,手术难度低、手术创伤小、术后反应轻。

一、第三磨牙的发育和萌出

第三磨牙是口腔内最后萌出的一颗牙,常因颌骨有限的位置被已经萌出的其他牙齿占据,导致第三磨牙萌出的空间位置不足而发生阻生,第三磨牙阻生可引起一系列的临床问题。

第三磨牙发生于原始牙板,在 4～5 岁时出现牙胚,开始时位于下颌支内,7～10 岁开始钙化,牙冠殆面朝向近中或远中,12～15 岁牙冠发育完成,牙根开始发育,牙齿开始殆向移动,17～21 岁时萌出。第三磨牙顺着第二磨牙的远中面移动萌出,直到 18～25 岁,牙根才完全形成。多数研究认为,第三磨牙能否顺利萌出到正常位置受到多种因素影响。在第三磨牙钙化早期,其牙冠是朝向近中或舌向的,如果要获得直立萌出,就要获得垂直位置,Richardson 认为,在 14～16 岁时牙齿轴向的变化可影响垂直位置的建立。这种垂直位置的建立与牙齿各部分的生长发育速度有关,若近中根发育较快则牙齿将直立萌出,若远中根发育较快则牙齿近中倾斜萌出或水平生长。

上述第三磨牙阻生主要是针对下颌第三磨牙而言的,上颌第三磨牙较少出现骨阻生的情况,因为能对其萌出产生阻碍的只有肌腱腱膜复合体,所以上颌第三磨牙能够正常萌出或者颊向萌出的较多。

二、第三磨牙阻生的原因

国人约有 69.11% 的人至少有 1 颗第三磨牙阻生,平均每人 1.26 颗,以牙数计全颌第三磨牙的阻生率为 36.82%;上颌第三磨牙的阻生率为 9.00%,下颌为 61.99%,可见第三磨牙尤其是下颌第三磨牙有较高的阻生率。在欧洲,据 Elsey 和 Rock 统计,约有73%的青少年发生下颌第三磨牙阻生。

关于第三磨牙阻生的原因有很多,其中最主要的原因与人类进化有关,即由于人类的进化及生活环境、饮食结构、饮食习惯的改变,导致颌骨、咀嚼肌、牙齿等发生了不平衡退化,使颌骨变小,牙弓的长度缩短,而牙齿的数量及大小未发生变化,造成了牙量与骨量的不协调,致使最后萌出的牙齿没有足够的空间位置萌出,从而引起第三磨牙阻生。Bjork认为,第三磨牙萌出间隙不足与髁突生长的垂直方向、下颌长度的减少、牙齿的向后萌出有关。第三磨牙萌出前牙胚的位置及𬌗面朝向也直接影响第三磨牙能否正常萌出,𬌗面与下颌平面的角度越小越有利于萌出。也有研究认为牙齿邻面本应该在咀嚼运动产生磨耗,使牙齿缓慢的整体向前移动,可为第三磨牙的萌出提供间隙,而现代人吃的食物过于精细,牙齿邻面磨耗不足以为第三磨牙萌出提供足够空间,也是第三磨牙阻生的原因之一。

三、第三磨牙的发育过程

一般认为第三磨牙的发育大致可以分为三个阶段。

第一阶段:牙胚开始钙化,7~12岁。第三磨牙的牙胚在4~5岁时就出现了,7~12岁时可在X线片上可看到骨隐窝(图8-1),此时的第三磨牙牙胚多位于下颌支前缘附近,牙胚刚刚开始钙化(图8-2)。此时颌骨的发育即将进入快速发育期,随着颌骨的发育第三磨牙的萌出空间会有所增大,因此要在发育停止前评估出第三磨牙是否会阻生是比较困难的。

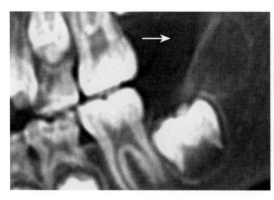
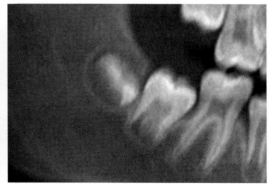

图8-1　第三磨牙骨隐窝　　　　　　　图8-2　牙冠刚开始钙化

第二阶段:牙冠矿化完成,12~15岁。第三磨牙牙冠在此时期基本矿化完成,牙冠大小达到萌出时的大小,但牙冠表面仍有骨质覆盖(图8-3)。此期可以初步评估第三磨牙牙胚是否存在阻生倾向。

第三阶段:牙根发育部分完成,14~18岁。此时期第三磨牙的牙根已形成2/3(图8-4),开始向口腔萌出,牙冠表面的骨质发生吸收。此期可以比较容易通过X线片评估第三磨牙的萌出间隙及萌出方向情况,判断第三磨牙牙胚是否存在阻生倾向。

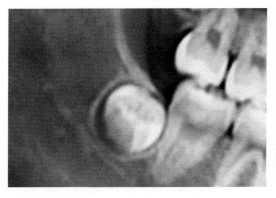

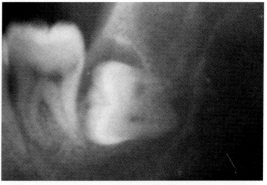

图 8-3　牙冠发育基本完成　　　　　　　　图 8-4　牙根已形成 2/3

四、第三磨牙阻生的危害

1. 软组织及间隙感染　阻生第三磨牙的危害很多,其中最常见的是下颌阻生第三磨牙冠周炎。当下颌第三磨牙萌出不全或阻生时,牙冠可部分或全部被龈瓣覆盖,形成较深的盲袋。盲袋内的食物残渣和细菌不能通过漱口、刷牙等方法清除,而盲袋内的环境是细菌滋生繁殖的理想场所。此外,阻生第三磨牙冠部的软组织,常常因咀嚼食物受到损伤。当机体抵抗力低下、局部细菌毒力增强时,就可能引起急性冠周炎,临床上以下颌阻生第三磨牙冠周炎最常见。冠周发炎后,局部出现疼痛、肿胀、张口受限、口臭、舌苔增厚、冠周咸性分泌物等;全身可出现畏寒、发热、头痛、食欲减退、大便秘结、白细胞计数增高、中性粒细胞比例上升等。

冠周炎形成后如果未能得到及时有效治疗,可在局部形成冠周脓肿,也可向邻近组织或间隙扩散。炎症扩散可引起局部脓肿,穿破后形成同侧下颌第一磨牙颊侧牙龈瘘管或同侧面颊瘘管(图 8-5);炎症也可以扩散至咬肌间隙、颞下间隙、翼下颌间隙、颊间隙等造成间隙感染。间隙感染激惹间隙周围的肌肉,引起不同程度的张口受限。咬肌间隙感染、翼下颌间隙感染等如果未得到及时和有效的处理,进一步发展可引起颌骨骨髓炎。

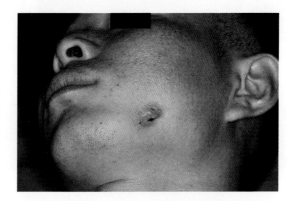

图 8-5　冠周炎引起的皮肤颊瘘

2. 牙齿龋坏　阻生第三磨牙冠周的盲袋,是口腔致病菌最易于滋生的部位,因此第三磨牙阻生尤其是前倾或水平阻生的第三磨牙,可引起第三磨牙本身和第二磨牙远中邻面龋坏(图 8-6),进一步发展还可引起第三磨牙及第二磨牙的牙髓或根尖病变。此外,来自前倾或水平阻生的第三磨牙生长萌出的力量,对第二磨牙远中邻面也会造成一定的伤害。

3. 加重牙列拥挤　一些学者通过对第三磨牙与牙列拥挤之间的关系进行研究分析后

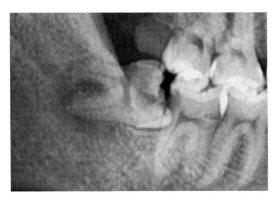

图 8-6　第三磨牙阻生引起的第二磨牙远中龋坏

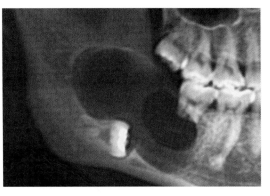

图 8-7　成釉细胞瘤内含第三磨牙

发现，第三磨牙的存在可使牙列拥挤程度加重。早期恒牙牙列拥挤患者，如果选择非拔牙矫治方式，治疗结束后牙列拥挤复发的倾向大于选择拔牙矫治方式的病例，一些学者认为第三磨牙的萌出，是这种牙列拥挤复发的一个促成因素。

4. 继发颌骨囊肿　一些文献报道，含牙囊肿、角化囊肿、成釉细胞瘤等常好发于下颌角或下颌支区域，许多囊性病变的囊腔内都包含第三磨牙(图 8-7)，含牙囊肿等疾病的形成和第三磨牙表面的缩余釉上皮有关。拔除第三磨牙可能从根本上解除这些危害，而这些危害往往是不可逆转的，因此，在这些损害发生之前早期预防性拔除阻生第三磨牙牙胚很有必要。

5. 其他　第三磨牙错位萌出，造成磨牙咬合关系紊乱，引起牙列拥挤不能形成正常的覆𬌗、覆盖，从而影响颞下颌关节的正常运动，继而引起颞下颌关节紊乱病。

五、第三磨牙牙胚预防性拔除时机选择及拔除的适应证

第三磨牙牙胚将来是否会发生阻生，是否需要预防性拔除，应该有科学客观的评估，预防性拔除需要有明确的拔除指征，不能盲目早期拔除。所有拟早期拔除第三磨牙牙胚的患者，术前应拍摄曲面体层片进行评估，有条件时可拍 CT 进行准确定位分析。

处于发育第一阶段的第三磨牙牙胚，虽然拔除时手术操作简单，相当于施行一个牙胚剜除术，但由于此阶段难以评估其是否存在阻生倾向，且这个时期患者年龄较小，局部麻醉术中患儿不能配合，需全身麻醉下方能施术，拔除第三磨牙牙胚还可能会对患者造成一定的心理影响，因此在此时期拔除第三磨牙牙胚时应该十分慎重。处于发育的第二和第三阶段的第三磨牙，可以根据临床治疗或评估结果，预防性拔除第三磨牙牙胚。

因此，一般预防性拔除第三磨牙牙胚的适宜年龄，应在牙胚牙冠钙化完成后，即 12 岁以后为宜。

目前，临床大多数早期预防性第三磨牙牙胚拔除术，是在正畸建议或要求下进行的。正畸医师在矫治牙列拥挤时，须对第三磨牙牙胚进行评估，当正畸治疗计划需要牙列后部有足够间隙、第三磨牙的萌出可能会影响正畸效果或牙胚的萌出方向不对时，一般会建议手术预防性拔除第三磨牙牙胚。

此外,如果早期检查评估发现以下情况,可以考虑预防性拔除有阻生倾向的第三磨牙牙胚。

1. 第三磨牙牙冠矿化完成颈部尚未形成,牙冠的咬合面倾斜角度大于35°者(图8-8)。

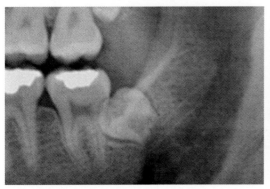 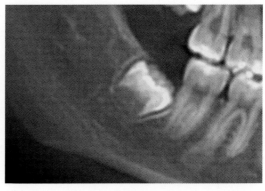

图8-8 牙冠的咬合面倾斜角度大于35°　　图8-9 牙冠近中边缘嵴与第二磨牙远中颈缘相接

2. 第三磨牙牙颈部形成,牙冠咬合面倾斜角度小于35°,牙冠近中边缘嵴与第二磨牙远中颈缘相接,第二磨牙与第三磨牙之间牙槽嵴没有吸收或仅有轻度吸收(图8-9)。下颌升支、下颌体部及髁突短小,下颌角较窄者。

3. 牙冠发育完成,牙冠咬合面倾斜角度小于35°,牙根发育远中根发育占优势者(图8-10)。

4. 第三磨牙牙冠发育完成,咬合面朝向无明显倾斜,但紧邻第二磨牙远中,且位于第二磨牙外形高点下方,引起第二磨牙远中牙槽骨吸收者(图8-11)。

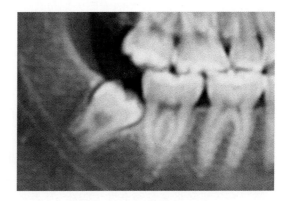

图8-10 远中牙根发育占优势

5. 咬合面朝向其他方向不能萌出者(图8-12)。

6. 正畸科医师转诊要求拔除者。

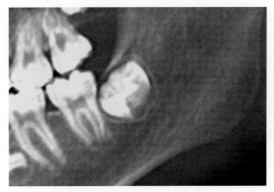 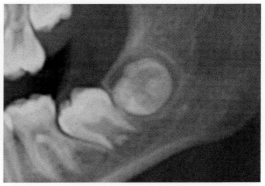

图8-11 第二磨牙远中牙槽骨吸收　　图8-12 牙冠咬合面朝向其他不能萌出方向

六、第三磨牙牙胚拔除手术要点

（一）下颌第三磨牙牙胚拔除术要点

1. 麻醉方式　由于拔除第三磨牙牙胚的患者多为 12～15 岁的青少年,患者会有不同程度的恐惧心理,临床医师应耐心解释安抚,消除其紧张恐惧心理。对于高度紧张恐惧的患者,术前术中可采用笑气镇静,使其在轻松、舒适状态下接受手术;不能合作的患者或一次拔除多颗牙胚者,可以选择在全身麻醉下施术。

局部麻醉建议采用计算机控制下的无痛局麻注射仪注射(参见第四章无痛麻醉技术),做到局部麻醉注射过程无痛,并确保麻醉有效术中无痛。由于该年龄段患者骨质相对比较疏松,加之所用的阿替卡因局部渗透作用强,多数患者通过计算机控制下的无痛麻醉仪进行局部浸润麻醉,即可获得良好的镇痛效果;同时,用阿替卡因作局部浸润麻醉,对创口具有良好的止血效果,术中出血少,手术野清晰,便于操作。如果牙胚在骨内位置较深,则应该进行神经阻滞麻醉。

2. 手术切口设计　根据第三磨牙牙胚的位置采用合适的切口,一般常用的切口有磨牙后垫角形切口和袋形翻瓣切口。磨牙后垫角形切口从翼下颌韧带前 0.3～5mm 处向前切开磨牙后垫至第二磨牙远中,之后沿着第二磨牙龈沟自第二磨牙颊侧远中转向前庭沟;为了更好的显露术野,也可将颊侧切口延伸到第二磨牙近中后再转向前庭沟,注意颊侧切口不要越过前庭沟以免术中出血或术后肿胀(图 8-13)。

袋形翻瓣切口同样起自翼下颌韧带前,不同的是切口在第二磨牙颊侧不转向前庭沟,而是沿着第二磨牙龈沟继续向前至第一磨牙近中(图 8-14)。

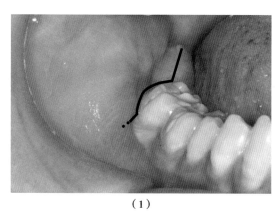
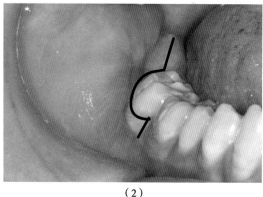

（1）　　　　　　　　　　　　　　（2）

图 8-13　磨牙后垫角形切口
（1）第二磨牙远中角形切口　　（2）第二磨牙近中角形切口

对于处于发育第三阶段的第三磨牙牙胚,已经处于接近萌出的位置,也可仅在翼下颌韧带前 0.3～5mm 处至第二磨牙远中的磨牙后垫区做线形切口(图 8-15),注意切口不可太偏舌侧,以免引起术中出血,影响操作。

3. 翻开黏骨膜瓣　用骨膜剥离器翻开颊侧黏骨膜瓣,翻瓣时应紧贴骨面将骨膜翻开,显露术区骨面,同时注意控制力量以免撕裂牙龈引起出血,造成手术视野不清晰。一些牙胚

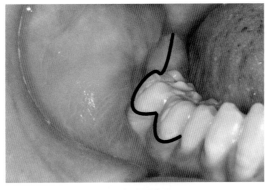

图 8-14 袋形翻瓣切口

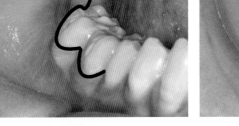

图 8-15 磨牙后垫线形切口

已萌至黏膜下时,牙囊往往与黏膜附着紧密,翻瓣时应注意,勿暴力拉扯。角形切口翻瓣显露骨面的范围要稍大于开窗去骨的范围(图 8-16),袋形切口翻瓣显露骨面的范围应更大一些,否则将给术中操作带来不便。尽量不分离或少分离术区舌侧黏骨膜,避免损伤舌神经。

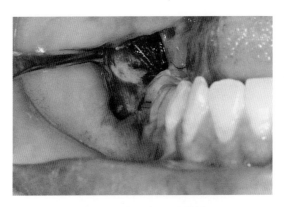

图 8-16 角形切口及翻瓣

4. 开窗去骨 暴露骨面后,根据 X 线片或 CT 确定开窗部位(图 8-17),用涡轮机或超声骨刀去除牙胚表面骨质,显露牙冠。为了安全和减少创伤,可在偏颊侧、距离第二磨牙远中

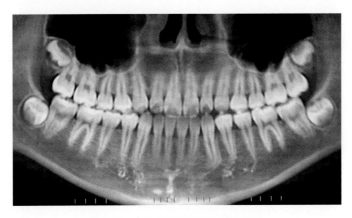

图 8-17 第三磨牙牙胚曲面体层片

0.3~5mm处,先开一个小窗口,显露牙胚后用探针探查牙胚、牙囊及其空间位置,并根据探查情况将窗口扩大。为减小创伤和不必要的去骨,所开的窗口应适当小于牙冠最大周径。用涡轮机开窗去骨时要注意保护好周围软组织,防止误伤;还应注意尽量远离第二磨牙,以免伤及第二磨牙牙槽骨及牙根。

5. 拔除牙胚　由于牙胚发育不全,牙囊内有一定的空间间隙,开窗后拔除牙胚时没有明显的骨阻力,如果开窗窗口较大,拔除牙胚并不困难;但按照微创的原则,开窗的窗口应尽量小,在小窗口内挺拔牙胚时,牙胚常常在骨腔里旋转,不易拔除。此时应该将牙胚切割成2块或多块,分而取出(图8-18)。

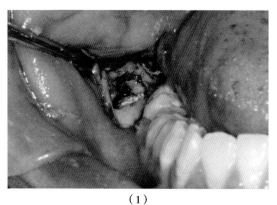
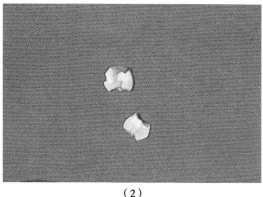

（1）　　　　　　　　　　　　　　　　（2）

图8-18　拔除第三磨牙牙胚
(1)开窗显露、分割牙胚　(2)拔除的牙胚

6. 创口处理　牙胚拔除后应用生理盐水冲洗牙槽窝,清理干净牙齿碎片和骨屑。同时应注意将牙囊摘除干净,防止因牙囊残留造成囊肿等疾患。由于第三磨牙牙囊的存在,牙胚拔除后,一般拔牙窝内少有出血。将黏骨膜瓣复位,创口间断缝合(图8-19),应特别注意软组织创缘出血处的缝合。

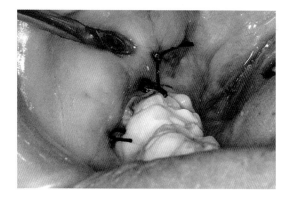

图8-19　缝合创口

（二）上颌第三磨牙牙胚拔除术要点

1. 麻醉方式　上颌第三磨牙牙胚位置常位于上颌第二磨牙根远中根尖区,其根方接近上颌窦后外侧壁,由于上颌骨骨质疏松,牙胚表面骨质往往较薄,采用局部浸润麻醉即可满足手术需要。

2. 手术切口设计　由于上颌第三磨牙牙胚高位埋伏居多,可设计为角形切口:从上颌结节中份向前至上颌第二磨牙远中,沿着上颌第二磨牙颊侧龈沟向前,止于上颌第二磨牙近中颊面轴角处作与龈缘成45°的侧切口,侧切口勿超过前庭沟底(图8-20)。

3. 翻开黏骨膜瓣　基本要领同下颌第三磨牙拔除,注意尽可能多暴露颊侧骨质,适当暴露上颌结节顶部骨面。

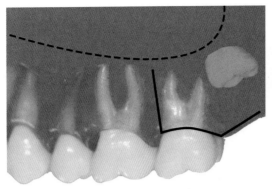

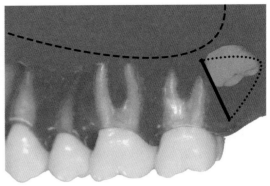

图 8-20　上颌第三磨牙牙胚拔除术
切口示意图

图 8-21　上颌第三磨牙牙胚拔除术切骨线
（实线部分）以及开窗切骨线示意图

4. 开窗去骨　采用涡轮机或超声骨刀于牙胚近中颊侧骨面开窗。由于上颌第三磨牙牙胚拔除时，手术视野狭小，切骨开窗（尤其是用涡轮机）时操作不便，同时也存在损伤软组织的风险。临床操作中只需在相当于上颌第二磨牙牙根的远中与第三磨牙牙胚之间，作平行于第二磨牙长轴的切骨线，切透骨皮质即可，再将小骨膜剥离器或小骨凿插入切骨线处，即可向远中撬起牙胚颊侧面骨质，多可显露牙胚（图 8-21）。如果未能显露或显露不多，可适当用涡轮机或超声骨刀辅助扩大开窗。

5. 拔除牙胚　在确认牙胚大部分显露后，将牙挺以一定角度插入牙胚近中与牙槽骨之间的间隙，嘱患者小张口，旋转牙挺，配合小幅度撬动，将牙胚向远颊𬌗或颊𬌗方向挺出。切忌盲目向上用力，以免将牙胚推入上颌窦或组织间隙。

6. 创口处理　同下颌第三磨牙，搔刮去除牙囊时避免穿通上颌窦。

七、预防性拔除阻生第三磨牙牙胚的利与弊

（一）预防性拔除阻生第三磨牙的优点

1. 预防性第三磨牙牙胚拔除后，由于第三磨牙不再存在，可以预防因第三磨牙阻生引起的一系列危害：

（1）预防第三磨牙本身及第二磨牙的龋坏、牙髓病变和根尖病变。

（2）预防因第三磨牙压迫引起的第二磨牙远中牙槽骨吸收。

（3）杜绝了第三磨牙冠周炎发生的可能性，降低因第三磨牙冠周炎扩散引起间隙感染的概率。

（4）预防因第三磨牙萌出造成的牙列拥挤。

（5）预防牙列拥挤正畸治疗后的复发概率。

（6）降低了含牙囊肿、牙源性角化囊肿及成釉细胞瘤等形成的可能性。

2. 第三磨牙牙胚的拔除较发育完成的第三磨牙的拔除相对容易。预防性拔除第三磨牙牙胚的患者，年龄大多在 12～15 岁之间，颌骨处于发育生长期，骨质相对松软，拔牙时去除覆盖在牙胚表面的骨质较容易；此时牙胚牙冠刚刚发育完成，牙根基本未形成，不存在根部阻力所以术中不会出现断根、损伤下牙槽神经等并发症。Chiapasco M 等对三组不同年

龄(9～16岁、17～24岁、24岁以上)患者拔除第三磨牙后的并发症进行了分析,发现24岁以上组拔牙后并发症的发生率明显高于其他两组,Osborn 等的研究结果与 Chiapasco M 一致,他们发现第三磨牙拔除后的并发症如干槽症、继发感染、神经损伤等与年龄有密切关系,年龄越大的并发症发生率越高。因此预防性拔除第三磨牙牙胚可以降低第三磨牙拔除术后的并发症的发生率。患者处于生长发育期,术后恢复较快,骨质改建迅速。

3. Marmary 等经过两年多的随访发现,大多25岁以下的患者拔除阻生牙后未发生明显的骨丢失,而25岁以上拔除阻生牙的成年患者常常会有骨内袋形成。可见患者施行阻生牙拔除术时的年龄关系到骨能否完全恢复到原状。

4. 因第三磨牙周围的各种阻力,拔除阻生第三磨牙手术操作难度大,创伤大,且随着年龄的增加,牙齿的发育,第三磨牙拔除的风险也随之增大,术中容易发生邻牙损伤、断根、舌神经及下牙槽神经损伤、颞下颌关节损伤等,术后反应重,易发生肿胀,张口受限,干槽症等。如果能够提前预测第三磨牙是否阻生并在牙胚阶段早期拔除,就可以有效避免以上问题的发生。

(二) 预防性拔除阻生第三磨牙的弊端(临床注意事项)

1. 预防性拔除阻生第三磨牙牙胚的多为青少年,有些家长认为孩子在长身体的阶段,拔除第三磨牙会影响孩子的发育,患者家属有心理上的顾虑,难以接受手术。因此临床医师应该更耐心和家长进行沟通,说明预防性拔除第三磨牙牙胚的利与弊,告知手术不会影响生长发育,取得患者家属的理解和支持。

2. 与成年患者相比拔除第三磨牙牙胚的患者年龄较小,易产生恐惧心理,术中不能和医护很好的配合,影响手术进程和手术效果,且增大了误伤周围组织的风险。必要时要进行术前术中镇静,或在全麻下施行手术。

八、第三磨牙牙胚的自体移植

有些患者由于幼时没有获取良好的卫生知识,缺乏良好的口腔卫生习惯,对牙齿缺乏良好的保护,以至于第一磨牙或第二磨牙早期严重龋坏,无法保留。拔除龋坏的第一或第二磨牙后的修复治疗往往需要损伤邻牙,即使进行种植修复,修复后行使的咀嚼功能也不能使患者感到十分满意。如果将第三磨牙牙胚完整拔除移植到龋坏磨牙拔除后的牙槽窝内,使其能够在原来第一或第二磨牙的位置上萌出并建立良好的咬合关系,就可以替代原来的牙齿发挥咀嚼功能。

拟施行第三磨牙牙胚移植前,一定要拍摄 X 线片或 CT 片,了解牙胚发育情况和受植区情况。一般第三磨牙牙胚移植的年龄应在14岁以上,牙根未发育完成者,应将牙囊一并移植;牙根发育完成或基本完成者,可直接移植牙胚不带牙囊。受植床必须有足够的骨质,没有炎症及其他病变。

关于是否预防性拔除第三磨牙牙胚,目前尚存在争议。多数口腔外科医师和口腔正畸医师认为,预防性拔除阻生的第三磨牙牙胚,术中创伤小、术后并发症少,创口愈合快,有效减少了因第三磨牙阻生而产生的一系列不良影响。此外,阻生第三磨牙带来的损害多是不可逆的,当损害发生后即使拔除了患牙,损害却不能因此恢复,因此,支持预防性拔除可能阻生的第三磨牙牙胚。但是,Pasqualin D 等学者认为,第三磨牙拔除术是侵袭性治疗,且患者年龄偏小,预防性拔除第三磨牙牙胚可能对患者造成一定的心理影响,因此不提倡早期拔除,主张采取保守的治疗方法。

临床医师应该根据患者的年龄、牙列状况、颌骨发育情况、X 线表现、牙胚发育情况、治疗计划、患者及家属意愿等,进行综合、科学的评估,决定是否预防性拔除第三磨牙牙胚。

（刘冬晓　赵吉宏）

第九章 阻生下颌第三磨牙牵引拔除术

一、概　述

　　下颌第三磨牙阻生是牙槽外科中最常见的病症,其发生率为66%～77%。随着人类的进化及食物的不断精致,颌骨的退化逐渐增大并与牙量的退化不一致,从而导致下颌第三磨牙阻生率不断增加,埋伏阻生程度越来越严重。阻生程度的加重,带来手术拔除难度的增大,术中术后发生的并发症也越来越严重。而所有拔牙并发症中,下牙槽神经的损伤是最令国内外术者担忧的。由于阻生下颌第三磨牙的解剖特殊性,其牙根常紧贴或压迫下牙槽神经,拔除时损伤下牙槽神经有时无法避免,导致患者术后出现下唇麻木、牙龈无知觉等异常感觉,还可能发生唇、颊组织被误咬,个别患者会因感觉难以忍受而导致医患纠纷。下牙槽神经一旦受到损伤,恢复时间较长,一般需要半年至一年的时间。如果下颌神经管直径较小,神经水肿明显,下颌神经管的骨性管壁对水肿的下牙槽神经起到一种"束缚性"的压迫作用,造成下牙槽神经的二次伤害。

　　牙槽外科发生的下牙槽神经损伤,90%是拔阻生下颌第三磨牙引起的。国外报道的发生率为1.3%～5.3%,国内统计为0.5%。阻生下颌第三磨牙拔除术导致下牙槽神经损伤的原因有:

　　1. 下牙槽神经与阻生下颌第三磨牙牙根关系密切,随着阻生下颌第三磨牙埋伏越来越深,牙根的变异、弯曲、双根、三根也越来越多,使牙根紧贴甚至压迫下牙槽神经的概率逐渐增高,甚至个别倒置阻生牙,冠根均压迫下牙槽神经。

　　2. 阻生下颌第三磨牙埋伏深,拔除困难,难度增加,创伤增大。使用锤凿去骨、劈牙时牙向下后方挤压,可压碎薄弱的下颌神经管壁而损伤神经。

　　3. 术中断根后取根时,由于出血,深部视野欠清晰,盲目锤击使根压迫下牙槽神经,有时甚至将断根推入下颌神经管之内而造成神经损伤。

　　4. 术中取深部断根时,使用器械方法不当,如将牙挺、骨凿等插入太深,锤击时直接损伤神经;或双根牙断了一根,在取根时用三角挺插入已取出的一根撬动牙槽纵隔时,另一根如紧贴神经,极有可能取出断根的同时损伤了神经。

　　5. 阻生下颌第三磨牙伴有根尖周炎、根尖周囊肿或含牙囊肿,其病灶或囊壁常紧贴下牙槽神经或包绕神经,拔除患牙时带出囊肿或刮治病灶时,直接损伤下牙槽神经。

　　6. 拔除术后或囊肿摘除后,拔牙窝内出血肿胀,或因神经束伴行的血管束出血,局部压迫导致下牙槽神经损伤。

二、拔牙术中对下牙槽神经损伤的预防

对下牙槽神经损伤的预防,首先术前要行 X 线检查,如牙片或曲面体层片,观察牙根的形态及其与下颌神经管的关系,如关系密切,牙根邻近或压迫下颌神经管,会增加下牙槽神经损伤的概率。拔牙操作前应根据精确的影像学资料,设计周密合理的拔牙手术方案。

影像学检查主要包括:牙片、曲面体层片和 CT。牙片拍摄简单、方便、费用低,但牙片放在口腔内由于位置原因,拍摄时患者常会出现恶心而影响拍摄效果,下颌第三磨牙牙根常无法显示,也无法了解牙根与下颌神经管的位置关系;如果有多个阻生第三磨牙更需拍摄多张牙片,较繁琐。曲面体层片可较全面显示阻生第三磨牙的位置、阻生程度、与邻牙的关系、与下颌神经管的距离(图 9-1)。但曲面体层片也存在牙根与下颌神经管重叠、交叉跨越等问题(图 9-2);另外下颌神经管的转向、狭窄等问题同样会影响到判断的精确度。因此,对曲面体层片显示牙根接近或压迫下颌神经管的患者,应增加拍摄 CT 以精确判断两者解剖结构间

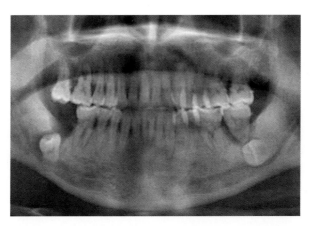

图 9-1　曲面体层片显示双侧下颌智牙压迫下颌神经管

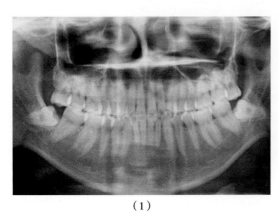

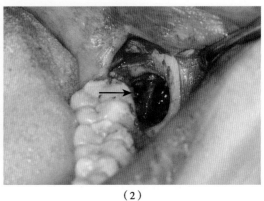

（1）　　　　　　　　　　　　　　　　（2）

图 9-2　38 牙根骑跨在下牙槽神经上
（1）曲面体层片示 38 牙根与下颌神经管重叠　（2）38 拔除后牙槽窝内显露下牙槽神经

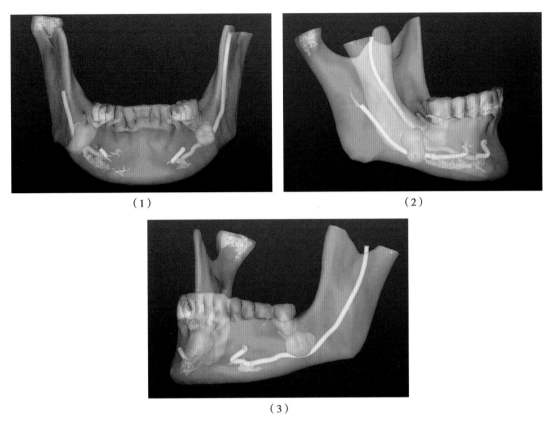

（1）　　　　　　　　　　　　　（2）

（3）

图 9-3　CT 三维重建显示双侧下颌智牙牙根与神经的位置关系
（1）双侧显示　（2）右侧显示　（3）左侧显示

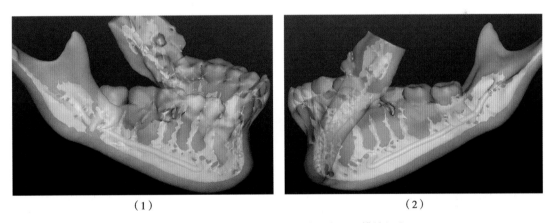

（1）　　　　　　　　　　　　　（2）

图 9-4　三维 CT 显示 48 牙根骑跨在下牙槽神经上
（1）外侧观　（2）内侧观

的相互关系,通过三维 CT 可以清晰显示下颌神经管与牙根全方位立体的位置关系(图 9-3、图 9-4),以便正确评估第三磨牙拔除术的难易程度,精确、合理地设计手术方案,预测并正确规避手术风险。

施行阻生下颌第三磨牙拔除术时,应根据术前制订的方案早期合理去除各种阻力因素,术中尽量减少对根尖方向的施力,使用合理的器械,微创拔除,避免暴力操作。如果术中出现断根时,首先要检查 CT 片,判断根与下颌神经管的关系。深部取根时要避免盲目操作,如发现牙根进入下颌神经管内,应及时扩大牙槽窝,从侧面取出牙根,切不可继续用器械挖取,对估计取出困难的断根,可暂时留置不取或请经验丰富、技术娴熟的医师施术。对于与下牙槽神经关系密切、术中难以或无法避免下牙槽神经损伤的埋伏阻生下颌第三磨牙,临床可以通过牵引的方法,先使阻生下颌第三磨牙脱离原来的位置及下牙槽神经,二期再施行拔除术,可以有效地避免下牙槽神经损伤。

拔牙后如果出现下牙槽神经损伤引起的下唇麻木等不适感,切不可等待神经自行恢复,应采取积极的态度尽早进行治疗,可采用以下措施:①使用减轻组织水肿和减压的药物,如激素等;②使用扩血管药物,如地巴唑等;③给予促进神经恢复药物,如甲钴胺、腺苷钴胺等;④局部理疗和按摩等。

三、牵引拔牙的适应证和禁忌证

阻生下颌第三磨牙常因反复发生冠周炎、自身龋坏或引起邻牙龋坏、伸长、伴发囊肿、引发神经症状、诱发颞下颌关节疾病、正畸治疗需要等原因,需要拔除。由于阻生下颌第三磨牙的解剖位置特殊,尤其是低位埋伏阻生,牙根常与下颌神经管紧贴,部分牙根仅有一薄层骨板相隔,甚至有的牙根就位于下颌神经管内,对下牙槽神经呈压迫状态。此类牙在拔除手术过程中如操作不当,或锤击、敲击过重,会损伤下牙槽神经而引起下唇麻木;或断根取出过程中进入神经管内,取出时也会损伤神经;另外拔牙器械如牙挺和钻针等也可能因使用不当,或因暴力盲目操作破坏神经管结构,甚至切断神经而出现下唇麻木等严重的并发症。

(一) 牵引拔牙的适应证

当因各种原因需拔除下颌第三磨牙时,首先必须先评估手术风险,由于解剖结构的原因下颌第三磨牙常埋伏较深,拔除时创伤较大,拔除后会产生较多的严重并发症,其中最为严重的并发症是下牙槽神经损伤和下颌骨骨折。牵引拔牙则可有效避免这些并发症的发生,一般而言,下列情况适合牵引拔牙术:

1. 曲面体层片显示牙根与下颌神经管很靠近或压迫下牙槽神经,CT 片证实牙根与下颌神经管关系密切者(图 9-5)。

2. 对一些因各种原因做过整形的患者如下颌骨角部削骨术(图 9-6),直接拔除埋伏阻生下颌第三磨牙有可能导致下颌骨骨折者。

3. 因外伤、肿瘤切除等原因导致下颌角区骨质缺损,直接拔除埋伏阻生下颌第三磨牙有可能导致下颌骨骨折者。

4. 下颌骨角部和升支矢状切开正颌手术等需拔除下颌第三磨牙者。

5. 老年患者下颌骨吸收后高度降低的,因骨的脱钙脆性增加,拔除第三磨牙时也容易出现骨折者。

6. 某些拔除手术难度特别大者。

(二) 牵引拔牙禁忌证

牵引拔牙的适应证是相对的,并非所有拔除手术难度大、风险高的埋伏阻生牙都可以采用牵引拔牙术,临床上下列情况应视为牵引拔牙的相对禁忌证:

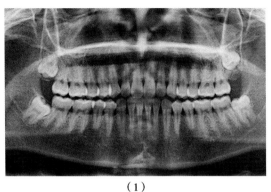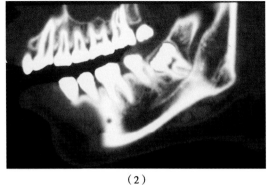

（1）　　　　　　　　　　　　　　　　　　（2）

图 9-5　双侧下颌智牙根压迫下牙槽神经

（1）曲面体层片所示　（2）CT 片所示

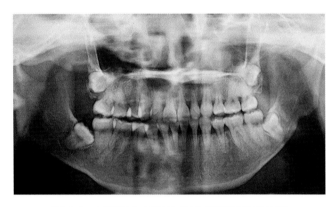

图 9-6　下颌骨角部削骨术后，下颌骨高度变窄

1. 某些极低位的水平骨埋伏阻生（图 9-7）或倒置骨埋伏阻生的第三磨牙。

2. 第二磨牙远中倾斜，第三磨牙水平舌侧埋伏阻生，一期手术时去骨量多、创伤大、牵引困难者。

3. 第三磨牙周围有囊肿或肿瘤的患者不宜进行牵引拔牙，因为会造成囊肿或肿瘤继发

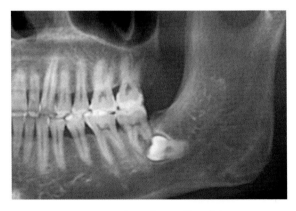

图 9-7　下颌低位水平埋伏阻生智牙

感染、刺激肿瘤增大或转移、延误囊肿或肿瘤治疗等。

4. 第三磨牙错位阻生、位于第二磨牙根部或位于升支内者。

5. 缺乏足够时间进行牵引者,如出国前要求拔牙者、短期休假期间拔牙者、肿瘤放疗前拔牙者、怀孕前拔牙者。

6. 依从性差,不能执行医嘱或按期复诊者。

四、牵引拔牙的方式及选择

牵引拔牙作为一种新的微创拔牙技术,在拔除具有高风险的阻生下颌第三磨牙时有很大的优势。压迫下牙槽神经的阻生下颌第三磨牙的拔除,一直是国内外口腔外科医师感到棘手的问题,因拔除后会导致神经损伤而出现下唇麻木,有时甚至是无法避免的。患者术后往往因难以忍受而出现不必要的医患纠纷,甚至需通过法律来解决。传统的第三磨牙拔除方法有时是无法避免第三磨牙拔除后对神经的损伤的。牵引拔牙作为一种新技术、新理念,它的出现完全解决了第三磨牙拔除后可能出现的神经损伤问题。

由于下颌第三磨牙的阻生类型不同,牵引拔除的方法也有不同。临床常规将阻生下颌第三磨牙分为垂直阻生、近中(前倾)阻生、水平阻生和倒置阻生。压迫下牙槽神经的阻生第三磨牙一般埋伏位置较深,以低位、骨埋伏阻生多见,因此拔除较困难,下面介绍不同类型阻生下颌第三磨牙所应用的不同牵引方法。

(一) 直接牵引法

该牵引方法主要适应垂直阻生的第三磨牙,无邻牙阻力,仅存在骨阻力。牵引方向主要为向上方牵引,操作过程及步骤如下。

1. **术前准备** 拍曲面体层片,如显示下颌第三磨牙牙根紧贴下牙槽神经或呈压迫状则加拍CT,小于1mm扫描,如CT显示牙根确实压迫神经则需行牵引拔牙(图9-8)。询问病史无禁忌证,行下牙槽神经阻滞麻醉或局部浸润麻醉,准备手术。

2. **手术制备** 在下颌磨牙后区及第二磨牙颊侧做角形切口,切开黏骨膜,翻开黏骨膜瓣,暴露下颌第三磨牙区域,用涡轮机去骨,或用超声骨刀去骨,完全暴露牙冠到外形高点下方,以利于顺利牵引。

3. **牵引装置的安装** 第三磨牙牙冠暴露后,在牙冠颊侧面上粘接托槽,套上小橡皮筋。然后在上颌第二磨牙与第三磨牙间的颌骨内钻入1颗支抗钉。如上颌第三磨牙缺失则可直接在该区域内的颌骨上钻入支抗钉,在上颌支抗钉和下颌托槽上安放牵引用的橡皮圈。为防止橡皮圈脱落,可用细钢丝将橡皮圈固定在支抗钉上和托槽上。然后将下颌的橡皮圈套在上颌的支抗钉上,或用上颌的橡皮圈套在下颌的托槽上(图9-9)。嘱患者平时做正常的张闭口练习,以达到牵引的目的,2个月后复诊,拍摄X线片,观察第三磨牙牵引移位情况(图9-10)。

该方法为国内外首创,其优点是牵引装置安装方便,对颌骨和牙齿的创伤小,牵引时间短,患者不适感轻。不影响邻牙及对颌牙,牵引快,效果佳。

如果出现上颌第二磨牙与第三磨牙根部紧贴无间隙,或间隙较小,支抗钉无法准确钻入,或因上颌骨骨质稀疏,支抗钉钻入后松弛脱落。则可行另一种方法:下颌第三磨牙去骨、暴露牙冠,粘托槽同上方法,不同的是上颌安装不同:在上颌第一、第二、第三磨牙颊侧粘接托槽,然后将一金属杆相连固定在磨牙上,将下颌第三磨牙颊侧橡皮圈钩在上颌连接杆上,

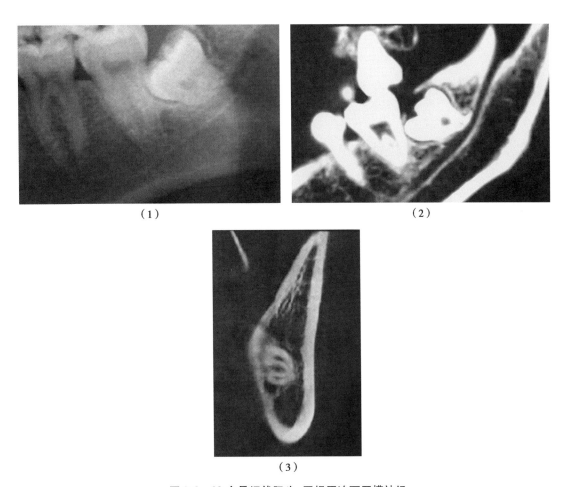

（1） （2）

（3）

图 9-8 38 全骨埋伏阻生，牙根压迫下牙槽神经
（1）X 线片 （2）CT 矢状位视图 （3）CT 冠状位视图

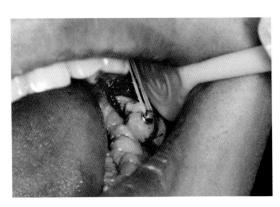

图 9-9 38 颊侧粘接托槽，用橡
皮筋套住牵引

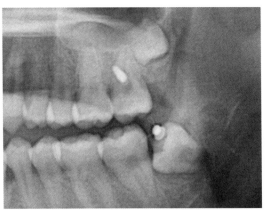

图 9-10 2 个月后 X 线片显示 38 牙根
远离下牙槽神经

依靠上颌三个磨牙的力量来牵引下颌第三磨牙(图9-11~图9-13)。因下颌第三磨牙埋伏深,牵引力大,单由上颌一个磨牙的力量来牵引下颌第三磨牙,会出现下颌第三磨牙没被牵引出来,反而把上颌一个磨牙牵引向下。

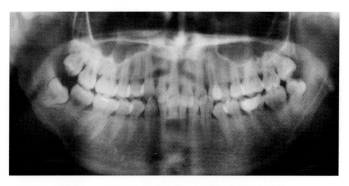

图9-11 下颌骨削骨术后48埋伏阻生X线片

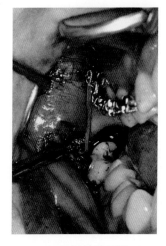

图9-12 48颊侧粘接托槽,上颌牙粘接托槽加钢丝连接,橡皮筋牵引

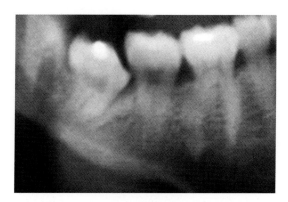

图9-13 2个月后X线片显示48牙根已离开下牙槽神经

该方法优点是可将下颌第三磨牙向上不同方向牵引,将下颌橡皮圈钩在上颌前后不同的地方就可将下颌第三磨牙向上或向前牵引出来。另外上颌连接杆牢固,可用较大的力量牵引下颌第三磨牙而不会像支抗钉那样出现松动,缩短牵引时间,减少患者的不适感觉。

4. 安装好牵引装置后套上橡皮圈,嘱患者多张闭口以达到牵引的目的。分别于术后1个月、2个月、3个月复诊,拍曲面体层片,如果牙根已牵引出离开下颌神经管,则可将第三磨牙拔除。

(二)去除阻力牵引法

该方法主要适应近中位埋伏阻生的第三磨牙,除了存在骨阻力外还存在邻牙阻力,牵引方向主要为向上、向前牵引。

1. 术前准备 术前拍曲面体层片和CBCT,分析骨阻力和邻牙阻力,评估去骨量和方向(图9-14)。

2. 手术制备 局部麻醉后切开黏骨膜,翻开黏骨膜瓣,暴露下颌第三磨牙区域,用涡轮机去骨,或用超声骨刀去骨,完全暴露牙冠,按术前方案用涡轮机磨去第三磨牙近中牙冠组织,去除阻力,准备牵引。

3. 牵引装置的安装 在下颌第三磨牙冠部远中颊侧粘上托槽,套上橡皮圈,上颌同前安装支抗钉或连接杆,下颌橡皮圈先挂在上颌第二磨牙处,先向近中方向牵引,让下颌第三磨牙先向前移动,2 周后再将橡皮圈挂在第三磨牙处向上牵引。

4. 因近中阻力已去除,向前和向上牵引很快,有时近中阻力去除太少,在向前牵引时又会接触邻牙形成新的阻力而影响牵引,可换成直接向上牵引。1 个月后拍片如根远离下颌神经管,即可拔除第三磨牙。

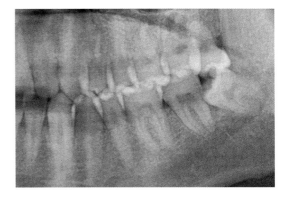

图 9-14 X 线片显示 38 牙根
压迫下牙槽神经

另外,对近中斜位阻生的第三磨牙阻力不大的,也可在下颌尖牙到第一磨牙颊侧粘接托槽,弯一钢丝颊侧固定,另一侧弯成弧形伸入第三磨牙根部向后推(图 9-15)。1 个月后第三磨牙后移呈垂直位,远离邻牙,拔除阻力消除(图 9-16),即可拔除第三磨牙。

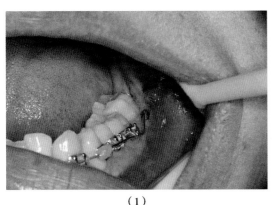

（1）

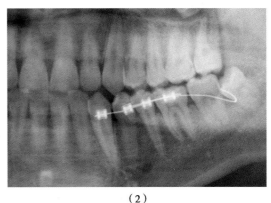

（2）

图 9-15 38 低位近中埋伏阻生,安装后推装置
（1）口内观 （2）X 线片

以上 2 种方法优点是:牵引方法简单,牵引装置安装方便,对周围颌骨及邻牙无损伤,患者不适感轻微,牵引时间短,一般 3 周到 2 个月即可使第三磨牙牙根远离神经。缺点是此法仅适用于垂直阻生和近中斜位阻生的第三磨牙牵引,对水平阻生的第三磨牙无法牵引。另外因橡皮圈是套在上下颌牙齿或颌骨内牵引,患者在治疗期间会轻度影响张闭口和进食。且橡皮圈 1~2 周需调换。

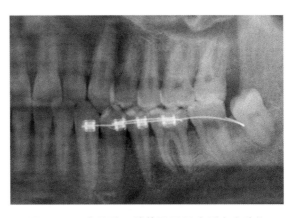

图 9-16 1 个月后 X 线片显示 38 向后向上移位

（三）水平后推牵引法

该方法主要适用于近中斜位和中度水平阻生第三磨牙。因第三磨牙埋伏较深，除了邻牙阻力外还有远中骨阻力，所以牵引较困难，牵引周期也较长，同时存在牵引失败的可能性。

1. 术前准备　拍 X 线片或 CT 片（图 9-17），分析阻力，制订牵引计划，先去除骨阻力，然后暴露牙冠向后推，垂直后再向上牵出。

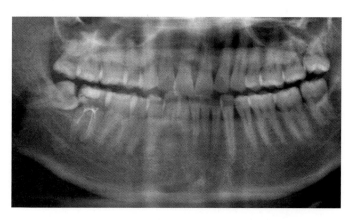

图 9-17　48 水平阻生，X 线片显示压迫下牙槽神经

2. 牵引装置的安装　首先在下颌双侧第一磨牙上安装带环，在舌侧用一个不锈钢的舌侧弓焊接在第一磨牙带环上起稳定作用。颊侧在前磨牙及磨牙上粘接托槽并用不锈钢丝固定。下颌牵引装置安装在第一磨牙颊侧带环上，悬臂是这个系统的活动部分，一侧通过辅助管结扎在第一磨牙颊侧托槽上，悬臂另一侧连接在要牵引的第三磨牙远中𬌗面上。通过悬臂向上牵引，每 4～6 周必须重新调整。

此方法在国外常见。缺点是牵引时间较长，一般需 6～12 个月。我们进行了一些改进：在第二磨牙上安装带环，颊侧粘接托槽，远中连接个推簧，末端粘接在需牵引的第三磨牙远中𬌗面。同时在第一磨牙和第二前磨牙颊侧也粘接托槽，用钢丝连接以增加稳定性（图 9-18）。向后推 3～6 个月后第三磨牙直立呈垂直位。但牙根还没有远离下牙槽神经管，然后在颊侧粘接托槽，𬌗向牵引，配合下颌第一磨牙舌弓以加强支抗。因没有软组织和近中骨组织的阻力，向上牵引很快，几周后牙根脱离了下牙槽神经管就可拔除（图 9-19、图 9-20）。此

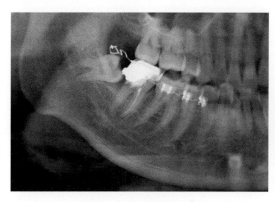

图 9-18　安装牵引装置

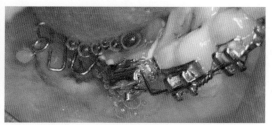

图 9-19　使用推簧向远中推移 48

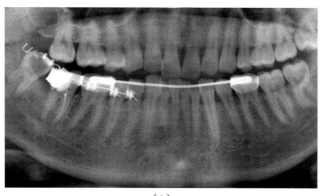

（1）

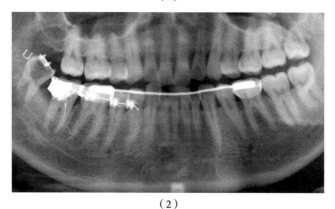

（2）

图 9-20 颊面粘接托槽,殆向牵引,配合 36 到 46 舌弓加强支抗
（1）向上牵引前 X 线片,牙根位于神经管 （2）牵引
1 个月后 X 线片,牙根脱离神经管

时因第三磨牙已呈脱位状态,拔除很容易,且不会损伤下牙槽神经,可完全避免了下牙槽神经损伤后出现下唇麻木等症状。

此法优点是:可对较深的近中斜位阻生和水平阻生第三磨牙进行牵引,后推力大,因牵引装置仅安装在下颌,不会影响张闭口。缺点是:牵引装置设计、安装复杂,需多个牙安置带环和托槽,邻牙损伤大;甚至因牵引装置设计错误或第三磨牙阻力没合理去除,而导致邻牙松动;牵引时间长,一般需 8 个月到 1 年,口腔舒适度差;应用此法牵引存在一定的失败率。

（四）截冠牵引法

对低位的近中斜位阻生第三磨牙及水平阻生的第三磨牙,因牵引较困难,应用上述方法无法牵引的或牵引失败的患者可用此法牵引。

1. 第三磨牙手术制备 先根据曲面体层片去骨,暴露第三磨牙牙冠,然后用涡轮机截掉术前设计的牙冠部分,颊侧和牙槽嵴顶部冠根部多暴露些以备牵引。

2. 牵引装置的安装 在第二磨牙上安装带环,颊侧粘接托槽,同时在第一磨牙和第二前磨牙颊侧也粘接托槽,用钢丝连接以增加稳定性。在第二磨牙远中连接个弹簧,另一端粘接在需牵引、已截冠的第三磨牙颊侧面或牙槽嵴顶部根面,向前牵引。因牙冠已去除,前方没有阻力,因此牵引较快,一般 1 个月左右第三磨牙牙根即可牵引离开下牙槽神经。

3. 第三磨牙的拔除 第三磨牙牵引后 1 个月复诊拍曲面体层片,如牙根未牵引出远离下颌神经管,则以后每 1 个月来复诊拍片。当临床和曲面体层片证实第三磨牙牙根已远离下牙槽神经时,即可准备拔除第三磨牙。一般牵引 1~2 个月后曲面体层片显示牙根可移动 0.1~2mm,个别第三磨牙由于根端肥大、多根或骨阻力去除不够完全,则可能会牵引 3~4 个月牙根才能离开神经管。经牵引后的第三磨牙因已呈半脱位状态,拔除时较未牵引的第三磨牙更容易,同时可避免许多并发症的发生,尤其是下牙槽神经的损伤和下颌骨骨折。

此法优点是对较深的水平阻生和倒置的第三磨牙可行牵引。且牵引快、时间短、创伤小,也不影响张闭口和进食。缺点是牵引器安装比较复杂,截冠后留有的冠根部分暴露较少,粘接较困难。

五、牵引拔牙与常规方法拔除第三磨牙的比较优势

阻生下颌第三磨牙的拔除是非常多见的。随着社会的发展和食物结构的变化,第三磨牙埋伏位置越来越深,牙根与下牙槽神经的距离也越来越近,常呈紧贴或压迫状态。因此第三磨牙拔除一般较困难,创伤也较大,并发症较多,其中最为严重的并发症就是下牙槽神经损伤和下颌骨骨折。医师拔牙技巧和熟练程度对发生率有很大的影响,常规的拔除方法如劈冠法、涡轮机拔除法、冲击式气动切割手机微创拔除法和超声骨刀拔除法等,在拔除压迫下牙槽神经的第三磨牙时都有可能损伤神经引起下唇麻木。对有些下颌骨曾行削骨术的患者或下颌骨发育不良在角前切忌出较狭窄的患者如用传统的几种方法拔除,即使是微创拔除法拔除,在挺出牙齿的同时,都有可能出现下颌骨骨折;甚至有些医师在劈冠时力度没掌握好,直接造成下颌骨骨折。骨折愈合后如想再次拔此第三磨牙时,难度和风险加大将增大。因此对此类有特殊解剖异常的第三磨牙,大部分医师都会感到棘手,甚至担心风险和医疗纠纷而推诿患者。牵引拔牙方法的出现,在避免拔牙导致下牙槽神经损伤、预防下颌骨骨折方面具有显著优势,具体如下:

1. 避免了第三磨牙拔除后损伤下牙槽神经而引起的下唇麻木感。下牙槽神经损伤后会出现下唇、牙龈麻木。常会咬破颊黏膜,且唾液从口角流出都不知,患者常感觉异常难受,进食不适,食物易残留在颊黏膜和牙齿颊侧的空间内,不易吐出。

2. 对下颌骨削骨术后及下颌骨狭窄的患者,牵引拔牙可避免拔牙时出现下颌骨骨折的并发症。

3. 牵引拔牙可降低牙齿拔除术的难度,创伤小,有利于患者拔牙术后创面的愈合。

4. 第三磨牙埋伏阻生时一般紧贴第二磨牙远中根面,第三磨牙拔除后会出现第二磨牙远中根面的暴露而出现邻牙酸痛、松动、咬合力下降、牙周袋深等并发症,而牵引拔牙在缓慢移动牙齿时,第二磨牙远中颌骨在逐渐修复,在第三磨牙拔除后第二磨牙远中颌骨已完全修复,避免了邻牙根面暴露而引发的并发症。

5. 牵引拔牙与其他手术拔牙方法相比,不用骨凿去骨、劈牙、锤击等,无震动,可减少患者的恐惧感。对颞下颌关节影响小,手术时间短,痛苦少。因分 2 次手术,缩短了每次手术的时间,患者的心理感受佳。

牵引拔牙作为牙槽外科的新技术、新理念,不但解决了第三磨牙拔除后可能出现的下唇麻木的问题,同时也打开了微创治疗的新思路,并在牙槽外科的多种治疗中广泛应用。

（**汪涌　徐颖**）

第十章 埋伏阻生牙的外科-正畸联合导萌术

一、概　　述

牙齿因为骨、牙或纤维组织的阻挡而不能萌出到正常位置者称为阻生牙。轻微阻生时牙齿萌出迟缓或错位萌出，严重时牙齿可能埋伏于黏膜或骨内称为埋伏阻生牙。埋伏阻生牙在临床上比较常见，导致乳牙滞留、牙间隙增大、牙列不齐、咬合关系紊乱、邻牙牙根吸收、牙弓长度减小，甚至阻生的牙囊还可形成囊肿，严重影响口腔美观及功能。埋伏阻生牙病因复杂，诊断和治疗难度较大，过去的治疗手段多为拔除，随着固定正畸技术的日益提高，以及正畸、外科等多学科相互合作的日益加强，使得绝大多数埋伏阻生牙避免了拔除的厄运，恢复了牙齿的美观和自然功能。

（一）埋伏阻生牙的发病率

国内外对于恒牙埋伏阻生的发病率报道很多，但由于种族不同以及调查对象的不同，文献报道的发病率有较大的差异。在普通人群中埋伏阻生牙发生率为 1% ~2% ，而在错𬌗畸形人群即正畸患者中可高达 7% ~8% ，国外相关埋伏阻生牙流行病学文献报道其发生率为 5.6% ~18.8% 。一般来说，牙弓中任何牙位的牙齿都有可能发生埋伏阻生，除第三磨牙和额外牙（发生率 2.51% ~2.57% ）外，上颌尖牙埋伏阻生发生率最高，有文献报道上颌尖牙的埋伏阻生占全部埋伏阻生牙的 34% ；上颌中切牙次之，约占 16.25% ；再次为上颌第二前磨牙，占 14.75% 。

（二）埋伏阻生牙的病因

恒牙正常萌出的先决条件是：牙胚发育正常、位置正确、萌出方向正常、萌出通道没有障碍、牙囊未受挤压。埋伏阻生牙的病因较为复杂，全身因素与局部因素均可导致埋伏阻生，但以局部因素为主。

1. 全身性因素

（1）内分泌缺陷：甲状腺功能减退和垂体功能减退症等内分泌功能的紊乱可引起牙埋伏阻生。甲状腺激素分泌不足或垂体功能减退症将会导致巨舌、味觉障碍、乳牙滞留、恒牙迟萌，甚至埋伏阻生、牙周健康状况不佳、牙齿形态改变、伤口愈合减缓等。

（2）纤维性病变：牙源性纤维瘤（图 10-1）X 线常可见肿瘤内含埋伏阻生牙，成釉细胞纤维牙瘤、家族性多发性牙骨质瘤（图 10-2）有时亦可伴发埋伏阻生牙。纤维性病变的存在，常常阻碍牙齿正常萌出通道，牙齿无法穿破质厚而韧的病变纤维团块，正常萌出受阻，导致阻生。

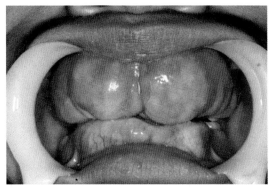

图 10-1　牙龈纤维瘤

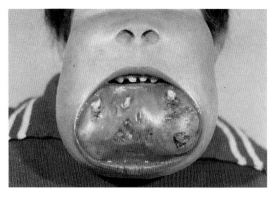

图 10-2　家族性多发性牙骨质瘤

（3）遗传因素：某些综合征如颅骨锁骨发育不全综合征（cleidocranial dysplasia，CCD）、加德纳综合征（Gardner 综合征）以及外胚层发育不良综合征等。

1）颅骨锁骨发育不全综合征：患者全身骨骼、牙齿发育不良。其中，囟门闭合迟缓或不闭合，锁骨发育不全，数量较多的乳牙滞留和埋伏恒牙、额外牙称为 CCD 三联征。口腔的主要表现为，乳牙滞留数量多、埋伏牙（恒牙）数量多、额外牙（均埋伏）数量多，且大多数形态异常。以往该类患者以选择义齿修复治疗者为多，正畸治疗的相关报道较少，但埋伏牙若能通过正畸牵引至正常位，将能极大地改善 CCD 患者的面型，并且提高其咀嚼等功能。

2）Gardner 综合征：具有硬纤维瘤、多发结直肠息肉、骨瘤三大特征表现。约 1/5 的患者有牙瘤、额外牙、埋伏阻生牙等口腔表现，且口腔异常症状通常较结肠直肠息肉出现早，对该病的早期诊断与治疗十分关键。

3）外胚层发育不良综合征：主要临床表现"三少"，即少汗、少毛、少齿。患者的牙齿发育性缺陷表现多为牙齿缺失或牙形态异常，有时可伴发多颗牙齿的埋伏阻生。

（4）其他：放射线伤害、发热性疾病、营养不良如维生素 D 缺乏、急慢性传染病如艾滋病毒感染等。

2. 局部因素

（1）萌出间隙不足：如乳牙早失、邻牙移位、颌骨发育不良等均可引起相应恒牙萌出间隙不足，导致阻生。

（2）牙根畸形：临床上以上颌中切牙多见，表现为严重的弯根与短根现象。

（3）牙胚位置不正：如果牙胚位置过高，则萌出道过长，萌出的动力完全消失后仍不能达到正常位置而导致阻生。

（4）牙瘤及额外牙：由于存在牙瘤、额外牙等，导致恒牙萌出道受阻，难以正常萌出而发生阻生（图 10-3、图 10-4）。

（5）乳牙滞留：乳牙滞留可引起邻牙移位，使相应恒牙萌出间隙不足，加重其阻生。

（6）外伤：乳牙期牙齿或颌骨受到外伤，使恒牙牙胚位置、萌出方向发生改变，导致阻生；外力的作用还可能使恒牙根受损，影响其生长、发育、萌出，导致阻生；乳牙嵌入伤可直接损伤后继恒牙胚，或导致恒牙胚向萌出相反方向移位，这种损伤对恒牙胚发育的影响最为严重。

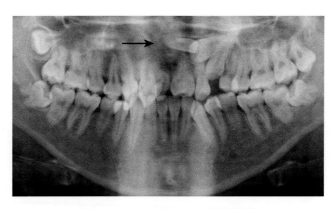

图 10-3　额外牙影响恒牙萌出通道

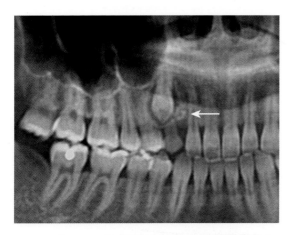

图 10-4　牙瘤及乳牙滞留导致恒牙阻生

（7）乳牙的根尖病变：乳牙根尖感染可扩展到恒牙胚的牙囊周围，导致釉质上皮化生、牙本质形成障碍，恒牙胚发育、萌出停止。

（8）牙龈黏膜增厚：乳牙早失，局部牙龈组织增生、肥厚，导致恒牙胚萌出受阻，多见上颌中切牙。

（9）原因不明的病例：有相当一部分患者在乳牙期有不同程度的外伤史，但往往记忆模糊，病史叙述不详。以中切牙多见，形态异常者居多。

3. 某些位置牙埋伏阻生的特别原因

（1）上颌切牙：上颌切牙埋伏阻生的病因有萌出间隙不足、乳牙滞留、额外牙、牙瘤、邻牙移位、乳牙外伤、牙齿发育畸形、牙胚易位、萌出方向异常、根骨粘连、牙的囊性变等。其主要原因是牙胚位置异常、牙冠或牙根形态异常所致（图 10-5）。上颌侧切牙发生埋伏阻生的病因与上颌中切牙相似。此外，还有一个重要的原因是全身系统性疾病在口腔的表现，颅骨锁骨发育不全综合征或外胚层发育不良引起的。

（2）上颌尖牙：上颌尖牙的萌出路径较长，且萌出顺序较晚，一般在前磨牙之后萌出，如受各种因素的影响出现前磨牙前移，则尖牙易受阻而发生唇向或腭向错位。牙列拥挤，萌出间隙不足是造成尖牙唇侧埋伏阻生的重要原因，而许多腭侧埋伏阻生的尖牙所处牙列无拥挤，可能与相邻侧切牙的先天缺失或牙根发育异常密切相关。乳牙牙根吸收受阻或乳牙滞留也将造成恒尖牙易位萌出甚至埋伏阻生（图 10-6）。外伤亦可导致正常位置的恒尖牙牙胚移位，致恒尖牙埋伏阻生。某些疾病的影响如唇腭裂、少汗性外胚层发育不良、颅骨锁骨发育不全综合征也会出现尖牙萌出受阻，更为常见的唐氏综合征（Down syndrome），曾称先天愚型，是人类的第 21 对染色体的三体发生变异造成的，这类患者除了面容特征异常外，口腔内常见牙齿大小、形态和数目的异常。有关报道提出，唐氏综合征患者上颌埋伏尖牙的患病率可高达正常人群患病率的 10 倍。

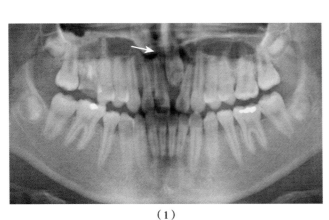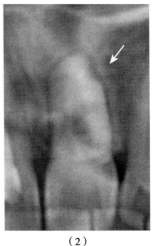

（1）　　　　　　　　　　　　　　　　（2）

图 10-5　21 牙根形态异常所致埋伏阻生
（1）治疗前　（2）治疗后，可见牙根形态异常

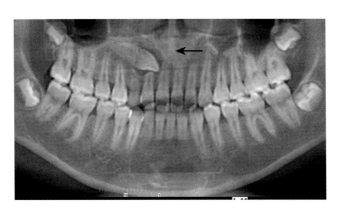

图 10-6　乳牙滞留致恒尖牙埋伏阻生

（3）下颌尖牙：下颌尖牙埋伏阻生与间隙不足和全身性因素相关。下颌尖牙埋伏阻生的发病率较低，仅为上颌尖牙的 1/5，这可能与上下颌牙齿的萌出顺序不同有关。下颌尖牙一般在前磨牙之前萌出，因此下颌尖牙埋伏阻生的发病率相对上颌尖牙低。

二、埋伏阻生牙的检查诊断方法

对埋伏牙形态和位置进行正确判断是治疗成功的第一步，也是评估治疗难度和预后、选择治疗方法的依据。了解埋伏牙的形态大小，并正确定位埋伏牙位置、冠根走向以及埋伏牙与邻牙的位置关系，直接关系到最佳治疗方案的确定。对埋伏牙的检查方法可分为 3 种：临床检查、传统二维 X 线片、计算机 X 线断层扫描技术（computed tomography，CT）。

1. 临床检查　埋伏牙区域内可见正常牙位恒牙缺损，有时伴有乳牙滞留、额外牙、邻牙倾斜、间隙不足等，表浅的埋伏牙可见局部黏膜隆起。临床检查只作为发现埋伏牙的一种方法,无法进行确诊及判断埋伏牙的形态和位置,通常需要拍摄 X 线片。

2. 传统二维 X 线片 包括根尖片、咬合片、曲面体层片和头颅侧位片等,这些检查方法进一步明确了埋伏牙的存在,也可以对埋伏牙的形态和位置进行初步判断。然而,由于传统二维 X 线片存在分辨率不够高、影像重叠、变形放大等缺陷,不能准确反映埋伏牙冠根形态、生长方向、与邻牙位置关系等情况,亦不能准确判断牙齿发育及萌出障碍情况;而定位头颅侧位片主要用于评测颌骨发育状况,其牙齿影像相互重叠,提供的信息有限。

3. CT 随着医学影像技术的发展,CT 检查在埋伏阻生牙中的应用越来越受到重视,也成为埋伏阻生牙的重要辅助检查手段。螺旋 CT 是针对全身扫描而设计的,能对前牙埋伏牙进行准确的三维定位,即埋伏牙的形态、唇腭向位置关系和埋伏牙的长轴倾斜及与邻牙的位置关系,为选择暴露埋伏牙手术提供准确依据,但对牙根有弯曲(钩形牙)、牙冠倒置和牙齿长度发育不足的埋伏牙,确定其长度有一定欠缺。CBCT 可以精确地了解埋伏牙的形态、位置、与邻牙的关系以及邻牙有无移位或根吸收等,在复杂埋伏牙病例中得到越来越广泛的应用,提高了临床医师诊断治疗埋伏牙的水平。

三、埋伏阻生牙的治疗原则

埋伏牙明确诊断后,根据埋伏牙的发病原因、阻生方向、部位和生长方式,结合患者的面型、骨骼关系及咬合进行全面的分析,同时考虑患者的意愿制订全面的治疗方案。牙齿有一种向牙齿殆面及切端方向生长的自然趋势,对具有萌出潜力的埋伏阻生牙可以先行观察,必要时助萌治疗;对已无萌出潜力的埋伏牙,可以通过外科暴露联合正畸牵引进行治疗。埋伏牙萌出潜力的评估可依据 X 线片,根尖呈喇叭口,牙根长度小于最终牙根长度的 3/4 时,则具有一定的萌出潜力。

对埋伏阻生牙的治疗通常有外科手术-正畸联合导萌、助萌治疗、手术拔除、自体牙移植几种方法。

1. 外科手术-正畸联合导萌 采用外科手术暴露牙冠后进行正畸牵引。适用于位置较深、错位较大、骨阻力大不易萌出的埋伏牙,是埋伏牙治疗的常用方法。

2. 助萌矫治 单纯外科手术暴露的方法,在局麻下切除部分牙冠咬合面的牙龈或增厚的牙龈纤维组织(图 10-7),充分暴露牙冠,待其自然萌出。适用于埋伏牙生长方向正确,具有一定的萌出潜力,阻力仅限于萌出道上的黏膜骨膜,牙弓内有足够的萌出间隙者。如因乳牙早失等

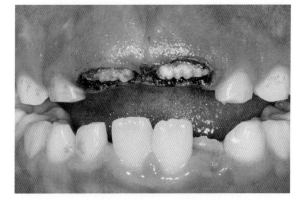

图 10-7 切龈助萌术

原因造成的间隙丧失,需做术前正畸治疗,扩展并保持足够的萌出间隙;如牙齿发育无明显异常,垂直阻生和部分倾斜阻生的恒牙,在去除埋伏阻生因素后,可待其自行萌出,萌出后再辅以正畸治疗(图 10-8)。

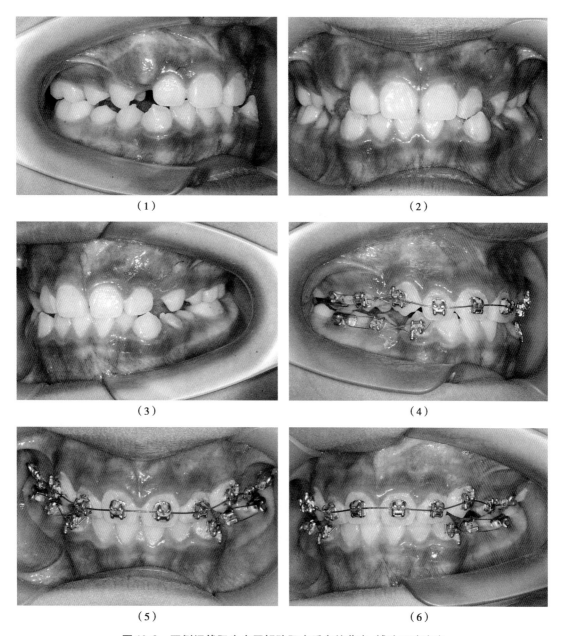

（1）　　　　　　　　　　　（2）

（3）　　　　　　　　　　　（4）

（5）　　　　　　　　　　　（6）

图 10-8　双侧埋伏阻生尖牙解除阻力后自然萌出,辅助正畸治疗
（1）治疗前右侧面观　（2）治疗前正面观　（3）治疗前左侧面观　（4）治疗
后右侧面观　（5）治疗后正面观　（6）治疗后左侧面观

3. 手术拔除　对于冠根成角、牙根短小或变异、倒置阻生或低位阻生的埋伏牙也应该考虑拔除。如埋伏牙牵引不易成功又需要进行拔牙矫治的患者可以考虑优先拔除埋伏牙。

四、埋伏阻生牙外科-正畸联合导萌适应证与禁忌证

（一）适应证
外科手术暴露埋伏牙加正畸牵引萌出需满足如下条件:

1. 牙根已经完全发育成形并且埋伏在颌骨中的阻生牙。

2. 位置异常或是有牙根、牙冠弯曲的，无法自然萌出的阻生牙。

3. 因萌出迟缓，可能出现萌出间隙不足的阻生牙。

4. 埋伏牙的位置和生长方向与邻牙的关系密切，确定无骨粘连，位于鼻棘附近的埋伏牙不能自行萌出者。

5. 有额外牙、囊肿、牙瘤等阻碍牙齿萌出者。

6. 有足够的萌出间隙，萌出间隙不足时可通过扶正邻牙而扩大间隙或拔牙减数法创造间隙者。

7. 年龄最好小于 30 岁。文献报道，成年患者上颌埋伏尖牙行牵引治疗的成功率为 69.5%，导萌疗程为 12.1 个月；未成年患者成功率为 100%，导萌疗程为 5.5 个月，其差异均具有统计学意义。在该研究中未导萌成功的患者年龄均大于 30 岁。Langlade 等指出当埋伏牙患者年龄超过 45 岁时，导萌成功的概率几乎为零。随着患者年龄的增大，导萌成功率会下降，疗程延长，其原因可能是牙齿长期埋伏发生了一些病理性改变，如牙根与周围牙槽骨粘连，影响牙齿的牵引萌出。

（二）禁忌证

1. 因全身统性疾病或自身因素无法承受手术的患者。

2. 阻生牙牙冠接触邻牙根部，导致邻牙根尖病变或根尖吸收的阻生牙应该尽早拔除。

3. 倒置型（逆生）阻生牙和牙根过度弯曲的阻生牙，如果选择开窗助萌术，手术创面比较大，而且术后正畸牵引治疗相对复杂、牵引时间长，可能给患者带来较大的心理和经济负担。倒置型（逆生）阻生牙的牙根形态短小，牙齿难以长期保留；牙根过度弯曲，即使将牙冠牵引至牙列后，弯曲的根尖部可能暴露于牙槽骨外，还需进一步手术治疗。因而在临床上阻生牙牙冠与正常牙列牙轴倾斜度大于 90°、牙根弯曲大于 60°者，应予拔除。

五、埋伏阻生牙外科导萌术

外科手术暴露埋伏牙是牵引治疗的重要环节，为导萌和牵引创造条件。外科导萌的施术时间，一般是通过正畸的方法在牙列上为埋伏牙的萌出扩展出足够的空间之后；常见的手术方式主要有环切导萌术和翻瓣导萌术。

（一）环切导萌术

环切导萌术即开窗导萌术，适用于埋伏牙位于牙槽突的颊侧或者腭侧的病例，部分牙冠已穿出牙槽骨骨壁或接近牙槽骨表面，临床检查埋伏牙所在区域的黏膜隆起，可触及较硬的骨质或牙齿；X 线片或 CT 片显示埋伏牙在牙槽骨的一侧（或在颊侧或在腭侧），表面无骨质或表面骨质菲薄。手术时在埋伏牙所在的部位、骨质或牙齿最突起处的牙龈黏膜上，做一环形切口，切除覆盖在埋伏牙牙冠部位的部分黏骨膜，大多可暴露牙冠，少数患者需去除表面一层菲薄的骨质后方能暴露牙冠，牙冠暴露的面积要稍大于托槽网状底板，以便粘接托槽。环切导萌术一般采用局部浸润麻醉即可，唇颊侧牙龈黏膜较薄，局部无知名血管，电刀切除黏骨膜开窗后局部止血效果好；腭侧黏膜较厚，前牙区环切可能涉及鼻腭血管，前磨牙区环切可能涉及腭大血管及其分支，出血较多，术中应有良好的止血措施。环切助萌术具有手术定位准确、创伤小、操作简单、牵引附件脱落后仍可再次粘接等优点，但是远期观察牵引治疗后常出现牙周组织附着不足的缺点。

（二）翻瓣导萌术

翻瓣导萌术在牙槽嵴上翻开黏骨膜瓣后，于牙槽骨上开窗导萌的一种术式。翻瓣导萌术适用于多数骨埋伏阻生牙，尤其适用于位置较深、有骨阻力、位于牙槽骨颊腭侧之间、埋伏形式较复杂的阻生牙。

翻瓣导萌术可在局部浸润麻醉下施术。根据埋伏牙在牙槽骨颊腭侧的位置，可将手术切口设计于颊侧或者腭侧，临床以颊侧切口多见。手术切口可以是角形切口、梯形切口或弧形切口，无论哪一种切口，其顶部均设计在牙槽嵴上被正畸扩展出来的间隙处。临床以角形切口较常用，角形切口的侧切口应设计在远中，以免影响美观。切开黏骨膜直达骨面，翻开黏骨膜瓣显露骨面，根据 CT 显示的部位在骨面开窗去骨，显露部分牙冠，有牙囊者应去除部分牙囊壁显露牙冠。通过钻孔或少量去骨等方式，去除埋伏牙萌出道上的部分骨阻力。

隔湿、吹干牙面，粘接矫治附件如带橡皮圈的托槽或者舌侧扣等。将黏骨膜复位，橡皮圈或牵引簧等置于黏骨膜瓣深面，黏骨膜瓣对位缝合，橡皮圈从牙槽嵴顶的切口或根据牵引方向的需要，从伤口内引出，进行闭合式牵引。

翻瓣导萌的方法与牙齿的正常萌出很相似，符合牙周组织的生长附着环境，治疗完成后牙龈外形及牙槽骨等牙周组织附着均较好、明显优于环切导萌的方法，且术中可直视埋伏牙的位置及邻牙关系，利于正畸牵引（图 10-9）。

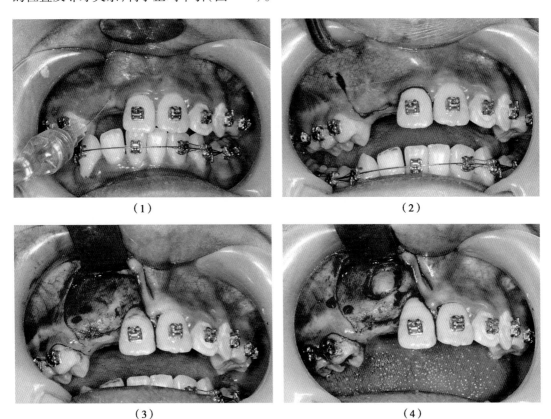

（1）　　　　　　　　　　（2）

（3）　　　　　　　　　　（4）

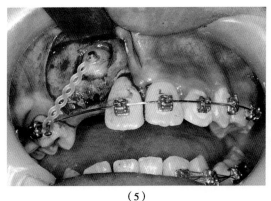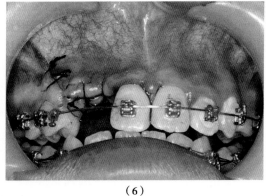

（5）　　　　　　　　　　　　　　　　　　　　（6）

图 10-9　外科-正畸联合导萌术

（1）局部浸润麻醉　（2）外科导萌术角形切口　（3）翻开黏骨膜瓣　（4）骨面开窗显露牙冠
（5）粘接托槽及悬挂弹力链圈　（6）黏骨膜瓣复位缝合

（三）手术技巧

1. 牙囊壁是牙胚的一部分，可以生发牙骨质和牙周韧带。在外科开窗暴露埋伏牙时，囊壁应尽量保留，仅切除少许牙囊壁，以能够粘贴托槽即可。如牙囊切除范围过大，不仅会影响牙胚牙根的发育，也会影响牙周组织的生长。在正畸牵引导萌时，囊壁与口腔黏膜会发生融合，建立正常的牙周组织附着。

2. 牙冠暴露面积能够粘接矫治装置即可，去骨过程要缓慢轻柔，可使用超声刀逐层去骨，避免用高速涡轮机每次去骨过深过多伤及牙冠，尤其要避免伤及釉牙骨质界，以免牙龈退缩。开窗面积过大，过度暴露埋伏牙，可能造成釉牙骨质界的潜在机械损伤，从而发生进展性牙根颈部吸收。

3. 对于埋伏牙的萌出通道上的骨质，可以通过钻孔、少量去骨的方式，减少牵引过程中的骨阻力，去骨及钻孔量应根据骨质密度灵活掌握。应该强调的是，去骨时必须至少保留牙槽嵴顶至根方 5mm 的骨质，这样有助于牙齿萌出后，建立一个良好的牙周组织附着。

六、埋伏阻生牙正畸导萌治疗

（一）治疗时机的选择

为防止根端吸收，正畸牵引最佳时机应在埋伏牙根尖孔闭合时进行。即中切牙在 10 岁（包括 10 岁）以后，尖牙 13 ~ 15 岁，前磨牙 16 岁以后。

（二）正畸牵引步骤

埋伏牙正畸牵引治疗通常可分为开展间隙、外科手术、粘接矫治附件和牵引加力、正畸排齐牙列 4 个步骤。

1. 开展间隙　通常使用固定矫治器，可采用拔出第一前磨牙、扩弓、推磨牙向远中、集中牙列散在间隙及镍钛推簧局部开展间隙等方法，并维持间隙。使用足够尺寸的主弓丝稳定牙弓，可用较粗的圆丝、方丝，如 0.020in（1in = 2.54cm）圆丝和 0.019in×0.025in 的不锈钢方丝，粗丝可对抗牵引力的反作用力，避免对邻牙的倾斜压入。必要时应用腭弓或口外弓甚至种植钉等来加强支抗。

2. 外科手术　可采用环切导萌术和翻瓣导萌术暴露埋伏牙,后者因牙周组织附着较好成为主要的手术方法。含牙囊肿患者可同时进行囊肿刮除以及正畸牵引导萌。

3. 粘接矫治附件和牵引加力　外科手术暴露埋伏牙后立刻粘接矫治附件,并尽早开始牵引,最迟不得超过2~3周。牵引附件有舌侧扣、牵引钩或托槽等,粘接前需进行彻底地止血、隔湿,确保粘接的牢固性,因一旦术后施力时松脱,则需重新行翻瓣手术粘接附件,增加了患者手术和精神上的痛苦。牵引力源可以使用弹力线、弹力链圈、拉簧、NiTi辅弓、垂直曲等。牵引力源一般固定在主弓丝上,如患者为混合牙列早期或缺牙较多、覆𬌗较浅的,可结合活动矫治器,在基托上设计拉钩或弹簧,把牵引力量转移到腭穹隆和牙槽嵴上。如埋伏牙错位较大,直接通过主弓丝牵引可引起邻牙的牙根吸收,可植入种植钉,通过种植钉支抗牵引,待错位变小或方向较正常以后再通过主弓丝牵引。还可采用对侧牙来增强支抗或上下对称埋伏牙直接垂直交互牵引。无论使用何种装置,强调使用弱而持久的力(牵引力为50~60g,一般小于100g)。牵引的速度不宜过快,否则会造成附着龈丧失、牙龈退缩或牙槽边缘支持骨丧失。依据埋伏牙萌出的位置不断调整牵引力的方向,牵引力的方向应向备好的间隙处,同时使埋伏牙预期萌出路径避开邻牙牙根,避免造成邻牙的根吸收,并尽量使埋伏牙通过牙槽嵴顶萌出。

4. 正畸排齐牙列　埋伏牙被牵引出龈、暴露足够牙冠后,需将牙冠上的附件拆除,更换为标准托槽,使用常规正畸排齐方法排齐整平牙列,使矫治牙在牙弓上达到理想位置。随着检查诊断和固定矫治技术的提高,一些以往常规拔除的冠根倒置弯根埋伏牙可以选择保留,进行正畸牵引治疗。

七、埋伏牙导萌治疗常见问题及处理

导萌治疗之中的并发症主要是支抗丧失,导萌治疗之后则易发生牙周附着不良,其表现主要是牙龈退缩、牙冠过长等,尤其是采用开窗术+正畸牵引。因此在手术方式的选择上需要灵活根据实际情况综合考虑,尽量选择自行萌出的方式,如果无法取得良好的效果再实施闭合式助萌术。科学地设计正畸牵引的方向、力值、速度,有效地控制支抗,尽量使埋伏牙通过牙槽嵴顶萌出,同时矫治过程中注意维护牙周健康。并发症的发生重在预防以及避免,因此应着重对以下几方面进行注意:

1. 埋伏牙或邻牙机械性损伤　由于术前定位不准确或手术操作不当,术中开窗去骨显露埋伏牙时,可能误伤埋伏牙或邻牙。术前CBCT有助于准确定位,合理选择手术径路和手术方式,超声骨刀开窗去骨、逐层去骨、谨慎使用涡轮机等,可防止误伤埋伏牙或邻牙。

2. 牙周附着不良　牙周附着不良多因定位不准、术中操作不当等导致埋伏牙的釉牙骨质界暴露,从而引起术后牙龈退缩、牙冠过长、牙槽支持边缘骨丧失等。术前应对埋伏阻生牙的高度、长轴倾斜、唇舌向的位置及其与周围邻牙的位置关系进行准确的判断。在实施导萌治疗过程中及时对埋伏牙的牙周情况进行检查,并根据实际情况选择龈下刮治术以去除龈下菌斑,避免发生牙周附着不良。此外,牵引力大小和牵引速度也将影响附着龈的丧失和退缩,尽量使埋伏牙在附着龈区、牙槽嵴顶萌出,避免在牙槽黏膜区萌出,以免导致附着龈和边缘骨的丧失及龈缘充血。

3. 牙髓活力下降或坏死　有研究报道,有一定比例的患者埋伏牙牵引出来后出现了牙髓活力的改变,轻者牙髓活力下降,重者牙髓坏死。当埋伏阻生牙牙根距离牵引点距离较远时,过长时间的牵引导萌,可出现患牙的牙根吸收,同时发生牙髓活力的不可逆改变。另外,导萌牵引力对患牙的过度扭转和牵拉引起牙髓拉伸和血运改变,从而引发其牙髓活力的改变。为减少牙髓损伤,牵引力值控制在 50~60g 为宜,最大不可超过 100g。发生牙髓活力坏死者应根据具体情况而选择拔除或根管治疗。

4. 邻牙牙根吸收　某些埋伏牙在萌出以前常存在较大的牙囊,牙囊逐步扩大形成发育性囊肿,发生牙槽骨或邻牙牙根吸收。因此,伴有较大牙囊、发育成熟、适合牵引导萌的埋伏牙,应及时进行埋伏牙开窗,消除囊内压力,防止囊肿形成造成邻近骨质或牙根吸收,并进行牵引导萌。

牵引导萌方向、角度、力量的偏差,一方面可使埋伏牙的牵引遇到邻牙的阻力,另一方面也可造成邻牙牙根吸收。术前应准确判断阻生牙齿的阻力来源,灵活设计牵引方向,避开邻牙牙根的阻挡,牵引的方向应按照无压迫无阻挡的原则,将埋伏阻生牙向备好的间隙处牵引,牵引过程中应定期拍摄 X 线片,根据埋伏牙移动的方向、角度、速度等,随时调整牵引的方向、角度、力量等,以免挤压邻牙,造成邻牙牙根的吸收。

5. 支抗丧失　由于患者年龄不同,支抗牙的发育情况也各不相同,年龄较小的患者支抗牙常是未发育完成的年轻恒牙或乳牙,矫正治疗过程中容易发生牙槽骨改建,导致支抗牙发生压低、倾斜等。成人患者的埋伏牙则易出现固着性粘连,因此临床医师需要在手术前认真阅读 X 线片,尤其注意牙齿界面未清楚显示的患者,合理选择控制支抗的方式和调节支抗力的大小,以免发生支抗丧失。

6. 黏膜感染　有研究报道,经正畸牵引的埋伏阻生牙术后发生感染率可高达 23.15%,随患者年龄增大感染率升高,且与其他年龄段相比,40~49 岁患者伤口感染率更为显著。唇(颊)侧埋伏阻生者较舌(腭)侧感染率更高,可能因为托槽粘接在牙冠唇(颊)侧,其表面覆盖牙龈黏膜较薄,托槽的长期慢性刺激影响局部血供;某些闭合式牵引者,由于托槽和牵引装置的存在,使牙龈黏膜与牙槽骨面不能贴合,中间有一定的腔隙,该腔隙通过牵引装置与外界相通,从而更容易发生感染。因此术前应合理选择外科导萌手术方式,术中严格执行无菌操作原则,术后注意口腔卫生,防止感染。一旦发现感染,应及时采取相应措施控制感染。

7. 附件脱落　术后牵引附件脱落,需要进行 2 次手术,重新粘接附件。因此首次粘接时应注意,粘接前应充分隔湿、避免污染,选择适宜的粘接材料及附件,牵引过程中合理调节牵引力量,防止附件脱落、弹力链圈(弹力线)弹性过度消减影响牵引。

8. 导萌失败　导萌的失败可由多方面因素造成,一是术前对埋伏牙评估失误,因埋伏牙周围牙槽骨粘连、患者年龄较大等原因,患牙本身不具备足够的萌出潜力;二是牵引方向不当,导致牵引过程中受到邻牙或者骨板的阻力影响埋伏牙的牵出;三是术前未预留充足的牵引空间,埋伏牙无法萌出;四是治疗方案不合理,比如腭侧骨板和黏膜较厚,如果没有去除一定的骨质,埋伏阻生牙较难牵引到位。

尽管埋伏牙牵引导萌治疗时间较长,也可能出现一些牙周的骨性粘连、牙髓坏死、牙根吸收等并发症,甚至有牵引失败的可能性,但外科手术-正畸联合导萌使得埋伏牙得以萌出入列,保留了天然牙,也保持了牙列的自然形态,避免了其他不尽完美的治疗方式,是目前最佳的治疗方法。

（蔡 萍）

第十一章 牙槽骨皮质切开辅助正畸治疗术

随着公众生活水平和口腔健康意识的提高，以及现代社会对审美观念的强调，有越来越多成年人与青少年接受正畸治疗。青少年处于生长发育期，利用其发育优势，有利于牙齿的正畸移动；但青少年的口腔保健意识尚不健全，加之正畸治疗周期较长，除给青少年学习、生活、社交等方面带来不便外，还可能给患者造成龋病、牙周病等诸多口腔问题。成人患者在心理、生理、临床可行性上与青少年患者有着较大的区别：

1. 成人患者对治疗效果更加关注于面型和牙齿美学，更希望在较短的周期内完成正畸治疗。

2. 成年人牙齿、颌骨及软组织生长发育已基本完成，不能利用生长潜力进行治疗，也不能选择引导生长的治疗手段，单纯移动牙齿或者结合手术成为了主要的矫治方法。

3. 成人的适应性改建能力较青少年弱，骨组织代谢慢，牙齿移动速度、移动范围有限。

4. 成人患者在正畸过程中的牙周炎、牙根吸收等并发症更加突出。

5. 术后需要长时间的保持以维持正畸效果。

考虑上述诸多因素，如何提高正畸效率、缩短治疗时间、使牙齿在颌骨中更快更安全地移动、正畸后效果的维持，已成为正畸学者和临床医师迫切希望解决的难题，也将是正畸治疗发展的必然趋势。牙槽骨皮质切开辅助正畸治疗术（corticotomy-assisted orthodontic treatment，CAOT）的提出和临床应用，打破了常规正畸的诸多局限。在此基础上，有学者提出了"牙周辅助加速成骨正畸治疗"（periodontal accelerated osteogenic orthodontics，PAOO）或称"加速成骨正畸治疗术"，通过骨皮质切开术结合牙槽骨增量术，在加速正畸移动牙齿的同时，增加相应部位牙槽骨的厚度和骨量，为加速正畸治疗提供了新的思路和方法。

一、骨皮质切开辅助正畸治疗术的理论基础

（一）牙齿移动的一般规律

1957 年 Reitan 研究了一例 12 岁患者的尖牙远中移动情况，首先发现牙齿移动的一般规律表现为：快速-迟缓-快速三个阶段。第一个快速牙移动阶段为受力后 5～7 天，牙周膜和牙槽骨受到压力后发生弹性改变，牙齿位置变化大。迟缓阶段为牙齿受力后的 7～21 天，牙周膜和牙槽骨的弹性变化已达到极致，牙无机械性位移，牙齿位置变化不大；此期主要为组织学变化，牙槽骨与牙体之间的牙周膜发生透明样变，阻止牙齿进一步的移动。第二个快速牙

移动阶段在加力后的第四周开始,经组织学塑建、压力侧透明样变清除,压力侧的牙槽骨与牙体之间因骨吸收形成了较大间隙,当施加适当的矫治力后,牙齿可以继续移动(图11-1)。

(二) 组织学变化

患者佩戴矫治器后,矫治器产生的力作用于牙齿、颌骨和肌肉等,产生一系列的组织学变化。

1. 牙周膜的变化　当适当大小、持续的矫治力作用于牙齿后,牙周膜产生代谢改变,压力区牙周膜组织受挤压而紧缩,牙周间隙减少,血管受压,胶原纤维和基质降解、吸收,并分化出破骨细胞;张力区的牙周膜纤维沿张力区被拉升变长,牙周间隙增大,胶原纤维和基质增生,并有成纤维细胞增殖,成骨细胞分化,成骨细胞在骨组织表面形成骨样组织,沿拉伸纤维束沉积、包埋。此时牙会出现一定程度的松动,牙周膜方向发生变化,之后牙周膜发生重新排列和附着,改变后的牙周膜将牙支持在新的位置,并逐渐恢复正常牙周间隙的宽度。

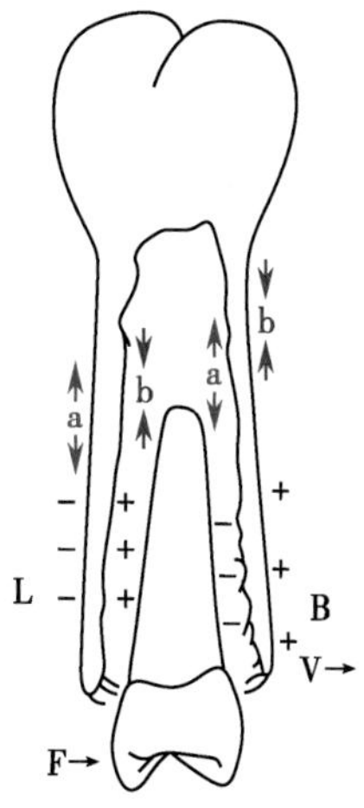

2. 牙槽骨的生物学变化　在张力区的牙槽骨内侧面,成骨细胞活跃,有新骨沉积。而在压力区牙槽骨牙周膜面,固有牙槽骨将被吸收,表面出现蚕食状吸收凹陷,此区牙周膜中常见破骨细胞,牙槽骨的吸收主要由

图11-1　牙槽骨重建的过程
F. 正畸力;L. 舌侧骨皮质板;B. 颊侧骨皮质板;+. 压力;−. 张力;热张力(红色的 a)和压力(蓝色的b);V. 牙槽骨形变方向

破骨细胞完成。此外,与其相对应的骨松质面出现成骨细胞,并有新骨沉积。骨组织的变化涉及牙槽内外骨板,出现相应的增生和吸收,以维持原有的牙槽骨结构和骨量。

牙槽骨吸收有两种形式:直接性骨吸收(directly bone resorption)和潜行性骨吸收(undermining bone resorption)或间接性骨吸收。直接骨吸收为发生在受压侧牙槽骨正表面的骨吸收,没有透明样变形成。潜行性骨吸收为牙周膜受压后形成无细胞的透明样变性结构,此时不会出现直接性骨吸收,破骨细胞在相应的透明样变性组织区的牙槽骨髓腔侧,或从透明样变周围的牙槽骨表面进行潜行性骨吸收。适当大小的力会导致直接性骨吸收,而过大的力则会导致潜行性骨吸收;前者牙齿随牙槽骨重建过程移动,后者需待潜行性骨吸收完成后牙齿才开始移动。

3. 牙龈组织的变化　正常情况下,正畸过程中牙龈组织的变化是很微弱的,对治疗效果的影响较小。在牙齿移动过程中,压力侧牙龈微有隆起,张力侧略受牵拉,牙龈上皮组织和固有层结缔组织有些增减与龈缘调整,其形态因牙齿移动而塑建。但如果正畸过程中忽略了口腔卫生保健,可能会出现不同程度牙龈的激惹,甚至牙龈附着破坏,导致牙龈的退缩。

(三) 骨皮质切开辅助正畸治疗术的相关研究

Kole 于 1959 年的研究,首先通过手术在牙齿近远中和颊舌侧骨板进行骨皮质切开,保留骨松质的连续性,通过根尖下截骨术连接骨皮质切口,形成完整的牙骨块,在去除骨皮质阻力后,牙齿与周围骨块形成整体,施加正畸力后有加速移动的现象,并逐步形成为"骨块移动理论"。

1983 年 Frost 的研究发现,骨皮质切开术造成的创伤可以对局部组织的愈合产生影响,引起的骨质的加速改建现象,称为"局部加速现象"(regional acceleratory phenomenon,RAP)。

局部加速现象的机制,是外科造成的损伤可以对间充质细胞、毛细血管和淋巴系统等产生刺激,使细胞调节机制发生改变,打破了破骨细胞和成骨细胞之间的平衡,从而加速骨改建。

Dr. Yaffe 和 Dr. Binderman 于 1994 年对局部加速现象进行了更深一步的研究,结果显示局部加速现象在颌骨上也可以发生,实验在大鼠身上进行,对大鼠下颌骨行骨膜翻瓣术后,发现局部的骨皮质有加速吸收现象。

Dr. Wilcko 等人在 2001 年的研究发现局部加速现象一般发生在骨皮质切开术后的数天内,1~2 个月达到高峰,其效果持续 3~4 个月,通过计算机扫描监测患者牙齿的移动过程,发现并不是早期人们认为的骨块的整体移动,而是牙槽骨自身短时间的脱矿和再矿化过程,这一点恰好符合局部加速现象过程。在此基础上,Wilcko 提出了 PAOO,通过 PAOO 可以减少正畸治疗周期,增加牙槽骨的高度和宽度,减少正畸过程中的牙根吸收,提高了正畸治疗的稳定性,降低了复发率。

研究表明,RAP 是骨皮质切开术加速牙齿移动的根本原因,其原理为在骨组织受到创伤后,创口附近的牙槽骨进入短暂的骨质减少状态,伴随骨吸收以及溶骨现象。在此分解代谢过程中骨密度降低,但牙槽骨骨量没有减少,这时施加正畸力使得牙根周围的骨基质和骨胶原软组织发生移动,刺激了骨质再矿化,导致新骨的沉积和类骨基质的再矿化,重新包绕牙根。临床上,在患者需要移动牙齿的牙槽骨的颊侧或舌侧骨皮质进行外科切开,在牙槽骨愈合期间对该牙齿施加正畸力,使牙移动、牙槽骨改建,从而达到加速正畸治疗的目的。

二、骨皮质切开辅助正畸治疗术的优势及临床注意事项

(一) 骨皮质切开辅助正畸治疗术的优势

CAOT 的优势主要表现在以下几个方面:

1. 适合各年龄段的人群。在牙周组织健康及排除手术禁忌证的情况下,11 岁至 77 岁的人群均可施行。

2. 缩短了正畸治疗周期。利用此技术可将正畸治疗时间缩短为常规治疗时间的 1/3~2/3。

3. 减小了牙齿移动过程中骨质带来的阻力,使正畸治疗中的牙根吸收、牙髓变性和牙周膜玻璃样变等不良反应减少。

4. 同期骨增量术的施行,预防正畸治疗中的可能出现的牙根暴露、骨开窗及骨开裂等并发症;为经过正畸治疗后的牙齿提供了更稳固的骨支持,并且有效降低了术后复发的可能;增加了牙槽骨的高度和厚度,有助于改善患者的牙槽骨丰满度及面型,降低了术后牙龈退缩的风险。

5. 减少了口外矫治器如面弓、头帽等的使用。

6. 可配合微螺钉型种植体提供支抗控制联合治疗。

(二) 骨皮质切开辅助正畸治疗术临床注意事项

1. 与其他外科手术相同,骨皮质切开术存在一定的危险因素,少数患者出现手术并发症,如附着龈宽度变窄、黏膜下血肿等。

2. 与常规正畸治疗相比,治疗费用增多。

3. 口腔或邻近组织发生急、慢性炎症,如牙体、牙龈、黏膜、上颌窦炎症等,需在治愈后

施行手术。

4. 骨皮质切开术不可视作骨性错𬌗的替代治疗,对于咬合偏斜、双颌骨性前突伴露龈笑、Ⅲ类错𬌗畸形等患者治疗效果有限,此类患者仍优先考虑常规正颌手术。

5. 患者需高度配合正畸治疗,遵医嘱定期复诊,否则难以获得满意的治疗效果。

三、骨皮质切开辅助正畸治疗术的适应证和禁忌证

CAOT 具有较广泛的临床适应证,常规能通过正畸手段治疗的错𬌗畸形绝大多数都适合施行。

(一) 适应证

1. 解除拥挤牙列(图 11-2)。

2. 配合磁性矫治器或种植钉支抗等方法压低牙齿。适合于牙齿缺失后未行修复治疗,导致对𬌗牙伸长者(图 11-3);轻度开𬌗拟压低磨牙者(图 11-4)。

3. 拟扩大牙弓者,CAOT 辅助快速扩弓(rapid maxillary expansion,RME)可扩大腭中缝,尤其适合于生长发育基本结束或者成年患者的上颌牙弓狭窄(图 11-5)。

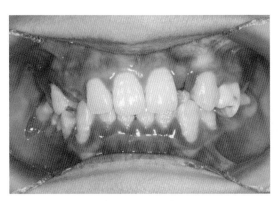

图 11-2 牙列拥挤病例

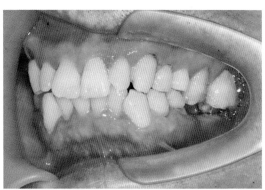

图 11-3 磨牙伸长病例

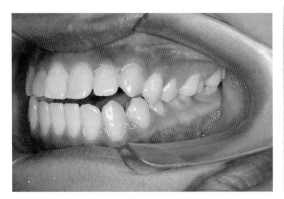

图 11-4 前牙开𬌗病例

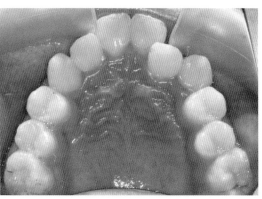

图 11-5 上颌牙弓狭窄病例

4. 关闭拔牙间隙或散在间隙。

5. 需正畸-正颌联合治疗者,配合正畸治疗。如骨性Ⅱ类错𬌗畸形(图 11-6)患者需内收上前牙,骨性Ⅲ类错𬌗畸形(图 11-7)患者下前牙舌倾需去代偿。

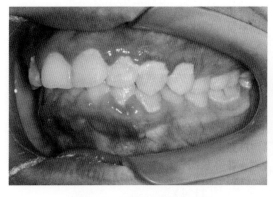 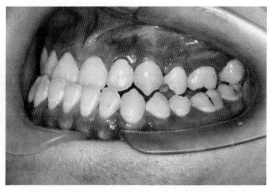

图 11-6　骨性Ⅱ类错𬌗病例　　　　图 11-7　骨性Ⅲ类错𬌗畸形病例

(二) 骨皮质切开术禁忌证

1. 全身情况不适宜施行手术者。

2. 牙周疾病患者。

3. 牙根已吸收者。

4. 口腔或颌骨内有良、恶性肿瘤者。

5. 某些疾病,如骨质疏松、骨软化症、骨硬化症及类风湿性关节炎。

6. 曾服用二膦酸盐类药物者。

7. 长期接受皮质类固醇药物治疗者。

四、骨皮质切开手术过程

在进行骨皮质切开术辅助正畸牙移动之前,要根据患者的情况进行多学科(包括口腔颌面外科、正畸、牙周科等)的会诊讨论,进而确定最终的治疗计划。骨皮质切开术根据手术是否翻瓣可分为开放式手术和闭合式手术两种术式。

(一) 开放式牙槽骨皮质切开术

该术式目标区域进行牙龈切开、翻瓣,在直视牙槽骨骨面的情况下施行手术,手术视野清晰,骨皮质切开目标准确,是临床普遍采用的术式。

1. 术前准备

(1) 由正畸科医师确认需施行骨皮质切开的牙位及部位。

(2) CBCT 测量相关区域骨皮质厚度并通过三维重建视图了解牙根走向。

(3) 术前常规检查,如血常规、出凝血时间、心电图等检查,排除手术禁忌证。

(4) 术前半小时预防性使用抗生素。

(5) 完成口腔卫生维护,如牙周洁治、含漱剂漱口等。

2. 麻醉方式选择

（1）一般选择局部浸润麻醉或者神经阻滞麻醉即可获得较好的麻醉效果,满足手术需要。

（2）对轻中度牙科畏惧症患者,可在局部麻醉加笑气镇静下完成手术。

（3）对完全不能合作或重度牙科畏惧症患者,可在全麻下施行目标区域牙槽骨骨皮质切开术。

3. 手术切口设计　开放式牙槽骨皮质切开术的切口设计应遵循以下基本原则:

（1）切口设计于正畸治疗压力侧,要求手术翻瓣后能充分暴露目标区域牙槽骨骨面。

（2）牙龈瓣能有效的覆盖植骨材料,以维持一定的牙槽骨组织的高度和厚度。

（3）保持牙龈原有的形态及美观效果,保护龈乳头的完整,避免术后牙齿间形成三角间隙。

（4）切口的近远中方向至少扩展到骨皮质切开目标区域外一个牙位以上,黏骨膜瓣应剥离至牙根尖下方至少5mm。

（5）避免损伤邻近的血管神经系统(如颏神经血管等)。

（6）在唇颊侧,一般设计为龈缘梯形(图11-8)或角形切口;在腭侧,一般设计为龈缘类M形切口以避开鼻腭神经(图11-9)。

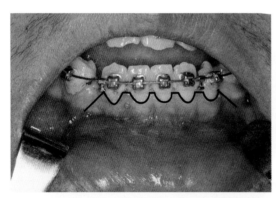
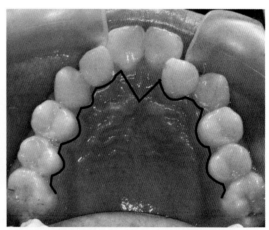

图11-8　唇侧牙槽骨皮质切开术切口设计　　　图11-9　腭侧牙槽骨皮质切开术切口设计

4. 切开翻瓣　沿手术设计的切口线切开牙龈黏骨膜,再用小骨膜剥离器由牙龈瓣的边缘或转角处剥离牙龈黏骨膜瓣,显露目标区域牙槽骨骨面(图11-10),处理好创面出血。

5. 切开牙槽骨皮质　手术时选择超声骨刀或者适当大小的裂钻,在相邻牙齿的牙根之间进行牙槽骨皮质切开,纵向切口平行于牙齿长轴方向,长度一般从牙槽嵴顶下方2～3mm到牙齿根尖下2～3mm;横向切口垂直于牙长轴方向,一般位于根尖下2～3mm,并与两侧纵向切口连接(图11-11),切口深度仅切开骨皮质达到骨髓质即可。若患者牙根表面的牙槽骨相对丰满,牙槽骨骨量充足时,可在牙根表面骨质做散在的点状或类圆形的孔隙;若患者牙槽骨骨量仅有0.1～2mm,则不宜做此类孔隙,防止对牙根造成损伤。

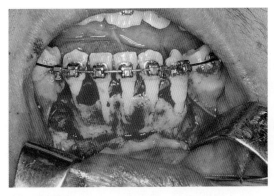

图 11-10　翻瓣显露目标区域牙槽骨

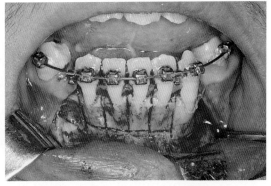

图 11-11　超声骨刀切开牙槽骨皮质

6. 植入骨移植材料　根据患者牙齿的移动计划,对牙齿的移动方向、牙齿移动最终的位置以及牙齿达到理想位置后局部牙槽骨的骨量等进行评估。对骨量不足者,植入适量的骨移植材料,以保证牙齿移动到位后牙槽骨有丰富的骨量,以及术后牙槽骨和牙龈形态的美观。常用的骨移植材有去蛋白牛骨、自体骨、脱钙冻干骨、自体骨松质等,骨移植材料应均匀分布于目标区域牙槽骨的表面,并超过骨皮质切口区域至少3mm;骨移植材料的厚度,以保证牙齿移动到位后牙根表面至少有2mm厚的骨质为宜(图11-12)。

7. 覆盖生物屏障膜　在骨移植材料的表面覆盖生物屏障膜,一方面是阻止结缔组织细胞进入将要发生骨再生的区域,另一方面是通过屏障膜为骨再生传输营养。生物屏障膜应具有良好的生物相容性,在体内可降解吸收。生物屏障膜的边缘应适当超出骨移植材料的范围(图11-13)。

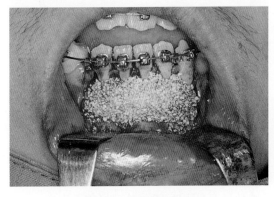

图 11-12　植入骨移植材料

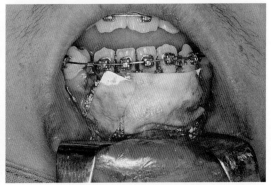

图 11-13　覆盖生物屏障膜

8. 伤口缝合　将牙龈黏骨膜瓣复位,牙龈乳头良好对位,严密缝合(图11-14)。

9. 术后护理及注意事项

(1) 保持口腔卫生,含漱剂漱口,进食稀软食物。

(2) 适量使用抗生素,防止感染。

(3) 术后疼痛可适当服用镇痛药物。术后镇痛应尽量避免使用非甾体抗炎药物,此类药物抑制前列腺素合成,降低破骨细胞的活性,可能影响正畸效果。

（4）术后 9 ~ 10 天拆线。

（5）术后两周内可行初次正畸加力,此后每隔两周复诊。

（二）闭合式牙槽骨皮质切开术

有学者认为通过翻瓣的方式施行骨皮质切开术,手术范围大、入侵性强、加速效果消失后很少有患者愿意接受二次手术。Dibar 等人于 2009 年提出微创手术方法,即不翻瓣的骨皮质切开术（piezocision）。此方法手术时只在目标牙齿唇颊侧附着龈处做纵向切口（图 11-15）,利用超声骨刀等精细切骨器械切开牙槽骨皮质,不做传统术式中的牙槽骨水平切口,其优点在于不需要牙龈翻瓣、手术创伤小、操作简单、手术具有可重复性、患者接受度较高。

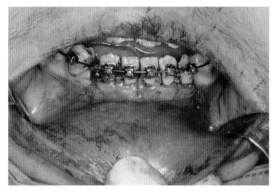
图 11-14 伤口缝合

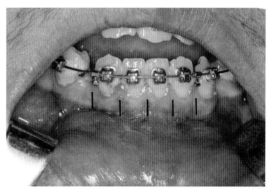
图 11-15 闭合式骨皮质切开术切口设计

由于闭合式牙槽骨皮质切开术不能在直视牙槽骨骨面的情况下操作,术者仅能凭经验及手感判断骨皮质切开的程度及范围,术前 CBCT 显得尤为重要,对相关区域牙根的走向及骨皮质厚度需作精确测量和判断。闭合式牙槽骨皮质切开术单纯的纵向切口无法行植骨术,术后骨质吸收程度及术后的稳定性评价,还需要更多的临床研究来印证（表 11-1）。拟行多处牙槽骨皮质切开术者,由于手术切口较多,不建议采用闭合式施行手术。

表 11-1 两种入路施行骨皮质切开术比较

	开放式手术	闭合式手术
入路切口设计	唇颊侧为龈缘梯形或角形切口 腭侧为龈缘 M 形切口	唇颊侧附着龈处做纵向切口
骨皮质切口设计	平行于牙齿长轴方向切口范围一般从牙槽嵴顶下方 0.2 ~ 3mm 到牙齿根尖下 0.2 ~ 3mm;垂直于牙长轴方向一般位于根尖下 0.2 ~ 3mm,切口之间相互连接	沿着入路切口,于骨下 3mm 行平行于牙齿长轴方向切口
切骨工具	合适裂钻或超声骨刀	超声骨刀
术创处理	表面植骨后缝合	缝合
术后反应	较重	较轻
操作难度	直视下操作,可避让重要神经血管,准确测量施行术区所需范围	盲视操作,对于黏膜较厚的腭侧,仅能凭手感判断
适用范围	较广	骨质较薄区域慎用

五、牙槽骨皮质切开辅助正畸治疗术展望

牙齿错𬌗畸形是世界卫生组织确定的三大口腔疾病之一,在我国的发病率更是高达70%以上。错𬌗畸形会引发诸多口腔疾病,同时还对患者的心理健康造成影响。治疗错𬌗畸形的时间较长,一般需要 2~3 年,骨皮质切开术辅助正畸牙快速移动技术的应用,可以减少 1/3~2/3 的正畸周期,因此得到了越来越多正畸医师的关注。

但是,牙槽骨骨皮质切开辅助正畸治疗术作为一种新的技术,目前尚未得到所有正畸医师和患者的认可和接受,因此在临床应用方面还局限于少数掌握了该技术的临床医师。随着对该技术进行更深层的实验研究和更多的临床病例报告,特别是分子微观层面的相关研究,将对其促进牙齿移动的效果和稳定性做出进一步的评价,相信牙槽骨皮质切开术以及PAOO 辅助牙齿快速移动的方法,将逐渐被更多的正畸医师所认可和接受,为正畸治疗提供更新的思路和更多的方法。

（贺　红）

第十二章 颌骨囊肿内牙齿袋形导萌术

一、概　述

上下颌骨内发生的囊肿称为颌骨囊肿,根据其发病原因可分为牙源性及非牙源性两大类,牙源性囊肿由成牙组织或牙演变而来,囊内可含有牙齿;非牙源性囊肿则由胚胎发育过程中残留于颌骨内的上皮发展形成(如面裂囊肿),亦可为损伤所致的血外渗性囊肿以及动脉瘤样骨囊肿等,囊内一般不含牙齿。本章主要介绍牙源性颌骨囊肿袋形术及囊内牙导萌术。

牙源性颌骨囊肿根据其来源的不同,又可分为根尖周囊肿、始基囊肿、含牙囊肿和牙源性角化囊肿。根尖周囊肿是由于根尖肉芽肿、慢性炎症的刺激,引起牙周上皮残余增生。增生的上皮团中央发生变性与液化,周围组织液不断渗出,逐渐形成囊肿,故亦可称根尖囊肿。始基囊肿发生于成釉器发育的早期阶段,釉质和牙本质形成之前,在炎症或损伤刺激后,成釉器的星网状层发生变性,并有液体渗出,蓄积其中而形成囊肿。含牙囊肿又称滤泡囊肿,发生于牙冠或牙根形成之后,在缩余釉上皮与牙冠面之间出现液体渗出而形成含牙囊肿,可来自1个牙胚(含1个牙),也可来自多个牙胚(含多个牙)。2005年世界卫生组织将牙源性角化囊肿更名为牙源性角化囊性瘤(keratocystic odontogenic tumor,KCOT),并将其定性为一种牙源性良性肿瘤,可单发,也可多发,具有特征性的不全角化鳞状上皮衬里,并有潜在的侵袭性。由于KCOT常沿颌骨长轴生长,破坏骨结构,病变内含牙为其常见的临床表现,具有一般牙源性囊肿的特征,本章依然将其称为"牙源性角化囊肿"。

牙源性颌骨囊肿多发生于青壮年,根尖周囊肿多发生于上下颌前牙,含牙囊肿多发生于下颌第三磨牙及上颌尖牙区,牙源性角化囊肿则好发于下颌第三磨牙区及下颌升支部。牙源性颌骨囊肿生长比较缓慢,早期较难发现,多数情况下是由于伴发感染患者感觉疼痛,或颌面部膨胀,来院就诊拍摄X线片后被发现及诊断的。此时病变已发展较大,常造成颌骨膨隆,扣诊时可有乒乓样感,颊舌侧骨质破坏穿通,病变区牙齿牙髓坏死、牙根吸收、牙齿松动移位,严重者可导致颌骨病理性骨折、颌面部畸形、侵及邻近解剖结构。

目前临床上对于牙源性颌骨囊肿的手术方法,可分为两大类。一是保守性手术方案,如刮除术或刮治术。在刮治术的基础上还可以配合各种辅助治疗,如Carnoy液化学固定、液氮冷冻治疗、苯酚或酒精烧灼囊腔骨壁等。二是病变骨组织切除后同期或二期骨移植修复重建手术。两种手术方式各有其适应证和优缺点,但都对囊内的牙齿无法顾及。临床医师应根据患者具体情况选择最适宜该患者的治疗方案,以期在尽量保存患者咀嚼功能和面貌外形的前提下,获得最佳的治疗效果。

袋形术(marsupialization)或减压术(decompression)是更为保守的一种手术方式,通过手术开窗形成囊肿袋口,改变病变的生长方式,最终使囊性病变减小或消失。许多临床研究证实,袋形术能有效的治疗颌骨囊性病变,降低复发率,具有操作简便、创伤小的特点;另外,袋形术还能有效的保存牙列上受累及相关牙和病变周围重要的解剖结构,符合功能性外科以及微创外科的发展要求;更为重要的是,袋形术能有效地诱导囊内牙齿萌出至牙列正常位置。临床上可根据患者的年龄、病变部位、病理特点、颌骨破坏大小等,选择在局部麻醉或全身麻醉下施行袋形导萌术。

二、颌骨囊肿内牙齿袋形导萌术的生物学基础

牙源性颌骨囊肿内牙齿袋形导萌术的实质是牙源性颌骨囊肿的袋形术,两者的生物学基础一致。

颌骨囊肿是颌骨内含有液体、半液体或气体内容物的病理性骨腔,囊壁常有内衬的上皮组织。源自牙齿发育期上皮组织的牙源性囊肿是最常见的颌骨囊肿,约占颌骨囊肿的90%。众多的研究发现,牙源性颌骨囊肿的生物学行为可能与以下因素有关:

(1) 壁性生长,囊肿的上皮增殖活性较强,囊壁不断向外生长,导致颌骨骨质破坏。

(2) 囊壁不断分泌囊液或囊内容物,囊液的不断聚积,导致囊腔压力逐渐增大,压迫骨质,造成骨质的吸收破坏。

(3) 囊壁上皮内破骨细胞不断形成,逐渐向外破坏颌骨骨质。

(4) 囊肿发生感染,炎症细胞释放各种细胞因子及炎症因子,刺激上皮细胞增殖,促进囊壁向外扩张。

实施袋形术后,牙源性颌骨囊肿内的囊液流出,囊腔内压力得到释放,减小甚至消除了囊肿衬里上皮对颌骨的物理性膨胀压力;另外,囊腔与口腔黏膜相通,囊腔内容物通过冲洗被排除,不再淤积于囊腔内,使炎症等刺激因素得以消除,囊内环境发生改变,囊肿上皮的增殖活性降低。

因此,袋形术改变了囊肿的生长及骨破坏的机制,伴随治疗过程中新生骨质的形成,囊腔将逐渐缩小或完全消失。囊内的牙齿随着囊腔骨壁的增厚及牙根的发育,逐步移位或萌出,如果牙冠的方向与其正常萌出的方向一致,袋形术后囊内的牙齿将被诱导并萌出至牙列正常位置;即使牙冠的方向与正常萌出方向不一致,囊内牙也可向牙槽嵴顶的方向移动,牙齿周围有较多的骨质堆积,为二期手术以后正畸牵引提供良好的条件。

需要特别提出的是,牙源性角化囊肿是唯一具有侵袭生长行为的病变,易于复发,具有特殊的组织学和生物学特征:薄而规则的呈波浪状的不全角化或正角化上皮层,上皮钉突少,基底膜清晰,纤维囊壁中或存在子囊和卫星囊。研究发现完整刮除病变的术后复发率显著低于分块摘除病变的术后复发率。角化囊肿的较高复发率极有可能与其囊壁薄、脆、不易完整刮除有关,此外,子囊和卫星囊的残留亦是复发的重要因素。不同上皮组织类型也存在治疗后复发的差异,正角化型角化囊肿的术后复发率较低。另外,多房型病变较单房型病变更具复发倾向。研究发现,袋形术后牙源性角化囊肿衬里上皮可能发生以下改变:①袋形术后囊壁细胞由不全角化或正角化细胞转变为鳞状上皮,衬里上皮增厚,浸润性明显降低;②囊壁衬里上皮细

胞的增殖活性降低;③囊壁衬里上皮细胞因子、生长因子受体等的表达发生改变。

由于牙源性角化囊肿施行袋形术后,囊壁细胞转化为非角化的扁平细胞,囊壁增厚,加之囊腔缩小,囊壁组织更易整体刮除,不宜破碎和残留。所以,袋形术可以有效地预防牙源性角化囊肿术后复发。

三、颌骨囊肿内牙齿袋形导萌术的适应证及禁忌证

除了病变范围较小的根尖周囊肿通过根管治疗后可以自愈外,大部分的牙源性颌骨囊肿都需要实行外科手术。至于采取何种手术方式,则需要根据患者的年龄,发病部位、囊肿大小、波及范围、邻近结构、身体状况、手术对患者面容和局部功能的影响、患者意愿等,结合医师自身的临床经验,综合分析考量,才能做出决策。

一般而言,囊内牙袋形导萌术主要适应于下列情况:

1. 儿童替牙期含牙囊肿,牙齿正在发育或萌出阶段者(图 12-1)。

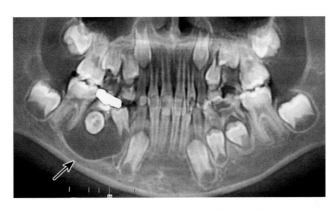

图 12-1 儿童替牙期下颌骨含牙囊肿

2. 恒牙位于囊内,相应牙列有足够间隙或通过正畸的方法提供足够间隙萌出者。

3. 第三磨牙位于囊内,发育及萌出方向正常,磨牙牙冠大面积缺损或牙根吸收不能保留时,可以将第三磨牙导萌取代磨牙者(图 12-2)。

如果遇到以下情况,则不宜施行袋形导萌术:

1. 囊内牙为额外牙或畸形牙。

2. 囊内牙为倒置位,二期术后即使正畸也无法矫正者。

3. 恒牙位于囊内,牙列无足够萌出间隙,后期不愿做正畸治疗者。

4. 依从性差、不能按时复诊者。

囊内含牙而又不宜施行导萌术者,仍可以按常规施行囊肿袋形术。临床上,颌骨囊肿的袋形术适应证要比此宽泛许多,

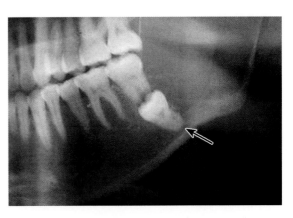

图 12-2 可导萌取代第二磨牙的囊内智牙

下列情况者均可施行囊肿袋形术：

1. 下颌骨大型牙源性囊肿,施行刮治术有可能导致术中术后病理性骨折者(图12-3)。

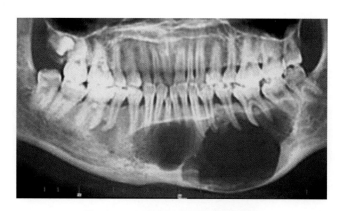

图12-3　下颌骨大范围牙源性囊肿

2. 上颌骨大型牙源性囊肿,施行刮治术有可能穿通鼻腔或上颌窦者。

3. 囊肿波及多个可以保留的恒牙,希望保持牙髓活力或不愿接受根管治疗者。

4. 骨皮质破坏严重,并侵及软组织,难以彻底刮除囊肿者。

5. 全身情况较差,不能承受较大手术者。

6. 拒绝颌骨部分切除及骨移植手术者。

7. 对面容要求较高,不愿在下颌下留瘢痕者。

8. 某些非牙源性颌骨囊肿,如单囊型成釉细胞瘤也可施行袋形术。

临床所有治疗方式的适应证都是相对的,而不是绝对的,临床医师应该根据具体情况灵活掌握和应用。囊肿袋形术也有其相对禁忌证,除了具有全身系统性疾病不能手术者外,以下情况的患者不宜施行袋形术：

1. 成人牙源性颌骨囊肿,囊肿较小,直径小于2.0cm者。

2. 颌骨囊肿范围较大,下颌骨的连续性被破坏,已发生病理性骨折者。

3. 当颌骨囊性病变性质不是十分明确,有癌变可能者。

4. 复发性牙源性颌骨囊肿。

四、颌骨囊肿内牙齿袋形导萌术前准备

1. 明确诊断　一般认为袋形术适合于牙源性颌骨囊肿或单囊型成釉细胞瘤,亦可应用于其他大型的颌骨囊性病变。术前拍摄X线片或CT,十分必要。X线片或CT不仅有助于术前明确诊断,也便于了解囊性病变波及的范围,对制订手术方案具有十分重要的意义。此外,穿刺检查及囊液分析对于术前诊断和鉴别诊断具有十分重要的临床价值。

2. 评估囊肿波及的牙齿是否可以保留　囊肿波及的牙齿,如果牙体没有大面积缺损、牙根没有明显吸收、没有明显松动等情况,应保留囊肿所波及的牙齿,否则可考虑拔除患牙经牙槽窝开窗。

3. 评估囊内牙是否需要保存　囊内所含的发育正常的恒牙,如果牙冠的方向正常或接

近正常,应该将其保留,以期袋形术后恒牙能正常萌出,或通过牵引正畸的方法矫正;囊内的第三磨牙还应根据对殆牙情况、邻近磨牙情况决定是否有保留价值。囊内的额外牙、畸形牙则应该拔除。不能保留的囊内牙齿还应考虑是在一期手术时拔除,还是在二期手术时拔除。

4. 知情告知　术前要与患者或家属充分的交流和沟通,告知诊断、手术方案、术中术后可能会出现的情况、手术效果、手术风险等,尤其要告知囊肿袋形术后要按时复诊,以及需二期手术等。同时要告知袋形术只能切取少许囊壁组织进行病理检查,可能会遗漏个别严重的病变。因此,术中最好将开窗切取的囊壁组织,进行快速冰冻活检,并做好更改手术方案的准备。此外,还要告知需佩戴囊肿塞,行囊腔冲洗;需定期复查、拍摄 X 线片等。

5. 术前洁牙,清洁口腔,含漱剂漱口。

6. 血液常规及出凝血时间检查。有系统性疾病史者,尚需做相关检查。

7. 面部及口周备皮。

8. 不能合作的儿童患者,可全麻下施术,术前 6 小时应禁食水。

9. 囊肿伴发感染时,应进行细菌培养及药敏试验,并给予抗菌药物治疗,待症状消退后再施行手术。

10. 做好预备手术方案　如果术中快速活检与术前诊断不相符,应有相应的预备手术方案,并能顺利实施。

五、颌骨囊肿内牙齿袋形导萌一期手术步骤

牙源性颌骨囊肿内牙齿袋形导萌术操作方法与常规的囊肿袋形手术操作方法相同,一般需行两次手术。一期手术是在囊肿比较明显的位置或拔牙窝开窗造口,术后佩戴囊肿塞,以保持囊腔与外界相通;术后定期囊内冲洗,调磨囊肿塞,随访观察一段时间后,根据囊腔缩小以及新骨形成情况,进行二期刮治术,完整刮除剩余病变组织。

1. 麻醉方式　由于颌骨囊肿囊腔内多为液体内容物,浸润麻醉效果有限,门诊手术者,根据病变的大小和部位,尽量选择神经阻滞麻醉,如上颌神经阻滞麻醉、上牙槽后神经阻滞麻醉、下牙槽神经阻滞麻醉等。年龄较小的患儿,常有不同程度的恐惧心理,术前医师应耐心安抚解释,消除患者紧张情绪。术前术中采用笑气镇静镇痛,使其在轻松、舒适状态下接受手术;不能合作的患者或术中开窗难度较大的患者,可以选择在全身麻醉下施术。门诊局麻手术者一般采用仰卧位或半卧位。常规口腔黏膜,口周及面部皮肤消毒铺巾。

2. 切口设计　根据临床检查情况,结合 X 线片或 CT,确定开窗部位。如果牙列上被病变累及的牙齿无法保留,如乳牙、明显松动牙、残根残冠、阻生第三磨牙等(图 12-4),可拔除受累的牙齿后经牙槽窝开窗;否则应在病变颊侧骨质最膨隆处或囊肿中心部位开窗。

3. 囊肿开窗　牙槽窝开窗:拔除选定的需要拔除的患牙(如滞留乳牙、残根、残冠、三度松动牙等),分离颊侧及舌侧牙龈黏骨膜瓣,去除部分牙槽骨或牙槽纵隔,使牙槽窝与囊腔相通(图 12-5)。

颊侧开窗:不需拔牙的患者,在骨质膨隆处做一"十"形切口,向周围翻起黏骨膜瓣,去除部分骨质,使囊腔与口腔前庭相通。一般情况下,窗口的上缘距龈缘 5mm 以上,窗口的下缘不低于前庭沟底部;窗口直径以 8mm 左右为宜。

根据骨窗的大小,去除相应的囊壁组织(图12-6),将囊壁组织送活检,有条件者应作冷冻活组织检查,如果冷冻活检提示病变为非牙源性颌骨囊肿或其他性质的肿瘤,应立即更改备用手术方式。

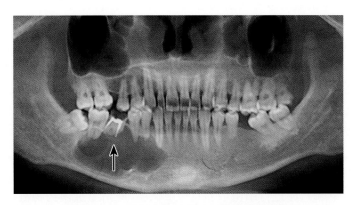

图12-4　牙列上受囊肿累及不能保留的牙齿

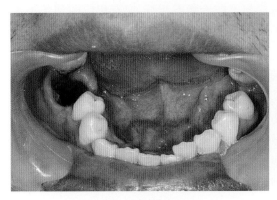

图12-5　牙槽窝开窗

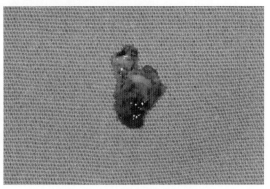

图12-6　开窗切取的囊壁组织

4. 囊腔冲洗　吸净囊腔内容物(图12-7),检查囊腔以排除其他肿瘤性病变,并用稀释碘伏液及生理盐水反复冲洗囊腔(图12-8)。若为多个囊肿时,应去除多个囊腔之间的间隔使之形成单腔。

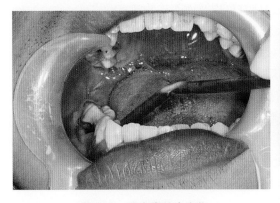

图12-7　吸净囊腔内容物

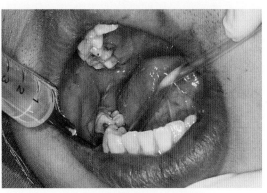

图12-8　生理盐水冲洗囊腔

5. 缝合及放置碘仿纱条　修整黏骨膜瓣,将牙龈黏骨膜瓣或颊侧骨窗周围黏骨膜瓣向囊腔内翻转,与囊壁缝合数针或不缝合,形成袋口(图 12-9)。于囊腔及袋口处填碘仿纱条(图 12-10)。如果囊内含有可以正常萌出或牵引正畸后可正常萌出的牙齿,向囊腔内填塞碘仿纱条时不宜过紧,以免囊内牙齿受损或移位。

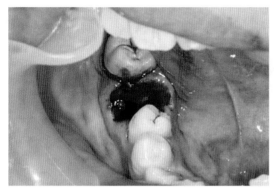

图 12-9　修整创口边缘形成袋口

图 12-10　囊腔及袋口填塞碘仿纱条

6. 术后治疗及护理

(1) 术后应用抗生素行预防感染治疗 3~5 天。

(2) 对疼痛耐受力差者可适当使用镇痛药。

(3) 术后 1 周以软食或流食为主,食物不可过热。术后避免咀嚼硬物。

(4) 每日生理盐水或漱口水含漱保持口腔清洁。

(5) 术后第 7 天复诊,拆除缝线,抽出碘仿纱条,口腔取模,并按袋口的部位、大小、形状制作并佩戴囊肿塞(图 12-11、图 12-12)。

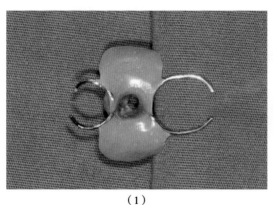
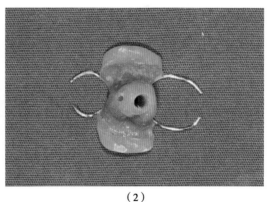

(1)　　　　　　　　　　　　　　　　　　(2)

图 12-11　囊肿塞
(1)正面观　(2)背面观

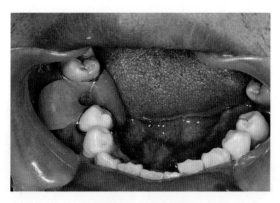

图 12-12　佩戴囊肿塞

六、牙列上被囊肿累及牙齿的处理及囊内牙齿的诱导萌出

施行传统的颌骨囊肿刮治术时,牙列上被囊肿波及的牙齿,如果能够继续保留,术前需作根管治疗后才能保留,而囊内牙则必须拔除。更符合现代功能外科和微创外科原则的囊肿袋形术正在颠覆这种治疗模式。

(一) 牙列上被囊肿累及牙的处理

如果施行袋形术,牙列上被囊肿波及的牙齿术前不必做根管治疗,且二期手术后大多可保存牙髓活力。研究显示,一期袋形术联合二期刮除术的受累牙牙髓活力保存率为71.56%,明显高于单纯刮除术的36.72%。进一步的研究发现,一期袋形术后通过 CBCT 测得的受累牙根尖区新生骨质的厚度,每 3 个月平均增加 (0.157 ± 0.072) cm;在曲面体层片上测得的病变面积,每 3 个月平均减少 (2.23 ± 0.94) cm^2。这一结果提示:囊肿袋形术相比传统的囊肿刮除术,可更多的恢复牙列上受囊肿累及牙的稳固性,有效的保存牙髓活力,有利于维护牙列正常的咀嚼功能。因此,在行囊肿袋形术时,若牙列上受囊肿累及的牙无明显疼痛症状,术前可不作根管治疗;待二期手术时,根据受累牙根尖区骨质恢复情况,再决定是否行根管治疗。

(二) 囊内牙齿的诱导萌出

施行囊肿袋形术时,对囊内所含的牙或牙胚,应根据具体情况决定是拔除还是保留,以及拔除的时机。

1. 位于囊内的牙齿,如果是正常牙列没有萌出的牙齿,无论囊内牙处于什么方向和位置,一期手术时均应予以保留,并避免术中受到损伤。囊内牙随着囊腔的缩小及颌骨骨质的修复,将发生移动或萌出。如果囊内牙牙冠的方向与正常的萌出方向一致或接近一致,这些牙齿将有可能正常萌出,应该将其保留并导萌;如果牙冠方向与正常萌出方向相差较大,可在二期手术后通过正畸牵引的方法加以矫正;如果囊内牙倒置或近似倒置,二期手术后即使正畸牵引也无法矫正者,则应在二期手术时拔除。

2. 位于囊内的牙齿,如果是第三磨牙,其牙冠方向基本正常,一方面应根据对殆牙的情况决定是否应该保留和导萌;另一方面,应该视邻近磨牙情况决定,如果邻近磨牙不能保留,则可将囊内第三磨牙导萌取代不能保留的磨牙。

3. 位于囊内的牙齿,如果是额外牙、畸形牙等,原则上应该拔除。如果一期手术拔除囊内牙难度不大,或拔除囊内牙有利于开窗,可一期手术时拔除。如果一期手术时拔除囊内牙有一定难度,且暂时保留囊内牙不影响手术效果时,可待二期手术时再拔除囊内牙,此时由于囊腔的缩小,囊内牙已经移位至接近窗口的位置,拔除难度已显著降低。

七、颌骨囊肿内牙齿袋形导萌一期术后随访观察

颌骨囊肿内牙齿袋形导萌开窗后,必须保持囊腔与口腔相通,才能消除囊内压,促进囊腔缩小,因此要佩戴囊肿塞确保窗口不闭合。同时要避免咀嚼硬物,保持口腔卫生,防止感染。

1. 佩戴囊肿塞时,应适当调磨抛光,使患者佩戴舒适稳固,佩戴期间若有不适,应随时就诊调磨修改。对于囊肿较小,特别是囊内含牙有望短期内萌出者(图12-13),只需用碘仿纱条填塞,不用制作囊肿塞,两周更换一次即可,直至囊腔消失,囊内牙萌出。

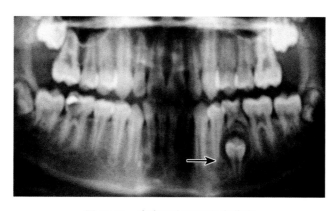

图12-13 囊内牙有望短期内萌出

2. 囊肿塞应每天早晚刷牙时进行清洗,保持口腔及囊肿塞的卫生。

3. 囊腔定时冲洗,至少每2周冲洗一次,冲洗液一般为生理盐水;也可以先用稀释碘伏或3%过氧化氢溶液冲洗,再用生理盐水冲洗。

4. 复诊期间应随着囊腔缩小,及时调磨缩短囊肿塞深入囊腔部分的长度,至少2个月调磨一次。

5. 含牙囊肿囊内所含牙,离萌出期尚远仅有牙冠形成或含牙距牙槽嵴尚远者,颊侧开窗者术后应佩戴间隙保持器,预防含牙萌出之前邻牙向萌出间隙倾倒致含牙错位萌出或阻生。

6. 定期复查曲面体层片(图12-14),至少每3~5个月一次,了解囊腔大小的变化情况,并可及时发现病变区某些非预期的变化,及时修正治疗方案。

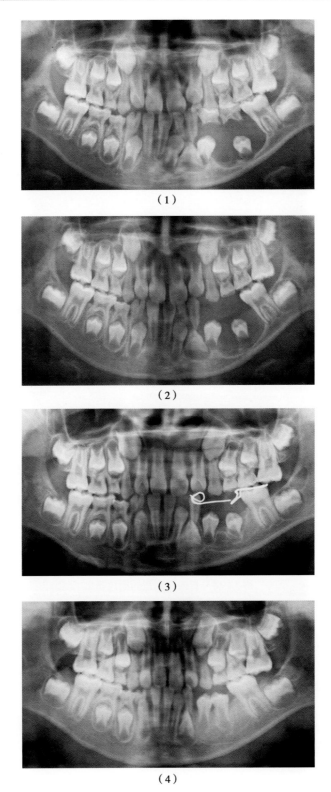

（1）

（2）

（3）

（4）

图 12-14　左下颌骨囊肿袋形导萌术后曲面体层片
（1）术前　（2）术后 4 个月　（3）术后 8 个月　（4）术后 12 个月

八、颌骨囊肿内牙齿袋形导萌二期刮治术

一般而言,颌骨囊肿内牙齿袋形导萌术后,囊内牙萌出至正常牙列水平后,囊肿可完全消失,不必施行二期刮治术。但是,如果囊内牙不能萌出至正常牙列水平,或者囊肿明显缩小,则需要施行二期刮治术。

(一) 二期刮治术的时机

有学者研究发现,8个月左右,袋形术后可形成原囊腔一半体积的新骨,而大约15个月的时间,能够形成约3/4体积的新骨,到后期成骨速度减慢。研究发现,在袋形术后半年的时间里,有着明显的快速成骨过程,特别是前3个月,在曲面体层片上可测得(3.30±0.45) cm^2 的新骨形成,6~9个月后,成骨速度减慢;同样袋形术后受累牙的根周有充足覆盖骨质约需9个月的时间。

颌骨囊肿内牙齿袋形导萌一期手术后,正常复诊、冲洗、观察1年左右,在X线片或CT上观察囊肿的直径小于2.0cm,囊内牙根周围有足够的骨质,且移位至牙槽嵴顶或接近牙槽嵴顶时,即可施行二期刮治术。

(二) 二期刮治手术要点

进行二期刮治术时,与一期袋形术一样,应做好术前谈话、签署知情同意书以及其他各项术前准备。二期刮治术的目的是完整去除颌骨内残余的囊壁组织。

手术时应沿着窗口周围切开黏膜,将窗口周围的黏膜连同残余囊壁组织一并刮除,可用磨头、大球钻等器械磨除囊腔表面一层骨质,术中应注意勿伤及导萌后有望通过正畸牵引正常萌出的牙齿,小心去除导萌牙周围的囊壁组织,必要时可用Carnoy液等处理可能遗留的囊壁组织,反复冲洗后吸净。导萌后即使通过正畸牵引的方法,也无望萌至正常牙列的囊内牙,应在二期术中予以拔除。利用邻近的黏骨膜组织将窗口关闭,严密缝合。

施行二期刮治术后,个别病例囊内牙仍有可能萌出至牙列正常位置,另一部分病例囊内牙需后期正畸牵引至牙列正常位置。

二期手术后治疗及护理与一期手术后治疗及护理相似。

(刘冰 何克飞)

第十三章 牙移植与牙再植术

一、概　述

　　牙移植有自体牙移植和同种异体牙移植。自体牙移植是指将埋伏、阻生或已萌出牙在同一个体内从一个牙位移到另一处拔牙创或制备的牙槽窝内。同种异体牙移植则是在同一种类不同的个体间进行的牙移植。同种异体牙移植因免疫原难以消除且建立牙库不易，故在临床难以开展。

　　牙再植是将外伤性脱位牙或拔除经处理后的牙齿重新植回到原来的牙槽窝内，后者称为意向性牙再植。外伤性脱位牙可以是半脱位（未完全脱离原来的牙槽窝）、完全脱位及嵌入性牙脱位。由于牙再植在手术操作、术后观察治疗、愈合过程等方面，与牙移植基本相似，所以本章将以牙移植为主线，进行叙述。

　　关于牙移植历史的记载可追溯到 16 世纪，早在 1594 年，Ambrose Pare 就报道了一位女王将其侍女的牙齿植入自己的口中。1720 年，一上尉尖牙腐坏，遂取出一士兵的牙植入自己的口中；1843 年，伦敦的一些牙医专门从清洁工等社会底层人物那里购买、收集新鲜的牙齿，以备植牙所需。

　　1771 年，Johnhunter 将人或动物牙植入公鸡的鸡冠内，以保存牙周膜的活性，"牙库"由此而产生。据说这种方法源于古代中国人将雏鸡的"距"植入其冠内。

　　直到 20 世纪 50 年代初期，在专业文献中才见到有关成功的自体牙移植的临床报告，其中先驱者是 Apfel 和 Miller，他们调查研究制订了自体牙移植的技术与指征，他们将牙根未完全形成的阻生第三磨牙植入因牙髓病而拔除的第一磨牙的牙槽窝内，20 世纪 50、60 年代报告的有关病例有 250 多例。在当时自体牙移植的成功标准是植入的第三磨牙牙根可继续发育，报道的成功率约 50%，而根发育至正常所需时间为 3～7 年。

　　早期文献报告更多的是牙再植。其中大多数为外伤性脱位牙，其他为意向牙再植。Grossman 认为牙再植成功与否的关键在于牙周膜的活性，Andreasen 和 Hjorting—Hansen 通过 110 例放射学和临床学研究发现牙再植最常见的后遗症为牙根吸收，且通过 22 例组织学研究牙根吸收的情况后提出：牙根吸收有三种类型，即表面吸收、替代吸收、炎症吸收。

　　1970 年后有大量牙再植的组织学、病理学及生物学报告，而自体牙移植的科学评估则主要依赖于牙再植研究方面的信息，有研究证实牙再植研究的结果可用于评价自体牙移植。

　　在我国，目前牙病的预防尚未达到足以重视的程度，许多患者第一磨牙患龋率高，来就诊时已无法修复而不得不拔除。这些患者年龄轻,一般的义齿修复很难达到要求,牙种植经费高,历时长,因而不易接受。他们的第三磨牙(智牙)大多埋伏、阻生,有的即使正常萌出,也往往无对殆牙或对颌不良,临床上常需拔除。将拔除的第三磨牙移植于第一磨牙或第二磨牙的拔牙窝内(即刻移植),或牙缺失的磨牙间隙所制备的骨窝内(延期移植),以达到良好的咬合功能。这种自体第三磨牙移植(autotransplantation of the third molar,ATT)的修复方法无疑给上述患者带来许多好处。因此,即使在牙种植盛行的当今社会,牙移植和牙再植依然具有重要的临床应用价值。

二、自体牙移植的适应证

1. 对患者要求　全身情况能耐受手术;口腔卫生条件好;前磨牙、第一或第二磨牙损坏无法治疗修复或缺失,有供移植的第三磨牙或其他须拔除的牙齿如前磨牙;选择移植比选择其他方法要好;患者能接受此项方法。

2. 对供牙要求　牙冠已形成,有足够数量的活性牙周膜且拔牙过程中牙周膜受损的可能性小。有研究表明供牙牙根的根分叉越低移植后效果越好,牙根的发育状态以第四、五阶段最为理想。临床多以 Moorrees 判断方法记录供牙牙根的发育阶段(图 13-1)。

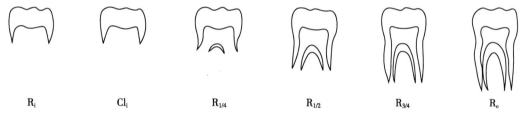

R_i　　　　Cl_i　　　　$R_{1/4}$　　　　$R_{1/2}$　　　　$R_{3/4}$　　　　R_c

图 13-1　牙根的发育阶段示意图

R_i:牙根开始发育(第一阶段);
Cl_i:根分叉开始形成(第二阶段);
$R_{1/4}$:根长达 1/4(第三阶段);
$R_{1/2}$:根长达 2/4(第四阶段);
$R_{3/4}$:根长达 3/4(第五阶段);
R_c:根长达正常(第六阶段)。

3. 对受植区要求　无急性炎症;遗留的间隙能容纳移植牙,或经磨改邻牙邻面后能达到上述要求者;牙槽骨有适当的高度,植入后缝合牙龈能使牙龈紧密包绕移植牙达到良好的封闭。

对于前牙缺失者,可将前磨牙移植到该部位,待牙周愈合后(必要时行根管治疗),磨改牙冠后再做冠修复以获得较好的前牙形态,但临床应用很少。

三、自体牙移植技术基本步骤

1. 术前准备　详细检查口腔情况,通过临床检查、牙片、曲面体层片、口腔 CT 等,评估受植区、供牙及口腔卫生状况。口腔卫生差的患者术前做牙周洁治。受植区患牙牙龈红肿可拔除患牙,待伤口愈合后再制备牙槽窝进行牙移植(图13-2、图13-3)。

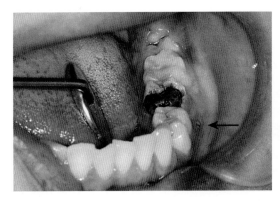

图13-2 术前口内可见36残冠,颊侧牙龈瘘管

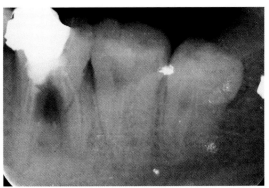

图13-3 术前X线片
36残冠,根分叉及远中根尖骨密度
减低影,38垂直阻生

2. 麻醉 自体牙移植可在局麻下进行,常采取神经阻滞麻醉或局部浸润麻醉。

3. 受植区牙槽窝的制备 受植区有患牙者,应先拔除患牙,拔牙过程中尽量减少创伤,避免伤及牙龈及牙槽骨。彻底清除牙槽窝内的肉芽组织,根据术前测量的移植牙的根长、牙根的形态和冠径,必要时用慢速涡轮机制备牙槽窝及磨改裂隙侧邻面牙冠,使用涡轮机的过程中不断喷洒生理盐水,防止局部温升损伤骨细胞。制备好的牙槽窝填以生理盐水棉球(图13-4)。

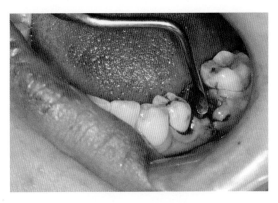

图13-4 清理受植床

受植区无患牙者,则翻瓣,用慢速涡轮机(最好用种植机)制备受植床。

受植区拔牙后的牙槽窝或用器械制备的受植床应能足够容纳移植牙,受植床可略大于移植牙的根径和根长,以避免移植过程中伤及移植牙的牙周膜。Andreasen通过对牙根和牙槽窝之间8种不同的动物模型的实验研究后认为:牙槽壁的牙周韧带是否存留和牙根与受植床是否一致并不影响牙周愈合。牙槽窝内充盈血凝块有利于移植牙的愈合,因此供牙植入前应充分搔刮牙槽窝,使血液充满牙槽窝。

4. 供牙的拔出 对埋伏和阻生牙应翻瓣并充分去骨以解除阻力,用牙挺或牙钳作用于冠部,尽量避免碰及牙根,保护根面的牙周膜和根尖端的滤泡。

5. 立即将拔除牙植于制备好的牙槽窝内,如果需重新调整牙槽窝的大小或形态,则将移植牙置于原牙槽窝或生理盐水中(图13-5)。移植牙植入的深度:根管口封闭者使其与咬合面平齐或略低,根管口未封闭则应低于殆平面。如果供牙植入到受区牙槽窝内后,牙根与牙槽骨之间存在较大的间隙,可在间隙内填入适当的人工骨粉等骨移植材料。

6. 环形缝合牙龈使牙龈紧紧包绕移植牙的颈部(图13-6)。

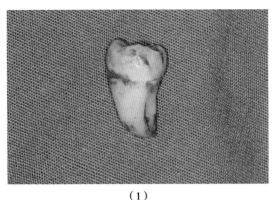

（1）

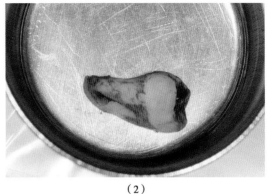

（2）

图 13-5　拔除的供牙
（1）38 拔除后　（2）将供牙浸泡于生理盐水中

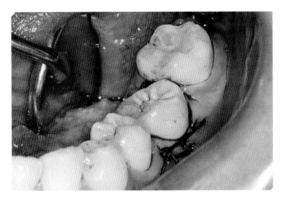

图 13-6　移植牙的颈缘密闭缝合

7. 移植牙的固定　再植牙和移植牙的固定要求植入牙在术后 1 至 2 周内位置稳定，同时咀嚼时植入牙有一定的生理动度，这对牙周膜的正常愈合有重要意义。钢丝环绕固定法因与颈部组织紧密接触，导致龈炎，影响牙周膜的再附着，因而不被提倡。移植牙与邻牙邻面间用树脂等粘接固定，因固定过紧会导致牙根替代吸收及硬化，且酸蚀剂和紫外光会影响牙周附着，因此应谨慎使用。用粘接材料将有弹性的丝线在移植牙及相邻牙的颊舌面进行粘接

固定,此种固定方法既可保证移植牙的稳定,又可使植入牙在咀嚼时有生理动度。对植入后就位良好、松动不明显,在牙龈缝合紧密包绕牙颈部后不用其他任何方法固定,可取得较好的临床效果。对于磨牙,可用纤维材料固定(图 13-7);没有条件者,亦可采用钢丝"8"字压迫拴结固定(图 13-8)。

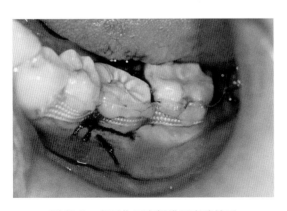

图 13-7　光固化固定纤维固定移植牙

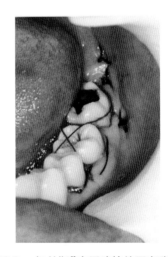

图 13-8　钢丝"8"字压迫拴结固定移植牙

长时间固定亦可导致植入牙牙根的替代吸收及硬化,因此固定时间以7~10天为宜,但10天时牙齿仍有明显松动或移植牙的牙根与拔牙窝之间的空隙大者,则可考虑延长至一月后拆除固定。有学者报道,保持移植牙术后位置的相对稳定对其临床愈合有重要的意义;同时认为人类自体牙移植的硬化不可能由长期固定而诱导,相对无固定者失败的可能性更大。

Andreasen等实验组织学检查发现与未损的牙周膜相邻处,面积为$0.10~0.15cm^2$的牙周韧带损伤,即缺少细胞成分,其结果导致骨性粘连(即硬化),该缺省周围的牙周韧带如未受损,则8周后可自行愈合。

尽管自体牙移植术后有硬化吸收,再发牙髓病、牙周炎而影响远期观察的成功率,但硬化吸收的移植牙可长期存留在口腔并能正常行使咀嚼功能,再发牙髓病、牙周炎者经治疗后亦可较好地生存,因此其生存率比成功率要高,有作者报道自体移植牙平均两年观察期成功率为90%,而生存率达到98%。

8. 调𬌗 磨改移植牙𬌗面及对𬌗牙的𬌗面,使咬合时移植牙无早接触,牙根发育不成熟者使其低于邻牙的𬌗面,因而无须磨改。术后若发现有早接触,则及时调磨。

9. 移植手术结束后应拍摄X线片,观察牙移植情况以及牙根与牙槽窝的贴合情况,并留待复诊时作为分析评估对照依据(图13-9、13-10)。

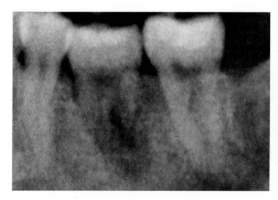 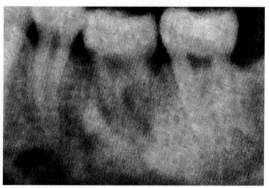

图13-9　术后即刻X线片　　　　图13-10　术后2个月X线片

10. 术后给予抗生素3~5天,10天后拆除缝线,定期复查。

四、自体牙移植术后随访观察

1. 临床观察　观察移植牙牙冠的颜色,牙齿的松动度,叩诊移植牙和相邻的正常牙有无叩痛或金属音,有无早接触,探测移植牙的颊、舌及近远中侧龈沟的深度,了解龈附着、牙周、牙髓愈合情况等。

2. X线观察　通过牙片、曲面体层片、口腔CT(CBCT)、显微摄影等观察有无新骨生成、牙周膜影、根管宽度、根管口是否封闭、牙根的长度等(图13-11)。

3. 咀嚼效能评估　用MPM-3000咬合力仪评估移植牙的咀嚼效能。

4. 牙髓活力评估　观察牙冠的色泽、热敏试验、牙髓活力测定仪(DP2000Digital),多普勒测量仪等评估牙髓活力。

5. 彩色照相记录评估龈缘附着、移植牙在牙弓的位置、咬合关系等(图13-12)。

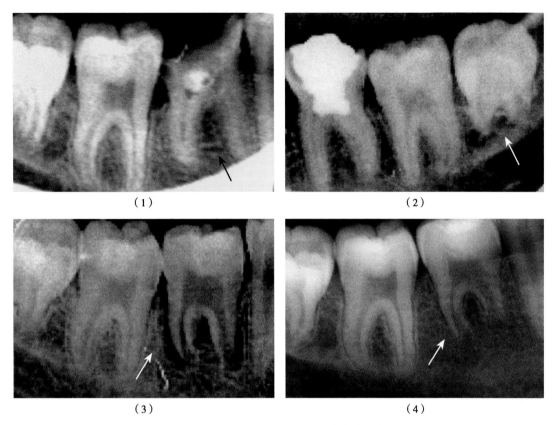

图 13-11 38 移植至 46 后 X 线片复诊观察
（1）术前受区 X 线片 （2）术前供区 X 线片 （3）牙移植术后
即刻 X 线片 （4）牙移植术后一年 X 线片

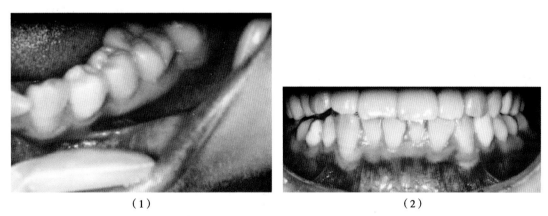

图 13-12 36 移植术后半年口内像
（1）左侧观 （2）正面观

五、自体牙移植预后

Tsukiboshi 提出自体牙移植的成功和失败的标准应从以下几个方面判断：

1. 临床成功标准　在牙根与周围牙槽骨之间有放射透亮区，无硬化；无恒牙根吸收；探查时龈沟深度正常，无炎症；无临床不适；牙齿的松动度与正常牙类似（生理动度）；最理想的情况是移植牙与正常萌出的牙有同样的功能。Frenken 同时强调，在牙弓中移植牙应有正常的位置。

2. 组织学成功标准　在移植牙根表面与牙槽骨组织之间有正常且能行使功能的牙周韧带，亦即能重新附着或部分新的附着现象。

3. 失败的判断标准　牙周袋的形成和进行性的牙根吸收。

（一）牙周组织结构的重建

牙周组织结构重建的先决条件是必须保留移植牙牙周膜的活性，尽量减少对牙根表面的损伤即细胞学损伤。

1. 牙周膜内存留细胞的作用　牙根表面与牙槽骨之间的细胞、前体细胞和结构包括：成牙骨质细胞、成纤维细胞、破骨细胞、内皮细胞、血管前体细胞、Malassez 上皮细胞、牙骨质细胞、牙骨质样细胞、Sharpey 纤维。

Lindskog 等提出，内皮细胞和 Malassez 上皮剩余产生骨胶原酶抑制物，该抑制物与根表面抑制物或"抗侵袭因子"相类似，抗侵袭因子在离体实验中证实能抑制破骨性骨吸收。由牙周膜内皮或上皮细胞产生的蛋白酶抑制物可保护牙根表面免被破骨细胞吸收，从而起着牙周膜黏合的作用。

Andreasen 排除了 Malassez 上皮细胞、牙骨质细胞、牙骨质样细胞和 Sharpey 氏纤维有保护牙根免于吸收的能力，紧邻牙根表面的细胞结构如成牙骨质细胞、成纤维细胞、内皮和血管前体细胞则在牙周膜愈合过程中发挥作用。

临床上牙拔除后，牙周韧带内仅有少量细胞存活，但正是这薄薄的一层细胞却足以能使牙根免于吸收从而保证了自体牙移植的成功。

2. 自体牙移植再附着机制　再附着是因手术或外伤所致分离的结缔组织和牙根重新结合（reunion）。一方面由于牙根表面的牙周膜细胞层相当薄，且该层细胞数量相当少；另一方面由于牙移植后牙根与受区骨组织几乎不可能有较好的接触；因此，正常牙周组织结构的重建依赖于移植牙根表面细胞在牙槽窝内的生存与增生。

有关牙周膜培养的离体及在体的研究中，裸露牙本质的牙移植后牙周膜细胞重聚居实验、再植后细胞坏死区的标记定位研究及有关再植和移植其他组织学研究等，均显示牙周膜细胞在培养基、充满血凝块的牙槽窝内，能够生存与增生。而且自体牙移植后最终能在根与骨之间重新获得正常且有功能的牙周韧带。这一过程在鼠实验中往往历时两周，在人类可能需更长时间。有关实验进一步揭示：最初发生再附着的部位在根牙周膜和龈结缔组织交界处的颈区，因该处两组织面的纤维易于接触。这一过程在动物实验中 24 小时后即可观察到。

　　基于上述,决定移植成功与否的首要因素,取决于有活性牙周膜的牙根与颈周区的结缔组织之间迅速而完全的闭合,形成良好的封闭进而创造根尖周再附着所需要的最佳环境。欲使牙周膜生存并建立最终的再附着,消除炎症并保持窝壁与移植牙根之间有血块和血清是必要的。

　　由此可见,自体牙移植术后再附着的发生有两阶段:

　　第一阶段:根面牙周膜和根结缔组织交界的颈周区首先发生再附着,该过程需几天时间。

　　第二阶段:骨与根面牙周膜之间在牙槽窝内继发再附着,此过程需历时数周。

　　3. 牙槽骨的适应性修复、再生与牙周膜重建之间的关系　移植的牙周膜和新形成的牙周膜(重新附着)是否伴随新骨形成仍有争议,从个体发育的观点,牙周膜细胞有分化成纤维细胞、成牙骨质细胞或成骨质细胞的能力,尽管牙周膜细胞培养在体液或软组织内不能直接诱导骨形成。但是,当一种试剂加入介质中或当牙周膜移植于活体的软组织内时,其诱导作用便能发生。这些结果表明,牙周膜有形成新骨的能力,但直接从一个地方移植到另一地方则不会有新骨的形成。

　　临床上牙槽骨再生和牙周膜的相互关系可依赖于特殊的状况,在诱导组织再生的技术中,新附着可不伴有新骨的形成,骨再生量依赖于术前剩余牙槽骨的形态,牙周膜再生与牙槽骨再生被认为是无关的现象。

　　在正畸牙移动过程中骨再生和牙周膜的逐渐移动有关,牙槽骨的高度可能随着牙的上移或外脱位而相应增加,但颊舌侧骨质不会随着骨再生而发生改变,因而导致骨发育不足。

　　对自然牙列,其牙槽窝的高度和形态依赖于有活性牙周膜的牙齿,拔牙后的牙槽突则明显降低。

　　对自体牙移植,由牙周膜所致的骨缺损,拔牙后将单纯的牙周膜移植于牙槽窝可见新骨充填,但牙槽骨的高度和数量受剩余骨形态限制,因此可知,移植的牙周膜临床上不形成新骨,但对修复和保存剩余骨是有益的。

　　(二) 牙髓愈合

　　牙髓愈合临床上可通过随访时对敏感刺激反应,以及 X 片上根管口闭合,未成熟牙根的组织发育而获得诊断。

　　其主要的影响因素是根管的长度及口外置留的时间,根管长度不超过 1.7cm,口外置留时间不超过 5 分钟,其牙髓的愈合率会明显提高,无污染的、未成熟的牙移植(根长为正常的 50% ~70%)将有利于牙髓的愈合。若术后 3 ~6 个月,未见牙髓愈合现象,则尽早做根管治疗。

　　1. 移植牙的根管治疗时机　有作者提出,若有如下记录则可考虑根管治疗:疼痛、肿胀、牙齿颜色改变、牙附着后再次出现松动。有作者主张对于根尖孔已封闭的移植牙应于术后 3 ~4 周做根管治疗(图 13-13)。

　　根管治疗方法:彻底清洁根管,并以氢氧化钙充填,待根管口封闭后再以牙胶充填。氢氧化钙糊剂可置留 18 个月,期间每 2 ~3 个月更换一次,直到根尖孔封闭再用牙胶充填,以提高移植牙的长期成功率。临床上如果能保证植入后根管内无腐败物产生,则可保证牙移植的成功率。

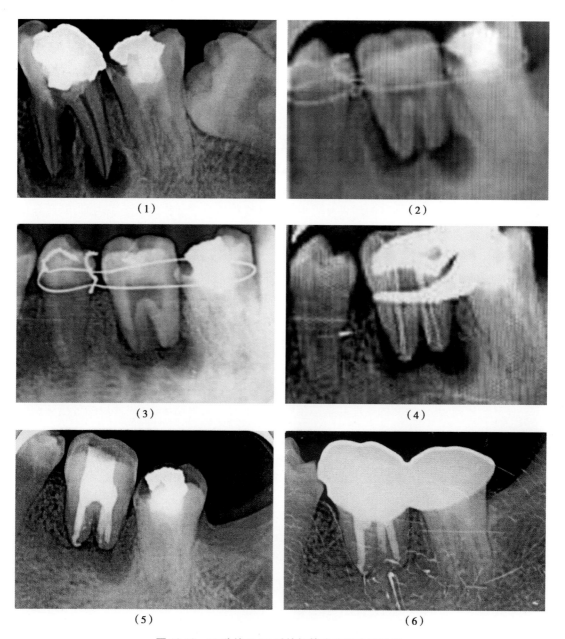

图 13-13   38 移植至 36 后的根管治疗影像学检查
(1)移植前   (2)移植后即刻   (3)移植后 1 个月   (4)移植后 2 个月根管治疗
(5)移植后 6 个月   (6)移植后 24 个月

2. 牙根的发育状况对自体牙移植的影响   Moorrees 等将牙根的发育分 6 个阶段,KristersonL 和 Andreason 的动物实验结果表明,根发育本身并不影响自体牙移植的预后。牙根的继续发育依赖于移植后 Hertwig 上皮根鞘和牙髓的活性,如果两者不能存活,就必须做根管治疗,以消除细菌和细菌毒素所引起的机体免疫反应所致骨吸收,以及阻断再污染。未成熟牙根根管治疗须长期使用氢氧化钙糊剂,以达到促进根管口封闭的目的。Barrett 认为,由于未成熟牙根的骨改建速度快,可对自体牙移植的成功产生副作用;但是,年轻人牙周韧带活性高,从而有益于提高自体牙移植的成功率。

(三) 牙根吸收

有研究证实破骨细胞能吸收所有钙化牙本质和骨组织,破骨细胞来源于造血系统的髓样单核细胞前体,该单核细胞前体受趋化因子的影响,经血管至骨吸收处,然后与其他细胞融合成多核的破骨细胞。虽然破骨细胞在移植牙中起着副作用,但是,在牙齿的萌出、生长、骨改建和抵御感染等方面起着积极作用。

牙移植后的根吸收可分为两类:第一类为骨改建过程中的根吸收;第二类为感染或免疫反应性根吸收。前者被认为是生理性过程,破骨细胞只是参与了牙根的改建,该过程伴有新骨沉积,其吸收速度依赖于机体的生物平衡活性(homeostatic activity),年轻的机体牙根吸收的过程更快。

由感染或免疫反应而引起的根吸收则为病理性过程,其吸收速度依赖机体防御系统的活力而定,如没有新骨生成,则牙根迅速受累而吸收,直到感染或免疫源消除才停止。

Andreasen 和 HjortingHonsen 根据放射检查和人类组织学材料的研究将再植牙的吸收分为三类:表面吸收、替代吸收和炎症吸收。表面吸收(surface resorption)是一种与正常牙骨质更替有关的自限性过程,为牙骨质层内和牙本质外表面小而浅的吸收腔,牙周韧带内无炎症反应。往往由植牙过程中机械作用而使表面局部区域的直接物理损害。另外亦可发生在局部坏死的牙周或有损害的成牙骨质细胞的区域。当最内层的牙周韧带遭到破坏,巨噬细胞吞噬掉坏死细胞后,邻近的细胞便修复坏死区从而阻止了广泛的吸收。替代吸收(replacement resorption)亦称粘连硬化(ankylosis),即牙槽骨与牙根直接融合(图 13-14),是由根表面牙周膜的外伤或损伤所致。口外干燥、机械损伤、热冷伤、pH 或渗透压的改变、炎症及其他能导致根表面牙周膜活性丧失的所有因素,均能导致牙移植或再植后的硬化。有学者认为它不是病理过程,因为在骨与牙本质或牙骨质之间未见破骨细胞,替代吸收的最终结果是牙根破坏。Andreasen 等实验组织学检查发现小面积的与未损的牙周膜相邻处面积为 $0.1 \sim 0.15 cm^2$ 的牙周韧带损伤的发生硬化,可在 8 周后消失,这可称为短暂性替代吸收,而不可逆转者称为永久性替代吸收。炎症吸收由移植或再植牙坏死的牙髓引起。受细菌、细菌毒素或牙本质小管内坏死组织的感染破骨细胞活性被激活,从而导致牙根吸收(图 13-15)。但牙根吸收大多最先发生在牙骨质吸收的部位,因为感染不易透过牙骨质,牙骨质吸收后,牙本质小管开放,坏死的牙髓引发感染。这种吸收现象临床上在牙移植或再植后 3~4 周可观察到,X 线显示吸收区可见透亮影,若未及时处理则可导致牙根迅速吸收;而除去感染后,炎症吸收是否停止则取决于有无新的附着现象。

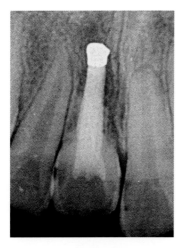

图 13-14　牙再植术后 X 线片示
11 牙根替代吸收

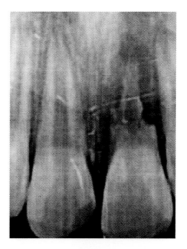

图 13-15　牙再植术后 X 线片示
21 牙根炎性吸收

六、外伤性脱位离体牙的保存方法及根面与牙髓的处理

外伤性脱位牙若未污染,应立即放回原来的牙槽窝内,否则可将离体牙放入生理盐水或 4~5℃ 的新鲜牛奶中,这样有利于保存牙周韧带细胞的活性。脱位的离体牙再植前用生理盐水冲洗根面,切忌刷洗。如果根尖孔部位的污物难以清洗干净,可用咬骨钳或超声骨刀去除 0.1~2mm 根尖。清洗干净的离体牙置入庆大霉素生理盐水中,待牙槽窝清理、复位完毕后,再植回原来的牙槽窝,操作方法和步骤同牙移植。

（严全梅）

第十四章 拔牙后即刻种植术

一、概　　述

即刻种植(immediate implant)是指在牙拔除的同时植入种植体。该术式起源于"骨结合"(osseointegration)的理念,从提出概念,到形成技术直至应用于临床,经历了一系列的演变和发展,现阶段已成为一种非常成熟有效的种植术式,因其可以最大程度的保存拔牙窝外形,缩短治疗时间,达到良好的美学效果,而被广大临床医师所熟知及应用;同时,与延期种植相比,即刻种植的失败率低,可以获得很好的远期效果。

牙拔除后的种植修复按照手术时机分为三类:

1. 即刻种植　牙拔除后即刻在拔牙窝内植入种植体。

2. 早期种植　早期种植分两种情况,一是在拔牙窝软组织愈合时进行种植,此时软组织覆盖拔牙创,无明显的骨腔暴露,一般是拔牙后4~8周;二是在拔牙窝骨组织发生早期愈合时进行种植,此时软组织完全愈合,骨组织充满拔牙窝,一般是拔牙后8~12周。

3. 延期种植　待拔牙创完全愈合后再进行种植,一般是拔牙后3~6个月。

目前关于即刻种植与延期种植的优劣存在一定的争议(表14-1)。采用延期种植,一旦牙根或临床牙冠被拔除,首先就会出现组织的坍塌,不仅是骨组织,还有周围的牙龈组织,牙龈组织一旦缺乏骨组织的支撑,就会发生退缩。如果骨组织出现严重吸收,龈乳头的形态难以维持,会造成美学缺陷。拔牙后3个月牙槽嵴水平吸收可达30%,12个月可达50%。而即刻种植可以很好的保存牙槽骨外形以及牙龈组织的自然形态。当然,与延期种植相比,即刻种植也存在一定的缺点。患牙拔除后的拔牙窝通常大于种植体直径,而种植体若沿原牙根的方向植入可能会造成根方穿孔;种植体过于唇倾;或者由于底部骨量不足造成种植体植入后稳定性不佳等风险。同时,由于拔牙窝牙龈组织的不足,无法在无张力的情况下关闭软组织,对于唇侧骨板薄或有缺损,以及薄龈生物型的患者,增加了龈缘退缩的风险,也增加了操作难度。

是否采用即刻种植的关键在于拔牙窝骨壁形态是否完整;种植体植入后是否可获得良好的初期稳定性,这是种植体是否能够形成骨整合的决定性因素。牙槽窝的形态,决定了即刻种植的可行性、种植方案以及种植效果。基于牙周探诊,口内检查以及影像学检查,可将拔牙窝形态分为以下四类:

1. 牙槽窝四周骨壁完整,软组织无炎症,形态未发生改变。

2. 牙槽窝冠方骨壁完整,根尖处可见骨缺损,软组织无炎症,形态未发生改变。

3. 牙槽窝冠方出现骨缺损,软组织无炎症,形态未发生改变。

4. 骨组织破坏伴有软组织缺损。

通常上述情况中 1、2 类骨壁较为适宜进行即刻种植,可以确保种植体被骨组织及软组织包绕,而 3、4 类骨壁行即刻种植时,需要同期进行 GBR 术来修复骨的缺损,但由于此时软组织量的不足,有局部张力过大暴露植骨材料的风险,建议进行延期种植,并在需要的情况下行骨增量手术。即刻种植术前应结合口内检查及影像学检查对患者的种植预后进行评估。综上所述,即刻种植成功与否的关键因素:即刻种植的位点,初期稳定性,唇侧骨板的情况,牙龈厚度。

表 14-1　不同种植时机优缺点比较

	即刻种植	早期种植	延期种植
时间	拔牙同时	拔牙后 4~8 周	拔牙后 3~6 个月
优点	1. 减少手术次数,节省了整体的治疗时间	1. 利于拔牙创内炎症的吸收	1. 拔牙创内炎症吸收的同时,更多的束状骨充填拔牙创
	2. 有效地保存了拔牙窝形态	2. 软组织愈合,可覆盖拔牙创	2. 成熟的牙龈组织有利于龈瓣的处理
	3. 避免了牙龈瓣手术	3. 拔牙创内网状骨生成	3. 治疗效果具有较高的可预期性
	4. 合理有效的利用现有骨量	4. 软组织的增加,有利于龈瓣的处理	
缺点	1. 拔牙时需注意避免对拔牙窝周围骨壁的任何损伤	1. 增加了手术次数	1. 相对较薄的唇侧骨壁出现再次吸收
	2. 种植区骨量难以提供种植体足够的初期稳定性	2. 骨量不足难以提供种植体足够的初期稳定性	2. 治疗时间延长
	3. 缺少足够的角化龈	3. 增加了整体治疗时间	3. 可能需要辅助的手术治疗
	4. 拔牙区的解剖结构导致不能为种植体植入提供足够的骨量(例如:切牙孔、下颌神经管等)	4. 拔牙窝周围骨壁不同程度的吸收	4. 拔牙窝周围骨壁可能有不同程度的再次吸收

二、即刻种植术适应证和禁忌证

对于某位患者是否适合即刻种植,临床医师应该根据患者的具体情况和自身的临床经验,综合分析考量而定。一般而言,在评估患者是否适合做即刻种植修复前,应考虑到以下问题:

1. 如种植术区有急性感染,术前采用抗生素治疗,待急性感染消除后施术。

2. 确认拔牙创内无脓性渗出。

3. 应告知患者即刻种植的基本程序,治疗时间有可能较长。

4. 医师应根据患者的全身状况、局部情况、经济状况、依从性、有无不良嗜好等具体情况,准确判断是否适合即刻种植。

5. 拔牙术中应采用微创技术拔牙、多根牙分根拔除等技术,避免损伤拔牙窝周围骨壁。

6. 充分利用舌侧骨板制备窝洞及植入种植体。

7. 种植体应比原牙根长 2mm 左右,并且应确保种植体在骨内的长度有 4~5mm。

8. 种植体植入后应具有一定的初期稳定性。

9. 若需要潜入式种植,则应确保有足够软组织可以封闭创口。

10. 若种植体植入扭矩小于 35N·cm,则不宜进行即刻修复。

11. 即刻种植时选用根形的种植体更有利于获得良好的初期稳定性。

所以,即刻种植的适应证和禁忌证是相对的,不能绝对化,临床医师原则上应掌握下列适应证和禁忌证。

（一） 即刻种植术适应证

1. 外伤导致无法保留的冠、根折　冠折、根折或冠根折是即刻种植最常见的适应证,外伤之后,短期内不会有明显的炎症反应或软、硬组织的缺损,可获得很好的种植及修复效果,种植局部无急性炎症。

2. 牙周炎导致松动,无法保留者　患牙拔除后,需彻底清除种植术区内的炎性组织,搔刮拔牙窝,必要时可去除部分感染牙槽骨。

3. 龋坏致残冠残根无法进行修复治疗者　该类情况的患牙一般没有明显的根尖周病变,骨壁相对完整,适宜进行即刻种植。

4. 牙根持续自发的吸收导致患牙松动无法保留,局部没有明显炎症者。

5. 拔牙窝下方有充足骨量者或通过 GBR 技术可获得良好的骨组织重建者。

6. 具有足够的软组织量可以关闭创口,美学风险低。

（二） 即刻种植术禁忌证

1. 种植区牙槽骨高度和宽度不足者。

2. 种植区软组织缺损或有明显炎症者。

3. 种植区骨内有神经管穿过者。

4. 牙根与牙槽窝存在骨性粘连,拔牙易造成严重的骨破坏者。

5. 种植体难以达到良好的初期稳定性者。

6. 患牙位置不佳,难以与对颌牙形成良好的咬合关系者。

7. 外伤导致冠根折,伴有明显牙槽骨骨折者。

8. 患者依从性差者。

三、即刻种植术基本步骤

（一） 术前准备

1. 术前检查　口内检查患牙的松动程度、在牙列上的位置、有无急性炎症等,探诊观察患牙近远中及唇舌侧牙槽窝的深度,评估患牙周围骨缺损情况。检查牙龈厚度,龈乳头形态,是否有慢性炎症及瘘管。检查全口牙的牙周状况,种植手术前应进行口腔卫生评估,通常情况下应嘱患者术前常规洁牙,对于牙周状况较差的患者建议进行龈上、龈下洁治,必要时还应进行根面平整。

拍摄根尖片、曲面体层片或 CT 片进行影像学检查。检查牙根形态、数目,根尖有无炎症造成的暗影,牙槽窝周围骨壁高度,邻牙有无根尖周炎症,邻牙牙根方向,患牙牙根与邻牙的距离等。并根据影像学检查结果,选择种植体的长度、直径。有学者认为应该选用相对较窄直径的种植体,以便在种植体和拔牙窝之间预留出更多的空间容纳骨移植物,同时使凝血块充盈,提供后期成骨的需要。文献表明,选用较小直径的种植体有利于减少种植体颊侧的垂直骨吸收。骨移植材料对种植体与拔牙窝骨壁之间间隙的充填,以及游离的结缔组织瓣移植,是种植体形成良好的骨结合及优化美学效果的必要条件。

2. 患者准备　术前常规洁牙,含漱剂漱口;检查血常规及出凝血时间,伴有某些系统性疾病,还应作相关检查,如有糖尿病史患者还应查空腹血糖。术前 24 小时内可预防性使用抗生素。对于牙槽骨有缺损而局部软组织量不足以关闭创口的,可于术前将牙冠磨除至龈下,与牙槽骨面齐平,待 6~8 周牙龈将牙根断面封闭后,再施行手术。

（二）即刻种植手术操作程序

1. 术前含漱 0.2% 氯己定溶液,口周皮肤、口腔黏膜分别用不同浓度的碘伏消毒,铺无菌手术巾。

2. 实施局麻浸润麻醉或神经阻滞麻醉,单个牙的即刻种植手术可采用局部浸润麻醉,操作简单、安全、效果好;同一区域多个牙的即刻种植,建议采用神经阻滞麻醉,可减少局部穿刺的次数。

3. 分离牙龈,用微创拔牙刀切割牙周膜,并尽量深入至牙根 1/2 以上的深度;用微创牙挺挺松患牙,并避免以颊舌侧牙槽骨为支点;再用微创拔牙钳拔除患牙,可适当使用旋转力,少用颊舌侧摇动的力量;多根牙拔除时应先将多个牙根分开,再采用上述方法分别拔除。总之,拔牙过程中应避免损伤牙槽骨。

4. 将拔牙窝内的肉芽组织及炎性骨壁搔刮干净,生理盐水冲洗。

5. 用探针探诊及测量拔牙窝周围骨壁是否有缺损情况,评估是否符合即刻种植要求。

6. 选择合理的三维位点逐级制备窝洞,植入种植体,一般植入深度为对侧同名牙釉牙骨质界下方 3mm 处,将种植体植入偏腭侧的骨内,预留一定的唇侧空间便于成骨。

7. 将骨移植材料填入种植体与牙槽骨之间的间隙内。通常情况下,种植体与拔牙窝骨壁之间的距离大于 2mm 时需要充填骨移植材料以帮助成骨,而距离小于 2mm 是可待其自然成骨,关闭间隙。

8. 将牙龈软组织游离松解,伤口拉拢缝合。

9. 根据初期稳定性的大小可以选择放置愈合基台或制作临时冠。制作临时冠时应注意调磨,避开各个方向的咬合干扰。

四、即刻种植术的临床应用

（一）上颌前牙即刻种植术

上颌前牙区拔牙窝骨壁光滑,容易引起钻针打滑,因此可用球钻在拔牙窝腭侧骨壁上定点后再逐级备洞。种植位点选在自牙槽嵴顶至根尖骨壁的 2/3 处。定点时,钻针可与骨壁形成一定角度,但在后期逐级备洞的过程中,应逐渐调整扩孔钻的方向,使钻针整体贴靠腭侧骨壁进行预备。最理想的植入方向为种植体整体略偏向腭侧而不与唇侧骨板相接触,这样才能有效地避免唇侧骨板的吸收。具体步骤如下:

1. 术前含漱 2% 氯己定含漱液,口周皮肤、口腔黏膜分别用不同浓度的碘伏消毒,铺无菌手术巾。

2. 局麻浸润麻醉或神经阻滞麻醉,用微创器械、微创技术拔除患牙(图 14-1)。

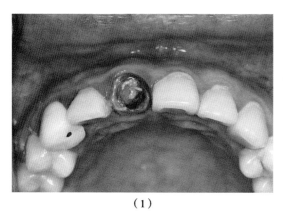
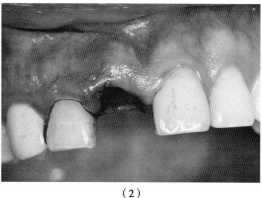

（1）　　　　　　　　　　　　　　（2）

图 14-1　11 即刻种植,拔除残根
（1）拔除术前　（2）拔除术后

3. 刮匙搔刮拔牙窝,清除炎性肉芽组织及炎性骨壁。

4. 探针检查拔牙窝四周骨壁是否有缺损或穿孔,明确是否符合即刻种植条件(图 14-2)。

5. 用球钻在拔牙窝腭侧骨壁的根尖方 1/3 处定点(图 14-3),确定种植体植入位点。

6. 用先锋钻由定点处进入,并达到预设的深度(图 14-4)。

7. 放置指示杆检查窝洞制备的方向(图 14-5),将正常邻牙长轴作为参照。

8. 扩孔钻逐级备孔至目标直径(图 14-6),在扩孔的过程中根据指示杆指示的方向做适当的修正。

9. 植入预备的种植体(图 14-7),检查其初期稳定性。

10. 检查种植体与拔牙窝唇侧骨壁之间的间隙,若间隙大于 2mm,建议先用覆盖螺丝盖住螺丝通道,充填骨粉后换成愈合基台;若间隙小于 2mm,则可直接放置愈合基台;缝合周围牙龈(图 14-8)。

11. 术后 4 个月复诊,口内检查牙龈愈合情况(图 14-9),拍摄 X 线片检查,若种植体周围已形成良好骨整合,取模制作最终修复体。

12. 放置最终修复基台后,拍摄口内照片记录基台开口方向(图 14-10),扭力扳手上紧至修复用扭力,封闭基台螺丝通道,粘固最终修复体(图 14-11)。

13. 嘱患者定期复查,对种植体及修复体进行维护(图 14-12)。

（二）下颌前磨牙即刻种植术

下颌前磨牙区由于颏孔及颏神经的存在,即刻种植术前应进行准确的测量与评估。并且大约 38% 的患者颏孔位于第一前磨牙根方,25% 的患者颏孔位于第二前磨牙的根尖下,因此,植入种植体时存在损伤颏孔的风险。应结合术前影像检查结果(图 14-13),进行仔细测量,确定种植体的长度及植入深度,避免损伤颏孔及颏神经。具体操作步骤如下:

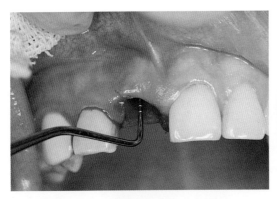

图14-2　牙周探针检查拔牙窝骨壁

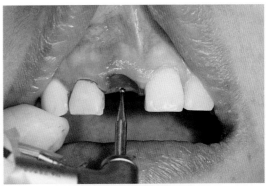

图14-3　球钻定点

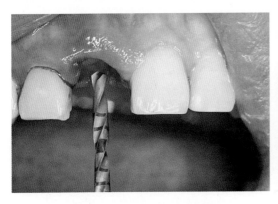

图14-4　先锋钻定方向及深度

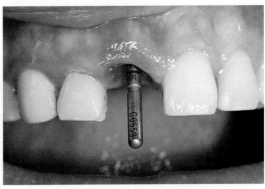

图14-5　放置指示杆检查种植方向

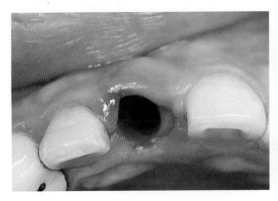

图14-6　逐级备洞形成种植窝洞

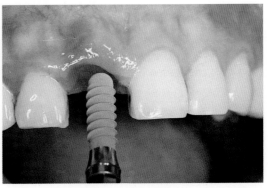

图14-7　植入种植体

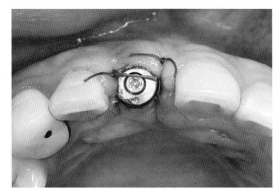

图 14-8　放置愈合基台,缝合牙龈

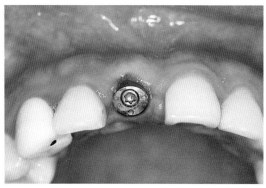

图 14-9　一期手术后 4 个月

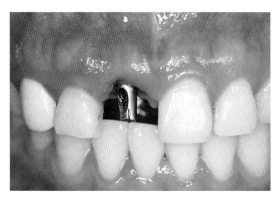

图 14-10　佩戴最终修复基台

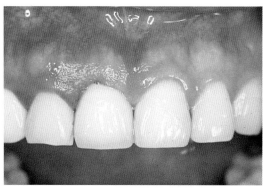

图 14-11　佩戴最终修复体

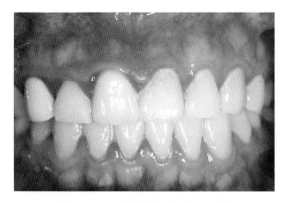

图 14-12　佩戴最终修复体后 6 个月

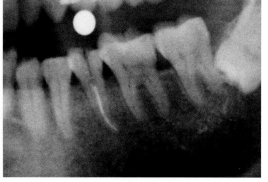

图 14-13　术前 X 线片

1. 术前含漱 2% 氯己定含漱液,口周皮肤、口腔黏膜常规消毒,铺巾。

2. 局麻浸润麻醉或神经阻滞麻醉,用微创器械、微创技术拔除患牙(图 14-14)。

3. 刮匙搔刮拔牙窝,清除炎性肉芽组织及炎性骨壁。

4. 探针检查拔牙窝四周骨壁是否有缺损或穿孔(图 14-15),明确是否满足即刻种植条件。

5. 在拔牙窝内近根尖 1/3 处三角钻定点、定向,确定种植体植入位点及方向(图 14-

16）。

6. 用先锋钻钻孔，初步确定窝洞的制备方向和深度（图 14-17）。

7. 扩孔钻逐级备洞至预设的直径（图 14-18），在扩孔的过程中根据指示杆指示的方向做适当的修正。

8. 植入相应规格的种植体（图 14-19），并检查其初期稳定性。

9. 先放置覆盖螺丝，在种植体与拔牙窝四周骨壁之间的间隙内充填生物骨粉（图 14-20），然后换成愈合基台，缝合周围牙龈（图 14-21）。

10. 术后 5 个月复诊，检查口腔牙龈愈合情况（图 14-22），拍摄 X 线片了解种植体周围骨结合情况（图 14-23）。

11. 制作临时修复体（图 14-24），调磨临时冠，形成轻咬合并排除侧方𬌗干扰。

12. 放置最终修复基台后，拍摄口内照片记录基台开口方向（图 14-25），扭力扳手上紧至修复用扭力，封闭基台螺丝通道，粘固最终修复体（图 14-26）。

13. 嘱患者定期复查，对种植体及修复体进行维护。

（三）其他不同部位的即刻种植术

1. 上颌前磨牙区即刻种植术 上颌前磨牙如果有两个根，则可以在分根拔除患牙后，

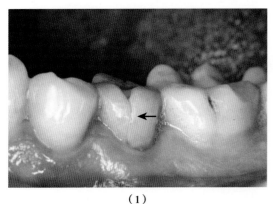
（1）

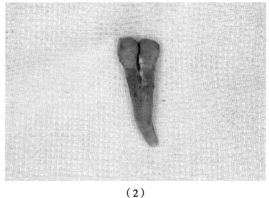
（2）

图 14-14　35 即刻种植，拔除纵折牙
（1）拔除术前　（2）拔除的患牙

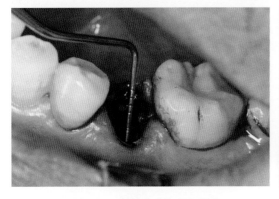

图 14-15　探查拔牙窝四周骨壁

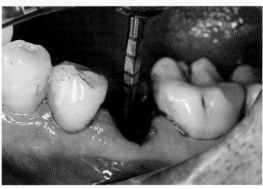

图 14-16　三角钻定点

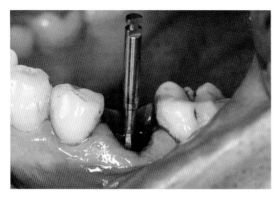

图 14-17　先锋钻定向、定深

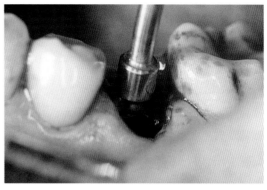

图 14-18　扩孔钻逐级备洞

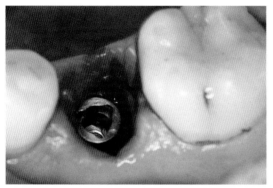

图 14-19　植入种植体后

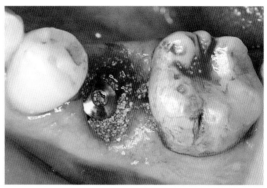

图 14-20　在种植体与牙槽窝骨壁之间填塞骨粉

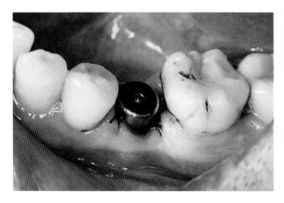

图 14-21　放置愈合基台,缝合牙龈

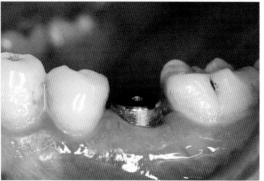

图 14-22　一期手术后 5 个月

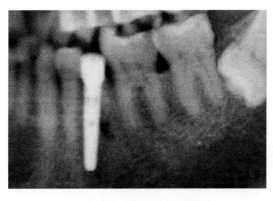

图 14-23　术后 5 个月 X 线片

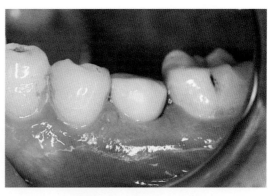

图 14-24　佩戴临时义齿

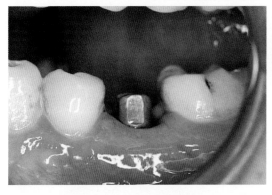

图 14-25　佩戴最终修复基台

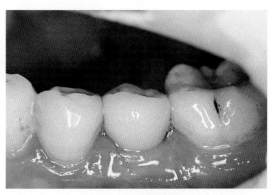

图 14-26　佩戴最终修复体

用咬骨钳或超声骨刀去除牙槽间隔顶端较窄或尖锐的骨嵴，为植入术创造相对稳定的植入位置后再行预备。前磨牙的两个牙根绝大多数情况下为颊舌向，少数情况下为近远中向。若两个牙根分布于颊舌侧，即刻种植可以按如下方法进行手术：

（1）将种植体植入颊侧根所在的牙槽窝内，但这样的植入位点将种植体植入骨壁相对较薄的颊侧，后期会有种植体颊侧骨吸收的风险；同时，由于种植窝洞位于颊侧，与邻牙相比种植体上方的修复体可能过于倾向颊侧，从而需要将基台制作出悬臂梁结构。因此，选择将种植体植入颊侧根前，种植医师应慎重评估植入条件。

（2）将种植体植入腭侧根所在的牙槽窝内，这样的植入位点有助于保存唇侧骨，从而优于将种植体植入唇侧根窝洞内；同时，植入种植体的方向更加便于合理的设计修复体的外形，达到更好的美学效果。但也可能造成修复体过于偏向腭侧，造成唇侧悬臂，并影响发音。

（3）将种植体植入牙槽间隔，或者前磨牙是单根牙时，种植体的植入最为稳定合理，后期修复的美学效果也最佳。

在上颌前磨牙处，若牙槽间隔的存在影响种植体植入的位置，可将牙槽间隔磨除。若牙槽间隔厚度足够，可在此处预备种植窝洞。通常不建议将种植体植入前磨牙的颊侧根处，否则可能会造成美学缺陷或者颊侧骨穿孔。而腭侧根如果位置适宜，可作为种植体植入的选择。临床医师需要注意的是，进行前磨牙区牙种植时，如种植方向与牙的中轴存在角度，应将种植体较常规植入更深一些，便于后期修复时获得更好的美学效果。

2. 上颌磨牙区即刻种植术

（1）拔牙窝牙槽间隔高度适当：如果拔牙窝的牙槽间隔骨量充足，可以将种植体表面完全覆盖，可用先锋钻定点后，按照扩孔钻顺序常预备种植窝洞，在预备过程中，牙槽间隔被扩孔钻分开，能为种植体的植入提供足够的初期稳定性。即使牙槽间隔顶端的骨在预备过程中损失一部分，也不影响后期种植体周围的成骨。

如果患牙拔除后，牙槽间隔较窄，无法完全包绕种植体表面，可用2mm直径钻针在牙槽间隔上定点，定点深度与拟植入种植体等长，利用超声骨刀或骨凿进行骨劈开骨挤压术，植入种植体。

（2）拔牙窝牙槽间隔高度不足：如果拔牙窝内牙槽间隔高度不足，宽度足够植入种植体时，先利用环锯或平头的骨刀进行牙槽间隔的环切，行上颌窦提升术。然后再依次进行扩孔备洞，每一钻预备后均要提升至理想深度，完成种植体的植入。

如果拔牙窝内牙槽间隔高度、宽度均不足，则需同时行上颌窦内提升术和骨劈开骨挤压术，为种植体的植入创造条件。

因此，上颌磨牙区即刻种植从根间嵴处开始备孔，并要确保种植体完全或部分被骨组织包绕。只有种植体获得了良好的初期稳定性，拔牙窝内的新生骨才能与种植体形成骨整合。必要时可选用较大直径的种植体来取得与颊舌侧或近远中牙槽骨相抗衡的机械固位力。另一方面，牙槽间隔处的骨板高度不足以植入种植体，常常需要进行上颌窦提升术。如果牙槽间隔的骨高度过低，无法植入种植体，可考虑将植体植入腭侧根内，但要避免出现上颌窦穿孔。同时，在腭侧根内预备种植窝洞时应使植入方向向中轴倾斜。但若腭侧根位置距离中轴较远，则不能选择其作为植入位置，否则会造成后期修复体的咬合关系不良。值得注意的是，正常情况下，牙槽嵴顶都位于釉牙骨质界根方2mm处，因此，牙槽间隔顶部实际上是低于拔牙窝颊舌侧牙槽嵴顶部的，这就确保了拔牙窝愈合之后，即使拔牙窝周围牙槽骨上方有轻微的吸收，种植体仍然能被骨质包绕。但若拔牙窝周围骨壁过薄，则可能发生较为严重的吸收，这种情况下则可能导致术后种植体顶暴露于牙槽嵴顶外。

如果上颌后牙牙根和牙槽窝出现骨性粘连，或因炎症等导致的周围骨壁的吸收破坏，并不适宜即刻植入种植体时，往往需要在拔牙的同时进行骨增量手术，为后期的种植手术创造条件。微创拔除患牙时应分根拔出，以便最大限度地保护牙槽间隔。术前的影像学检查显示患牙牙根投影位于上颌窦内，拔牙后往往需要进行内提升手术。此时用直径足以包裹牙槽间隔的环锯或超声骨刀从牙槽间隔处进行种植窝洞预备，预备深度到达距上颌窦底小于1mm处，再对骨块轻柔敲击进行上颌窦内提升手术。小心保护上颌窦底黏膜的完整性，同时植入骨替代材料，表面覆盖可吸收膜，严格控制感染，6个月后再行种植手术。

3. 下颌前牙区即刻种植术　基于下颌骨的解剖结构，即使牙槽窝边缘骨发生吸收，种植区所在的下颌骨宽度反而可能增宽。因此，下颌前牙区即刻种植可在拔牙窝内直接备孔，方向相对上颌牙略向舌侧倾斜，即种植体长轴延长线对应上前牙舌隆突处。也可参照相邻牙的方向进行种植。

4. 下颌磨牙区即刻种植术　下颌磨牙一般为近远中两根，部分患者远中根可分为远中颊侧根、远中舌侧根，拔除后周围骨板较薄，若将种植体植入某一侧牙根部位，种植体周围难以被较厚的牙槽骨包绕，因此种植位点应位于牙槽间隔处，这样颊舌向成骨后种植体周围可获得充分的骨量。也可将种植体直接植入近中根或远中根所在的牙槽窝内，控制植入方向位于相对应的上颌磨牙舌尖的颊斜面。

与上颌磨牙相似,将种植体植入牙槽间隔处时,种植体顶端位于颊舌侧牙槽嵴下方几个毫米,拔牙窝近远中侧骨壁与种植体之间的间隙可待血凝块充盈后机化成骨或可充填骨移植材料帮助成骨。若牙槽间隔的骨板较薄,难以为种植体提供较好的初期稳定性,应选用较大直径的种植体,使种植体与颊舌侧的骨皮质相接触帮助固位。通常情况下,下颌磨牙区种植若难以获得很好的初期稳定性,应建议延期种植。根据具体情况,临床医师一般可以采用以下方法:

(1)在拔牙窝内植入两个种植体修复单颗磨牙缺失。这种做法可以帮助维持拔牙窝的外形,防止拔牙后的牙槽骨吸收。但如果磨牙有三个牙根,将种植体植入其中两个牙根所在的牙槽窝内是不合理的。

(2)在拔牙窝内植入一个种植体修复单颗磨牙缺失。将种植体植入患牙拔除后的某一个牙根的拔牙窝内。这种做法往往会导致最终修复体有些许的近中悬臂,从而可能会有菌斑聚集。

(3)将种植体植入拔牙窝的牙槽间隔内修复单颗磨牙缺失。如果牙槽间隔的骨量允许,这是最理想的植入位点,不仅可以很好的维持拔牙窝的外形,后期修复也可以获得最满意的美学效果及最合适咬合功能。

患牙拔除后,如牙槽间隔近远中距离大于3mm,则可选择利用2mm左右直径的导向钻定点定深度,将指示杆或钻针置入窝洞内拍片,检查其最低端与下颌神经管之间的距离,然后再依次扩孔,根据周围骨壁的完整性选择合适直径的种植体,植入后在周围的牙根窝洞中植入骨替代材料,严密缝合愈合基台周围牙龈组织瓣。

如牙槽间隔近远中距离小于3mm,利用导向钻垂直定点定深度,拍片检查后,继续采用扩孔钻备洞,此时可将钻针略倾斜,备孔过程中近远中骨壁可能缺失,种植体主要利用与颊舌侧以及根方的骨壁接触达到固位。

目前,关于磨牙区的即刻种植仍然存有很大的争议。因为磨牙牙根分布的结构差异,限制了种植位点的选择,可能难以植入到理想的位置,造成修复后可能出现某些问题。同时,由于骨量不足也可能存在初期稳定性不佳;软组织缺如造成移植材料暴露,或局部张力过大导致移植材料暴露或感染等。因此,后牙区的即刻种植要求患者有很好的依从性,保持良好口腔清洁,尽可能地减少感染风险。

五、即刻种植植骨术

拔牙创的愈合是一个边吸收边改建的过程。有文献显示,拔牙后3个月,颊侧骨板开始出现较为明显的吸收;拔牙后6个月,牙槽骨的垂直吸收和水平吸收分别是11%~22%和29%~63%。而在萎缩的牙槽骨内植入种植体存在美学及功能上的风险,因此,Schulte和Heimke在1976年提出了在新鲜拔牙窝内即刻植入种植体的观点。由于拔牙窝的直径大于种植体直径,因此种植体颈部与拔牙窝骨壁之间存在一定大小的间隙,较小的间隙可以由血凝块充满后机化成骨,较大的间隙则需要植骨。目前较为广泛应用的标准为:种植体与拔牙窝骨壁之间的距离大于2mm时需要充填骨移植材料以帮助成骨,而距离小于2mm时可待其自然成骨,关闭间隙。

目前可采用的骨移植材料有很多,例如:自体骨、冻干骨、异体骨等。将骨移植材料充填到即刻种植后种植体与骨壁之间的间隙中,可帮助成骨;同时若拔牙窝较大,可在骨移植材料上方放置胶原材料封闭拔牙创口,以防止纤维蛋白凝块形成之前,移植材料出现脱落。如果种植体与骨壁之间的间隙小于2mm,可不放置骨移植材料,任其自然愈合。骨移植材料的放置,除帮助成骨外还可以有效地维持牙龈的形态。自体骨被认为是骨移植的"金标准",但患者相应的也要承受供区术后的疼痛不适,所以目前绝大多数采用的是骨移植替代材料。

六、即刻种植术软组织处理

即刻种植能否获得很好的牙龈美学,与以下四个因素有关:①附着龈的宽度和位置;②唇侧牙槽骨的骨量及外形;③龈缘的高度和外形;④牙龈乳头的形态和大小。这四个方面都与拔牙窝的愈合密切相关。虽然牙龈美学的不足可以通过后期的各种方法来进行改善,但效果仍然存在差异和不足。即刻种植后是否需要关闭创口一直存在争议,有学者认为,即刻种植时,种植体植入后仅有一部分种植体能够被骨组织包绕,若此时种植体的初期稳定性较差,则需用软组织对拔牙窝进行完全的封闭后,才能获得良好的骨整合。

即刻种植时的软组织处理的常用方法有:

1. 骨膜松解术　在种植区唇颊侧牙龈瓣根方做横切口切断骨膜,进行唇颊侧牙龈的松解,便于将牙龈瓣向牙槽嵴顶方向牵拉,盖住拔牙窝顶端。这种方法可以简单有效地达到封闭拔牙创的效果,但也存在缺陷:由于将唇侧牙龈向牙槽嵴顶端牵拉,导致了前庭沟位置下移,并且附着龈的位置改变至牙槽嵴顶端,因而造成美学缺陷:例如唇系带位置下移,颊侧附着龈宽度不足,膜龈联合处出现凹凸不平的外观。此外,牙龈被广泛的剥离后,牙槽骨来自软组织的血供受到影响,将加重术后牙槽骨的吸收。

2. 游离龈移植　通常情况下,即刻种植都采用不翻瓣的手术方式,此时进行拔牙创的封闭,可进行腭侧牙龈的游离移植来完成。所取的游离牙龈瓣的形状和大小,与拔牙创顶端牙龈缺如的量一致,将取出的游离牙龈组织瓣用5-0的缝线固定在拔牙创顶端牙龈缺如处。其目的在于封闭拔牙创后,使拔牙窝内的血凝块能稳固的聚集在种植体周围,进而机化成骨。该方法简单易行,并能取得很好的手术效果,并且不影响附着龈宽度及牙龈乳头的形态,所取得的美学效果优于骨膜下松解术;但移植的组织块有坏死的可能,其结果会导致覆盖螺丝暴露,从而增加种植体失败的风险及造成美学缺陷。

3. 带蒂岛状瓣移植　种植体在不翻瓣的情况下植入到拔牙窝内,在种植区所在的前庭内,附着龈的根方区域,制备一个水平方向的带蒂黏膜瓣,长约2.0cm,宽度与拔牙窝直径相当,并且去除蒂部部分上皮组织。同时在种植区底部做横向切口,从该切口向牙槽嵴顶方向将黏骨膜与唇侧牙槽骨分离,打通骨膜下的隧道,将带蒂皮瓣的游离端自该隧道牵引出来,覆盖拔牙窝顶端,缝合关闭拔牙创,并缝合黏膜瓣供区创口。因为最大限度地保存了原始拔牙创牙龈乳头的形态,该术式操作相对复杂,但美学效果优于游离龈移植,同时还不存在组织瓣坏死的风险。

4. 屏障膜　在拔牙窝上方覆盖屏障膜,是最便利的封闭拔牙创的方法,同时避免了游离龈坏死的风险及复杂的带蒂岛状龈瓣移植手术。屏障膜可采用生物膜、冻干骨皮质或胶原膜等。将拔牙窝两侧龈乳头切开,将拔牙窝顶端周围的黏骨膜进行剥离,将屏障膜修剪出合适的形状,直径大于拔牙创,将膜的四周放入黏骨膜和骨面之间,缝合牙龈固定屏障膜。使用屏障膜需防止感染,否则拔牙创内的血凝块缺失,难以成骨。

5. 三层组织移植法 若唇侧骨板及软组织均有缺损,在种植体植入后,可以避开龈乳头行横向切口,翻瓣暴露唇侧骨板缺损;在上颌磨牙后区至上颌结节处,局麻下行切口,片切翻开角化牙龈,保留骨面上方 1~2mm 的结缔组织,用骨凿或超声骨刀将结缔组织、骨皮质及骨松质一并切取,获取的三层组织块,根据受区骨缺损大小、形态修整移植骨块,采用生理盐水冲洗后,在暴露的种植体表面覆盖从供区采集的骨松质及骨替代材料的混合物,再将所取的三层组织块移植到唇侧骨质缺损处并固定。放置组织块时应注意将骨面朝向种植体所在的一侧,组织面接触唇侧牙龈,伤口严密缝合。该种方式的使用目前仍存有一定争议,有学者认为,唇侧骨壁缺损时应该在清创后进行位点保存,或待其自然愈合后再行早期种植。

七、即刻种植后即刻修复

当种植体有良好的初期稳定性时,可考虑即刻修复。可以通过植入扭矩及动度检测来测试种植体的初期稳定性,当植入扭矩达 35N·cm 时,可行即刻修复。进行即刻修复应注意调磨临时修复体,避开前伸𬌗及侧方𬌗的干扰,待种植体形成良好的骨整合后再换成永久修复体,否则易造成种植体失败(表 14-2)。

表 14-2 各类负重的修复体佩戴时间

分 类	修复体的佩戴时间
即刻修复(非功能性负重)	种植后 48 小时内进行修复,但在种植体愈合期内要排除正中及侧方的咬合干扰
即刻修复,渐进性负重	种植后 48 小时内进行修复,刚开始调成轻咬合,以后再逐渐增加咬合负重
早期负重	在种植后 48 小时至 3 个月期间进行修复
常规负重	在种植后 3~6 个月,再行修复
延期负重	在种植 6 个月后进行修复

(白 轶)

第十五章 拔牙后牙槽骨保存及增量术

一、概　述

（一）牙槽骨的组织结构

牙槽骨（alveolar bone）是上下颌骨包围和支持牙根的部分，又称牙槽突（alveolar process）。容纳牙根的窝称牙槽窝，牙槽窝在冠方的游离端称牙槽嵴，两牙之间的牙槽突部分称牙槽中隔。牙槽骨按其解剖部位可以分为固有牙槽骨（alveolar bone proper）、骨密质和骨松质。

固有牙槽骨衬于牙槽窝内壁，包绕牙根与牙周膜相邻，由平行排列的骨板构成，其中包埋了大量牙周膜纤维即穿通纤维的埋入，所以固有牙槽骨又称束骨。

骨密质是牙槽骨的外表部分，即颌骨内、外板的延伸部分。其厚度颇不一致，上颌牙槽嵴的唇面，尤其前牙区很薄，舌侧增厚，而下颌相反。骨密质表面为平行骨板，深部有致密的不同厚度的哈弗氏系统。

骨松质由骨小梁和骨髓组成，位于骨密质和固有牙槽骨之间，由含细纤维的膜性骨组成，呈板层排列，伴有哈弗氏系统，形成大的骨小梁。骨小梁的粗细、数量和排列方向与所承担的咀嚼力密切相关。骨小梁的排列方向一般与咬合力相适应，以最有效的排列方向来抵抗外来的压力。

（二）牙槽骨的生物学特点

牙槽骨是高度可塑性组织，也是全身骨骼系统中代谢和改建最活跃的部分。它不但随着牙的生长发育、脱落替换和咀嚼压力而变动，而且也随着牙的移动不断改建。

牙槽骨的改建影响着牙槽骨的高度、外形和密度。主要表现在三个区域：与牙周膜邻接区，颊舌侧骨板的相应骨膜区以及骨髓腔的内膜表面。当牙萌出时牙槽嵴开始形成、增高并提供形成中的牙周膜一个骨性附着面。牙槽骨在牙失去后逐渐吸收、萎缩。牙和牙槽骨经常承受殆力，从牙周膜传导至牙槽骨内侧壁的殆力由骨松质承接，继而转移到唇、舌侧的密质骨板共同支撑。在受到侧方压力时，受压侧牙槽骨发生吸收，受牵引侧有骨新生，生理范围内的殆力使吸收和新生保持平衡，牙槽骨形态和高度保持相对稳定。

牙槽骨的增龄性改变与机体其他部位骨骼系统的增龄性改变相似，包括骨质疏松、血管减少、代谢率及修复功能下降，牙骨质及牙槽骨的牙周膜侧更加不规则。

（三）失牙后牙槽骨的改建

牙齿拔除后，牙槽骨会出现吸收与重建的过程，表现为牙槽嵴高度和宽度的萎缩以及牙槽窝内新骨的形成。

拔牙后早期即可见拔牙窝邻近骨髓腔内充血,成纤维细胞增加,6天开始有新骨出现,参加整个牙槽突骨的重建。14天时,牙槽窝由临时基质和网状骨组成。40天后牙槽窝内逐渐形成多层骨小梁一致的成熟骨,并有一层骨密质覆盖这一区域。牙槽骨受到功能性压力后,骨小梁的数目和排列顺应变化而重新改造。3~6个月后重建过程基本完成,出现正常骨结构。

拔牙后牙槽骨的吸收主要表现为牙槽骨高度的降低和水平宽度的减小。自牙齿拔除之时,牙槽骨的吸收便已开始。拔牙后拔牙窝颊舌侧的骨吸收发生在2个重叠的时期。在第一阶段,束状骨被网状骨取代,拔牙后6~8周,破骨细胞达到顶峰并趋于稳定,破骨细胞的活动导致牙槽窝颊侧和舌侧骨壁垂直向同时伴有水平向吸收。由于颊侧骨嵴由束状骨单独组成,所以此阶段的骨改建导致了颊侧骨嵴大量的垂直性吸收。第二阶段的骨吸收发生在骨壁外侧,但是骨吸收发生的机制尚不清楚。拔牙后1年内是牙槽骨改变最主要的时期。在这1年里,牙槽骨宽度减少了5~7mm,而且其中的2/3发生在拔牙后的前3个月。

(四) 牙槽骨保存及增量的临床意义

牙槽骨对稳定义齿、承载咬合力起着非常重要的作用,牙槽骨条件的好坏也直接关系到后期修复和种植的治疗效果。虽然骨组织具有一定的再生潜能,但拔牙后剩余牙槽骨不可避免地会发生吸收,牙槽突的宽度和高度明显降低,造成骨量不足,给临床后期义齿修复特别是种植义齿修复带来了较大困难。因此,失牙后经过适当的处理,避免牙槽骨吸收,促进新骨生成具有十分重要的临床意义。

二、牙槽骨保存及增量的常用方法

在出现骨吸收前即拔牙同期采用牙槽骨保存技术,是比较理想的保留牙槽骨外形及功能的方法。牙槽骨保存技术(又称拔牙后位点保存技术)是一种在临床条件允许的前提下,在拔牙术中或术后使用的、将牙槽嵴外部吸收最小化同时使牙槽窝内部成骨最大化的方法。一般没有特殊说明的话,牙槽骨保存技术主要是指应用骨或骨替代材料充填拔牙窝的方法。

值得注意的是,在临床上凡是能够达到阻断和减轻牙槽骨吸收的方法都可以视为保存牙槽骨外形及功能的方法,如采用微创化拔牙术或是拔牙同期植入种植体等。下面介绍临床常用几种保留牙槽骨外形及功能的方法。

(一) 微创化拔牙

微创化拔牙就是在拔牙过程中,通过使用标准的拔牙器械,应用微创的手术技巧,使拔牙过程对患者产生的身心创伤和影响最小化。通过使用专门的微创化拔牙器械切断牙周膜、扩大牙周间隙、缓慢轻柔地将牙或牙根自牙槽窝内拔除。拔牙术中对牙槽骨的损伤,是拔牙后牙槽骨吸收的重要原因之一。倡导微创化的拔牙理念,应该尽量减少拔牙术中损伤,包括避免将牙龈和牙槽骨分离,使用牙挺时避免造成牙槽骨骨折、减少对牙槽骨的挤压,使用牙钳拔单根牙尽量使用旋转力、避免过度使用颊舌侧摇动力,多根牙分根后逐一拔除,除阻生牙、埋伏牙外,避免使用翻瓣去骨的方法取根或拔牙,从而减少术后牙槽骨吸收的程度(参见第六章微创化拔牙术)。

（二）牙周植骨术

牙周植骨术（bone grafts）属于再生性手术，可用于修复缺损的牙周骨组织，促进新骨形成。手术将植骨材料植入骨缺损区域，利用骨或骨的替代品修复缺损牙槽骨。在临床中植骨手术效果已得到肯定，且易于操作，广泛应用于临床。寻求理想的骨移植材料对牙槽嵴高度、宽度和外形的保存具有重要意义。

骨移植材料的选择是牙周植骨术成败的关键。骨移植后的愈合和后期的新骨形成是通过骨发生、骨感应和（或）骨传导来实现的。具有成骨能力的移植材料能促进有活力的成骨细胞形成新骨；骨感应材料能刺激多能间充质干细胞分化为成骨细胞，形成新骨；而骨传导的移植材料为细胞生长提供了一个框架结构，允许创口边缘的成骨细胞渗入缺损部位，穿过移植材料移动。通过这种作用机制的相互作用，从而促进新骨形成。

（三）引导骨组织再生技术

引导骨组织再生技术（guided bone regeneration，GBR）在人体和动物中都被证明能够获得不同程度的骨组织再生能力，具有较好的应用前景。GBR 基于不同组织细胞生长和迁移速度不同，采用生物膜固定于骨缺损区的表面，起屏障作用，以阻止上皮细胞及成纤维细胞长入骨缺损区，并保持血块的稳定，维持缺损部的空间，使有骨生成能力的细胞进入骨缺损区，最终重建骨组织，改善牙槽骨高度和丰满度，为牙槽骨萎缩的患者行种植手术创造良好条件。另外，对于牙周破坏、牙槽骨严重吸收而不能保留的牙，应用 GBR 技术可以阻止拔牙后骨吸收的发生，降低对邻牙牙槽骨的不良影响，为后期义齿修复提供良好的牙槽骨条件。

应用 GBR 技术应做到减张、贴合、稳定、防感染，才能最大限度地提高成骨效率。应充分松解黏骨膜瓣，减少软组织瓣张力，术后严密关闭创口；应对 GBR 膜进行固定，防止其移位影响膜下空间的稳定性；术中严格遵守无菌操作，减少感染机会；术后良好的口腔卫生护理对手术的成功具有重要的作用。目前，GBR 技术还存在着不足：

1. 成骨量受限制，GBR 技术多用于牙槽嵴厚度不足，以增加牙种植区唇颊侧厚度；但增加牙槽嵴垂直的高度有限，一般不超过 6mm。

2. 不可吸收膜易暴露导致手术失败。

3. 不可吸收膜需二次取出，增加了手术创伤。

4. 稳定性较差，术中要对引导膜进行固定，因为微小的移动便可以影响成骨的过程。

（四）即刻种植

即刻种植是种植学界的新技术，是指在牙齿拔除后立即在牙槽窝内植入种植体。即刻种植不仅可缩短治疗疗程，减少患者的痛苦；还可防止牙槽骨的生理性吸收造成的种植区骨量不足，避免大范围植骨重建；有利于将种植体植入理想的位置，使其更符合生物力学要求；降低了对局部骨的损伤，因此可以保持牙龈软组织的自然形态，获得理想的美学效果。即刻种植伴同期植骨或采取生物膜引导骨再生术也是临床上常用的防止拔牙后牙槽嵴（骨）萎缩的方法（参见第十四章拔牙后即刻种植术）。

（五）组织工程技术

组织工程技术将体外培养的高浓度的功能相关的活细胞种植到具有一定空间结构的三维支架上，与支架复合物植入体内或在体外继续培养，通过细胞之间的相互黏附、生长繁殖分泌细胞外基质，从而形成具有一定结构和功能的组织或器官。组织工程技术的出现及其在人体组织器官中的应用已取得瞩目的进展。但在口腔医学研究中，对于修复牙槽骨组织缺损方面的组织工程研究尚处于起始阶段,还有许多问题有待解决,如开发选择适当的支架材料、种子细胞及生长因子的浓度的选择、确定诱导的方向及获得更多的牙周组织等。

三、牙槽骨保存及增量的常用材料

(一) 骨移植材料

1. 骨移植材料选择标准　选择植骨材料时应充分考虑材料性能,包括生物相容性、临床可操作性、术后并发症和治疗的可预测性。骨移植材料的选择,应遵循几项标准:

(1) 有充足的供给;

(2) 生物活性差(没有免疫反应);

(3) 能够促进血运重建;

(4) 有骨传导能力;

(5) 能够完全被新骨取代。

2. 常用骨移植材料　根据来源,骨移植材料基本分为自体骨、同种异体骨、异种骨移植、人工骨等。

(1) 自体骨:在众多骨移植材料中,只有自体骨同时具有骨生长、骨感应和骨传导的能力。自体骨移植后能够增加原有细胞活力,移植骨内具有血管再形成的可能性。临床上常切取髂骨、颅骨、腓骨、肋骨作为移植骨,尤以髂骨最常用,但远处取骨需要在受区外开辟第二手术区取骨,增加了创伤,有时不被患者接受。如果需要的移植骨块不大,也可就近切取上下颌骨部分骨质移植。自体游离骨移植后,存在不同程度的吸收,因此移植骨量应该大于骨缺损量。

(2) 同种异体骨:同种异体骨是从同一种类不同基因型的其他个体获得的骨移植材料,通常有新鲜冰冻骨、冻干骨、脱矿冻干骨。与自体骨相比具有来源丰富、不受形态、大小限制,并有良好的生物活性等优点;但其缺点是骨形成缓慢,骨诱导能力低,吸收快,同时不能完全排除有抗原性的危险。

(3) 异种骨:异种骨移植指不同种属间的骨移植。异种骨移植材料来源丰富,取用方便,能满足日益增多的患者对骨移植的需求,而且可以避免自体骨移植二次手术时造成的痛苦和并发症,缩短手术时间,在牙槽嵴扩增及颌面部缺损修复上已有相当范围的应用。Bio-Oss 是采用化学提纯方法从牛骨中提取的不含有机成分的生物骨矿,不引起宿主的免疫反应,可被吸收而促进骨重建。已有试验表明,Bio-Oss 植入牙槽窝内后可以减轻拔牙后牙槽嵴的吸收,而 Bio-Oss 骨胶原可促进拔牙窝嵴顶处牙龈上皮的爬行覆盖。异种骨经过一定处理可大大削弱移植排斥反应,但由于种属间抗原差异性,依然要警惕特殊个体的免疫排斥反应。

(4) 人工骨:人工骨材料种类比较多,有单一人工骨材料和复合人工骨材料。主要有无机材料、有机材料、人工合成高分子材料、天然生物材料等。目前,在用于牙槽嵴保存的单一人工骨材料中,研究较多的有羟基磷灰(hydroxyapatite,HA)、β-磷酸钙(β-tri-calcium phosphate,β-TCP)等。人工骨一般具有骨引导性,而无骨诱导性。为弥补其无骨诱导性的缺陷,一般要需与细胞因子(如骨形成蛋白Ⅱ、辛伐他汀等)或自体骨联合使用。

(二) 屏障膜材料

1. 屏障膜的特性　目前有多种屏障膜供临床医师进行选择和应用。良好的屏障膜应

该具有以下特点:

(1) 生物相容性:对于任何一种植入材料而言,生物相容性是最基本的要求。生物相容性指材料行使特定功能时宿主正常反应的能力,并且生物相容性材料对患者来说必须不存在任何风险或严重的安全问题,简单地说就是植入材料能够被宿主所接受,不发生任何不良反应。惰性材料(生理环境中不可降解)通常比可降解材料安全性好得多。可降解材料释放分解的产物进入到周围组织,可能存在导致局部或全身不良反应的潜在风险。

(2) 细胞隔离:屏障膜细胞隔离的主要目的,一方面是阻止结缔组织细胞进入将要发生骨再生的区域;另一方面是通过屏障膜为骨再生传输营养。对骨再生而言,其他局部因素,例如来源于周围骨组织充足的血管供应和骨源细胞与屏障膜提供的完全性细胞隔离相比具有相同或更高的重要性。

(3) 组织整合:屏障膜的生物相容性特点对于材料的组织整合具有重要作用。屏障膜的表面形态、多孔性和化学性质,可以有效避免愈合期间软组织长入骨创,影响骨创的愈合。

(4) 制造和维持空间:屏障膜制造和维持空间的能力,是指在人体环境中抵抗塌陷的能力,由此能够在愈合期创造和维持足够的空间,以利骨组织正常愈合,并维持一定的丰满度。

(5) 术中的可塑形性:由于临床骨增量术区常常是不规则的,术中需要对屏障膜进行修剪、塑形,以满足临床需要,因此良好的屏障膜必须具有易于操作的特点。

2. 屏障膜的种类 屏障膜总体来说分为不可吸收膜和生物可吸收膜。

(1) 不可吸收膜:临床常用的不可吸收膜有膨化聚四氟乙烯膜(expended poly-tetrafuor-ethylene,e-PTFE)、钛金属膜、钛网等。e-PTFE 是一种合成的含氟聚合物,依靠碳和氟之间极强的结合力形成不可降解和生物学惰性的特点。在 20 世纪 80 年代和 90 年代早期,e-PTFE 膜成为 GBR 程序的标准。钛网除具有机械强度大、成形性可塑性强、生物相容性好等特点外,其表面孔状结构有利于组织附着。有研究表明,即使发生钛网暴露,也不产生明显炎症。因此钛网作为一种新型 GBR 膜,近年来逐渐应用于临床。

尽管临床和试验研究证明不可吸收膜在 GBR 获得了较好的治疗效果,但因其不可吸收,临床应用中也出现过一些并发症,如黏膜裂开、膜暴露、感染等,导致成骨失败,因此临床应用一定程度的限制。

(2) 生物可吸收膜:生物可吸收膜大致分为天然胶原膜和人工合成膜。胶原膜一般通过酶的降解吸收,人工合成膜一般通过水解反应降解。胶原膜大多源于 I 型胶原,也有源于 I 型胶原和 III 型胶原的组合。生物胶原膜具有良好的生物相容性、引导组织再生和复合生长因子的功能,起到良好的细胞阻隔和稳定血凝块的作用,并有利于骨细胞与膜的结合。常用的人工合成膜材料有:聚乙醇交酯(PGAs)、聚乳酸交酯(PLAs)或者是二者的共聚物。这些材料具有一个显著优点是在严格控制下可重复生产,另一个优点是可通过三羧酸循环完全降解为二氧化碳和水。

可吸收膜在提供良好组织分隔及空间维持的前提下,最大优点是这些材料最终降解为机体所含有的成分,不需要二次手术去除。但其价格较高,塑形性较差,质地较软,膜下组织的再生空间无法得到保障,单独使用可出现膜塌陷、移位等情况。此外,其吸收速度不可控,与成骨速度不协调,容易发生早吸收而影响植骨效果。

四、牙槽骨保存及增量术的适应证和禁忌证

(一) 适应证

1. 拟拔除的患牙伴有牙槽骨破坏或吸收者(图 15-1)。
2. 因根尖肥大、牙根与牙槽骨粘连、根尖弯曲等原因,牙拔除术中牙槽骨损伤较大者。
3. 某些慢性根尖周炎或根尖周囊肿施行刮治术者(图 15-2)。

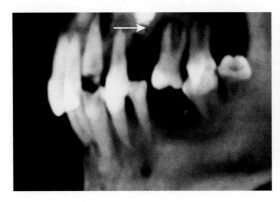

图 15-1　26 牙槽骨吸收　　　　　图 15-2　下前牙慢性根尖周炎

4. 某些埋伏阻生牙或额外牙拔除术后(图 15-3)。

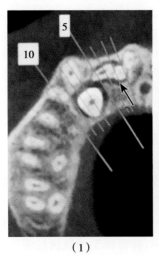
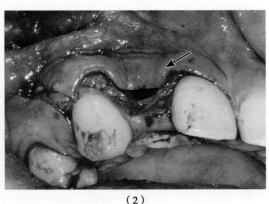

(1)　　　　　　　　　　　　(2)

图 15-3　上颌埋伏额外牙
(1)术前 CT　　(2)拔牙术中

5. 某些牙槽骨良性病变(图 15-4)摘除术后。
6. 外伤导致牙及牙槽骨损伤或缺损。
7. 术后拟行种植义齿修复,为防止拔牙后牙槽骨吸收、为种植提供良好的基础,可在拔牙时施行牙槽骨预防性保存技术。

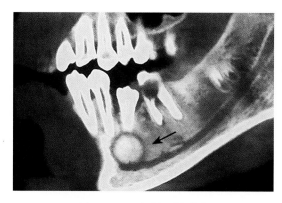

图 15-4　下颌骨牙骨质瘤

8. 某些失牙时间较长,牙槽骨吸收明显,种植义齿修复困难者(图 15-5),可先行牙槽骨植骨增量技术,二期再行种植手术。

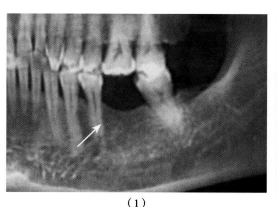

（1）

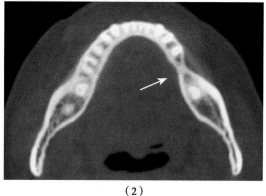

（2）

图 15-5　拔牙后牙槽骨吸收
（1）曲面体层片　（2）CT 横断位视图

9. 某些治疗需要(如正畸治疗)者。

（二）禁忌证

1. 局部禁忌证

（1）急性炎症期拔牙者；

（2）局部黏膜缺损较多者。

2. 患有全身性疾病或全身状况不佳难以耐受手术者,与拔牙禁忌证相似。

但要注意糖尿病患者,不仅手术前血糖要严格控制在正常范围内,术后也要长期将血糖维持在基本正常状态,否则不宜施术。此外,妊娠期内要慎用牙槽骨保存术。

五、术 前 准 备

1. 术前详细询问病史,充分了解患者的局部及全身情况,严格掌握手术适应证和禁忌证。

2. 拍摄 X 线片或 CT 了解情况　牙根的形状和位置、牙长轴的方向、牙槽骨破坏或吸收情况、下颌牙与下颌管的关系、上颌牙与上颌窦的关系等(图 15-6)。

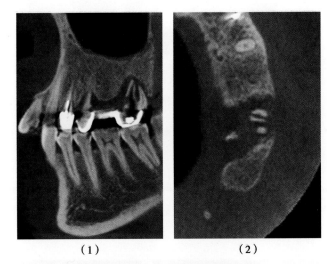

图 15-6 25、27 根折伴根尖周骨质破坏 CT
(1)矢状位视图 (2)横断位视图

3. 实验室相关检查 检查血常规、出凝血时间等,如果有系统性疾病史,还应做相关检查,如心电图、肝肾功能、血糖等。

4. 根据患者具体情况,制订合理的手术方案。

5. 向患者介绍病情、手术方案、手术的必要性、手术基本过程、手术风险等,取得患者的理解和合作,并签署手术知情同意书。

6. 口周及面部备皮。

7. 牙周洁治,含漱剂漱口。

8. 术前 2 小时可口服抗生素预防感染。

六、临床不同类型牙槽骨保存及牙槽骨增量手术

(一) 拔牙同期牙槽骨保存术操作步骤

1. 麻醉方式的选择 由于现代麻醉药物(如必兰、斯康杜尼等),具有良好的麻醉效果和较强的渗透作用,采用局部浸润麻醉即可满足牙槽部手术的麻醉要求,而且操作简单、麻醉风险低、手术野出血少、视野清晰,可以作为一般单颗牙拔除及牙槽骨保存手术的首选麻醉方式。如果为深部埋伏阻生牙拔除或多颗牙同时拔除,则应首先选择神经阻滞麻醉;必要时也可在施行神经阻滞麻醉的基础上,辅助局部浸润麻醉。

对于伴有牙科畏惧症的患者,术前术中可采取笑气镇静等方式,消除患者的紧张和恐惧情绪(参见第二章牙槽外科镇静镇痛技术)。

2. 微创化拔牙 使用微创器械,通过微创化拔牙的方法,拔除患牙(图 15-7)。在拔牙过程中,应尽量减轻对牙槽骨的损伤,尤其要避免牙槽骨骨折和牙龈撕裂。单根牙的拔除,可先用牙周膜分离器切断牙周膜至少到达根尖三分之一,缓慢轻柔地挺松患牙,使用牙钳时以旋转力辅助摇动的力量拔除患牙;多根牙则应先将多个牙根彼此分开,然后再按上述方法

分别拔除(参见第六章微创化拔牙术)。尽量避免采用翻瓣去骨的方法拔牙。

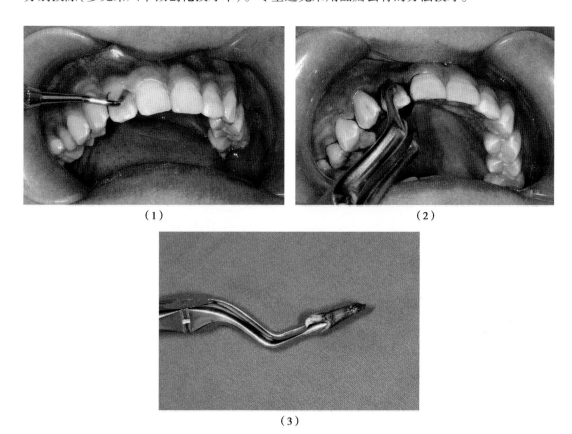

（1）　　　　　　　　　　　　　　　　（2）

（3）

图 15-7　微创拔除病灶牙
（1）微创拔牙刀切割牙周膜　（2）安放微创拔牙钳　（3）拔除的患牙

3. 牙槽窝内处理　用刮匙去除牙槽窝内的感染组织、根尖肉芽肿和囊肿等(图 15-8)，生理盐水彻底冲洗拔牙窝。

4. 植入骨移植材料　根据拔牙窝的大小,在拔牙窝内植入骨移植材料(图 15-9)。将骨移植材料放入小无菌杯,再用生理盐水漂洗,淘漓水分,再将少量颗粒状的骨移植材料输送

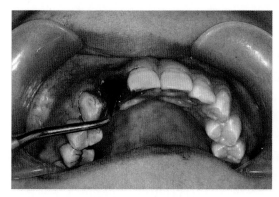

图 15-8　刮治牙槽窝

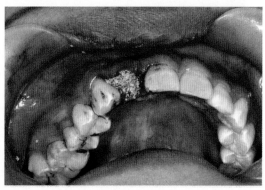

图 15-9　牙槽窝内植入骨移植材料

至牙槽窝底部,用探针剑气压实,逐层输送逐层压实,直至将牙槽窝填满,植入高度可平牙槽嵴顶或略高出 2mm,宽度平或略高于邻牙骨面 2mm。

5. 分离牙龈边缘　用小骨膜剥离器将颊侧和舌侧牙龈与牙槽骨边缘分离,在牙龈与牙槽骨之间形成微小袋状间隙,分离时应掌握好力度及分离的深度,袋状间隙的深度达到 2～3mm 即可。分离范围过大,将影响牙槽骨来自软组织的血供,促进牙槽骨的吸收。

6. 覆盖屏障膜　将屏障膜修剪成形以适应缺损部位的大小和外形,覆盖于骨移植材料表面,并将屏障膜的颊舌侧边缘,伸入至牙龈与牙槽骨之间的袋状间隙内 2～3mm(图 15-10、图 15-11)。

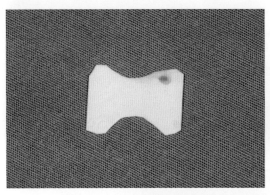

图 15-10　将屏障膜修剪成形

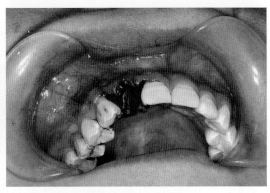

图 15-11　覆盖屏障膜

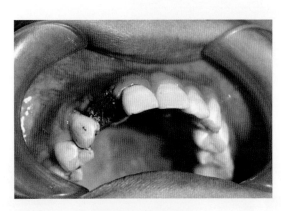

图 15-12　伤口缝合

7. 缝合　将颊舌侧牙龈复位,颊舌侧牙龈张力缝合,以使屏障膜有良好的固位,并封闭创口(图 15-12)。一般情况下,颊舌侧牙龈无法拉拢缝合,为了保证手术效果,可采用以下方法防止膜破损,增加手术的可靠性:①采用双层膜覆盖;②膜表面覆盖碘仿纱条并加压反包扎;③牙龈游离移植封闭创口。

(二)拔牙后二期牙槽骨增量术操作步骤

1. 手术时机的把握　拔牙后二期牙槽骨增量手术时间一般在拔牙术后牙槽骨改建完成以后,即拔牙术后 3 个月以后。

牙槽骨增量术大多与种植体植入术同期完成(参见第十四章拔牙后即刻种植术)。单纯的二期牙槽骨增量术,仅适用于失牙时间较长、牙槽骨吸收严重者(图 15-13),且不适宜施行种植体植入同期植骨术,或患者没有种植义齿修复意愿者。

某些外伤或其他原因导致牙槽骨局限性缺损者,也可施行二期骨增量术。

2. 麻醉方式的选择　一般做局部浸润麻醉,或者神经阻滞麻醉。

3. 切口设计　手术切口一般为龈缘梯形切口或角形切口。前牙区的角形切口应将侧切口设计在远中,以利于美观;后牙区的角形切口应将侧切口设计于近中,以利于术中操作。

4. 切开翻瓣　沿设计的切口线切开牙龈黏骨膜,从梯形切口或角形切口的转角处开始翻瓣,显露牙槽骨缺损区域骨面,翻瓣时要注意在骨膜下操作,并防止黏骨膜瓣撕裂或穿破,翻瓣的范围要略大于缺损的面积。

5. 制备受植床　用钻头在骨面钻若干小孔,或用电动磨头在受植区域的骨面去除少许骨皮质,形成新鲜的骨创面(图 15-14)。钻孔或打磨时要降低转速,喷洒冰盐水降温,防止高温导致骨细胞损伤。

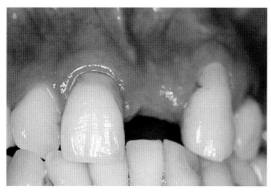

图 15-13　上前牙缺失后牙槽骨吸收

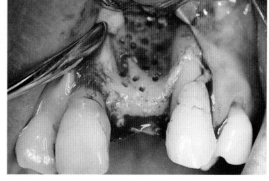

图 15-14　制备受植床

6. 置放骨移植材料　将人工骨粉或其他骨移植材料植入骨质缺损区的受植床,人工骨粉放置要均匀压实,略高于周围正常骨面,并避免形成台阶(图 15-15)。

7. 覆盖生物膜　根据植入人工骨粉的范围,修剪生物膜,将生物膜覆盖于植入骨粉的表面,且边缘要超过骨粉区 3mm 左右(图 15-16),为防止生物膜移位,可用钛钉将其固定。

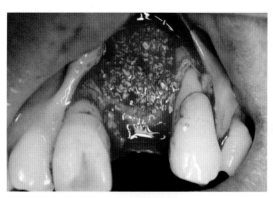

图 15-15　植入骨移植材料

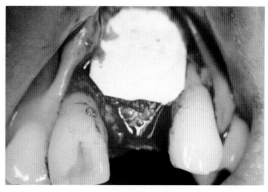

图 15-16　屏障膜覆盖

8. 缝合　将牙龈黏骨膜复位,间断缝合。缝合时要注意将牙龈乳头精确对位,精确缝合(图 15-17)。

如果小范围或单个牙牙槽骨缺损较多,可在口内颏部等处切取小块骨质游离移植。口内取骨部位通常选择下颌骨颏部、下颌升支、外斜线等区域。这些区域取骨可满足中等大小缺损的需求,创伤较小,如与牙种植在同一术区进行,方便患者,更易于接受。取骨工具包括超声骨刀、电钻、空心钻等,空心钻取骨操作方便、快捷、安全,可根据受植区大小灵活选用钻头,临床应用越来越多(图 15-18)。

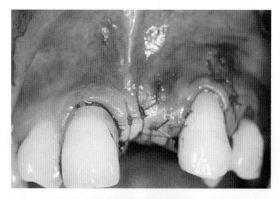

图 15-17　缝合创口

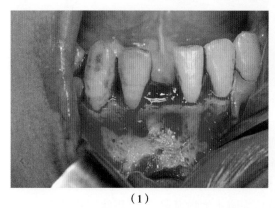

（1）

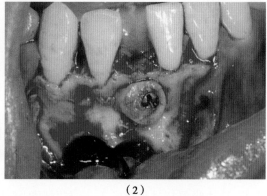

（2）

图 15-18　下前牙区牙槽骨缺损的骨增量术
（1）骨移植前　（2）空心钻取骨移植

（三）埋伏阻生牙或额外牙拔除后牙槽骨保存术

　　某些埋伏阻生牙或额外牙拔除术后，可能造成牙槽骨高度或厚度的改变，因此应该施行微创化拔牙手术，合理设计手术切口，规范翻瓣，用超声骨刀或涡轮机适量开窗去骨，将埋伏牙分割后分而拔除，避免过多去骨和损伤邻牙牙根。拔牙创内置放骨移植材料，生物膜覆盖，将牙龈黏骨膜复位，严密缝合，维持术后牙槽骨的丰满度（图 15-19）。

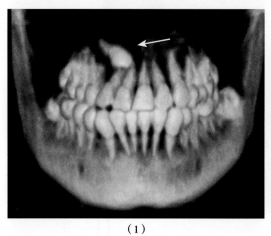

（1）

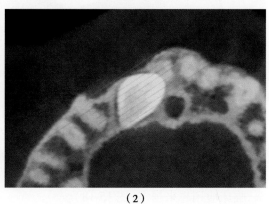

（2）

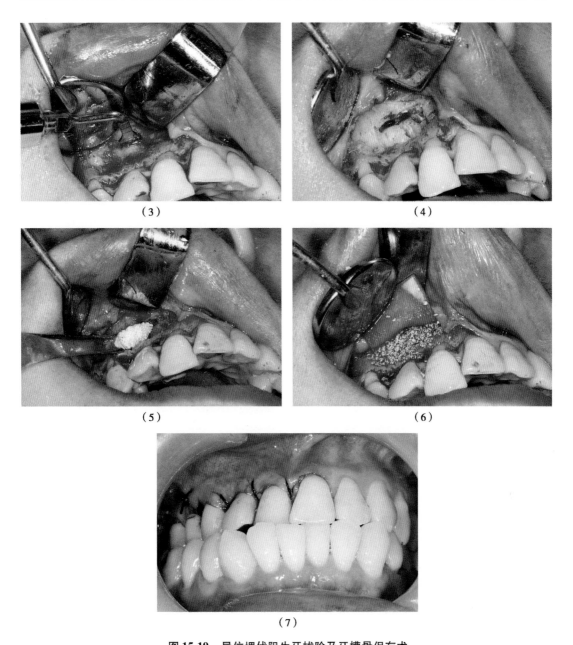

（3）　　　　　　　　　　　　　　　（4）

（5）　　　　　　　　　　　　　　　（6）

（7）

图 15-19　异位埋伏阻生牙拔除及牙槽骨保存术
（1）CBCT 三维重建视图　（2）CBCT 横断位视图　（3）超声骨刀开窗去骨　（4）分割埋伏牙
（5）拔牙创内置入骨移植材料　（6）覆盖屏障膜　（7）伤口缝合

（四）牙槽骨某些良性病变摘除术后牙槽骨的保存术

牙槽骨部位的某些良性病变（如慢性根尖周炎、根尖周囊肿、牙瘤、牙骨质瘤等），手术摘除后造成牙槽骨一定程度的缺损，为了预防牙槽骨的吸收、促进骨质愈合、不影响种植或正畸等治疗，也应同期施行牙槽骨保存术。

以下病例拟行正畸治疗，治疗前检查发现左侧下颌第一、第二前磨牙牙根之间牙瘤，第一前磨牙牙根吸收。正畸治疗方案须拔除下颌第一前磨牙、摘除牙瘤。手术将导致该区牙槽骨一定程度的缺损,为了不影响正畸治疗的进度,可在手术的同期植入骨移植材料(图15-20),以保存牙槽骨有丰富的骨量。

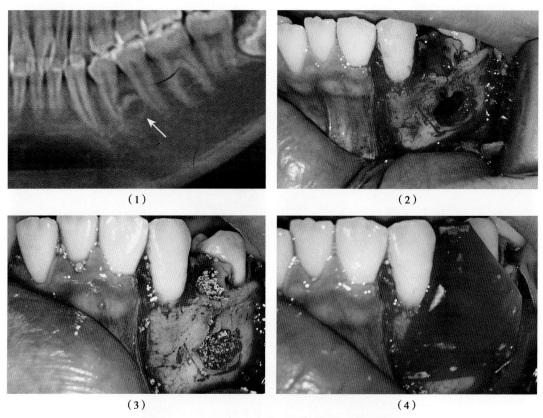

（1）　　　　　　　　　　　　　　（2）

（3）　　　　　　　　　　　　　　（4）

图15-20　正畸治疗需拔除34及摘除34根旁牙瘤

（1）术前曲面体层片　（2）拔除34及摘除牙瘤后　（3）植入骨移植材料　（4）覆盖屏障膜

（五）大面积牙槽骨缺损增量术

大范围的牙槽骨缺损,由于需要移植的骨量较大,口内各部位供骨量有限,骨移植材料成骨能力不足,通常可切取髂骨内侧片游离移植,增加牙槽骨的高度和厚度,移植骨与受植床之间的缝隙用骨松质和人工骨粉等材料填塞,术后牙槽骨可获得良好的形态和丰满度(图15-21)。

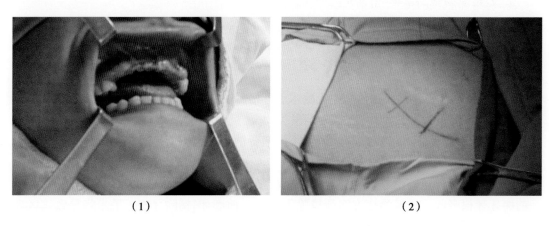

（1）　　　　　　　　　　　　　　（2）

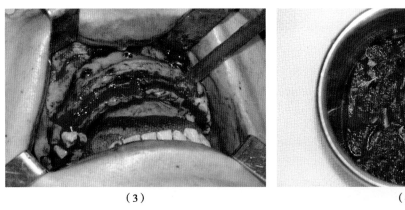

（3）　　　　　　　　　　　　（4）

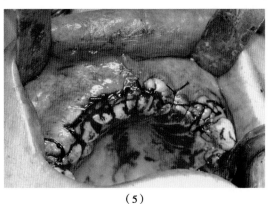

（5）

图 15-21　上颌牙槽骨广泛性缺损的骨增量术
（1）上颌牙槽骨广泛性缺损　（2）髂骨移植切口设计　（3）髂骨移植修复牙槽骨　（4）切取的骨松质　（5）伤口缝合后

七、术后治疗及护理

1. 术后伤口外用纱球或纱布咬压 1 小时,以便止血。

2. 术后 24 小时内禁止刷牙、漱口。24 小时后可以正常刷牙或用含漱剂漱口。

3. 根据患者口腔卫生状况及伤口大小,决定术后是否使用抗生素。

4. 对疼痛敏感的患者,可适当给予止痛药。

5. 术后 1~2 周进食半流质饮食。

6. 软组织伤口严密缝合者,术后 1 周拆线;软组织伤口未严密缝合、碘仿纱条加压反包扎者,术后 2 周拆除碘仿纱条及缝线。

7. 术后 4~6 个月可拍摄曲面体层片,了解术后成骨情况(图 15-22)。

8. 术后 3 个月可行常规义齿修复,6 个月后可行种植义齿修复。

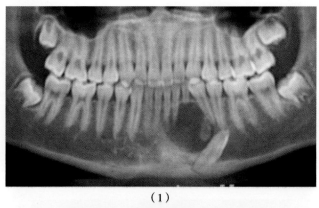

（1）

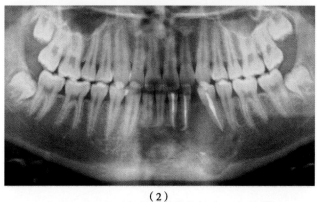

（2）

图15-22　33及埋伏额外牙伴含牙囊肿手术前后曲面体层片
（1）术前　（2）术后4个月

八、常见并发症及处理

1. 出血　手术创伤可导致术中术后出血。术中应彻底止血,严密缝合;术后咬压纱球或纱布,局部冰敷,严重者可应用止血药。

2. 神经损伤　神经损伤是最为常见且较为严重的并发症。神经损伤可发生于手术的麻醉、骨切开术等环节。可能损伤的神经主要为下牙槽神经和颏神经,偶尔也可发生舌神经的损伤。术中若伤及神经可引起局部感觉异常或不寻常的出血。分离黏骨膜时,尽量避免用力牵拉颊侧黏骨膜瓣,设计瓣时必须考虑解剖学位置,做骨膜减张切口时深度控制在骨膜层。

3. 创口裂开　多项研究显示在牙槽黏膜切口时,下颌骨正中联合部位创口裂开的风险可高达27%。避免创口裂开的方法包括:双层缝合或褥式缝合使创口边缘外翻,口外加压,应用抗感染药物,术后冷敷。前庭沟浅或颏肌张力大者建议采用沟内切口。

4. 血肿　术后血肿风险很小,出血来源包括骨松质骨腔、大血管断裂或肌肉剥离。明确出血点和适当的出血控制使术后血肿风险最小化。

5. 感染　偶见术后感染,建议常规术后给予5～7天抗生素,也可术前1小时一次性服用抗生素避免术区感染。

6. 敏感性变化(牙齿、皮肤或黏膜)　常见牙髓敏感或颏神经支配区皮肤的暂时性感觉异常。多数患者随时间推移可恢复正常,在极少数病例中发生永久性的敏感性变化。

7. 骨移植失败　感染、血运不佳、受植床存在不良的肉芽组织是骨移植失败的主要原因,因此合理地选择病例、术中严格控制交叉感染、制备良好的受植床、术后有效的抗生素治疗,是防止骨移植失败的关键。骨移植失败后应将坏死骨取出,刮治骨创,反复冲洗,伤口换药,待愈合后再考虑重新移植或采用其他的修复方法。

（张卫平　赵吉宏）

第十六章 根尖周病变的牙体-外科联合治疗

一、概　　述

从广义上讲,根尖周病变包括:根尖周炎性病变、根尖周囊肿及其他颌骨囊肿、外伤、异物、根尖周牙骨质结构不良、根尖部位肿瘤等涉及根尖区域病变。狭义的根尖周病变是指由感染等因素引起根尖炎性病变,包括:根尖周肉芽肿、根尖周脓肿、根尖周囊肿、根尖周致密性骨炎、根尖周牙骨质结构不良等。由于有些疾病已在相关章节有过介绍(如颌骨囊肿),有些疾病不适宜在牙槽外科施术(如根尖区的恶性肿瘤),且临床绝大多数根尖病变为感染因素引起的炎性病变,所以本章主要讨论炎性根尖周病变的牙体—外科联合治疗。

(一) 根尖周病变的主要来源

引起根尖周病的因素很多,主要包括细菌感染、物理和化学因素的刺激、创伤以及免疫反应等。根尖周病除根尖周牙骨质结构不良病因不明外,其他类型的根尖周病变最主要的病因是细菌感染,主要致病菌为厌氧菌。根尖周炎性病变可分为急性根尖周炎性病变和慢性根尖周炎性病变。急性根尖周炎性病变是指根尖周围牙周膜的局限性疼痛性炎症,临床过程往往较短,如机体抵抗力较强,炎症渗出得到了引流,可以痊愈或则转化为慢性根尖周炎性病变;如果机体抵抗力较弱,局部引流不畅,容易发展为急性化脓性根尖周炎;急性化脓性根尖周炎亦可以是慢性根尖周炎的急性发作引起。慢性根尖周炎性病变是由于根管内感染物或病原刺激物长期存在,引起根尖周组织出现慢性炎症反应,表现为肉芽组织形成和牙槽骨的破坏。慢性根尖周炎性病变,患者多无明显自觉症状,有的只在咀嚼时有不适感或轻微疼痛,有的则完全无自觉症状;但是在自身抵抗力降低时,可转化为急性根尖周炎性病变,因此少数慢性根尖周炎性病变患者有反复疼痛、肿胀的病史。如果感染穿破牙槽骨、牙龈黏膜或相应区域皮肤,则形成牙龈瘘管或皮肤瘘管。

(二) 根尖周病变对患牙及周围组织的影响

根据根尖周病的病理过程,分为急性根尖周炎性病变和慢性根尖周炎性病变,临床上以慢性根尖周炎性病变多见。慢性根尖周炎性病变病程较长,症状较轻,发展较慢,可形成黏膜或皮肤瘘管,长时间不愈合,可造成患牙周围牙槽骨破坏或邻牙感染和松动。慢性根尖周炎性病变急性发作时,可出现局部疼痛、肿胀,严重者可发生间隙感染、菌血症等。发生在乳牙的根尖周病变,可影响相应部位恒牙的发育或萌出。儿童的根尖周病变还可使颌面部生长发育受到影响,严重者可造成颜面部发育畸形。

（三）根尖周病变的治疗现状

根尖周病变本质上属机体对牙髓受损的防御反应，机体防御机制包含不同种类的免疫细胞，复杂的细胞间信号转导、生物化学反应等。目前根尖周病变，还是以牙体牙髓根管治疗为主，随着根管治疗或根管再治疗成功率的提高，超声器械、MTA 及手术显微镜等使用，根尖周病根管治疗的适应证不断扩大。同时，近几年对根尖周炎在外科的治疗和研究取得了很大的进展，当根管治疗失败或根尖病灶较大时，根管治疗后选择外科手术是最有效的、也是最后的治疗手段。

二、根尖周病变的常见类型

根尖周病变从组织病理学上分为根尖周肉芽肿、根尖周脓肿、根尖周囊肿、根尖周致密性骨炎、根尖周牙骨质结构不良等。

（一）根尖周肉芽肿

根尖周肉芽肿的病理改变就是根尖周病变区骨组织破坏，被肉芽组织所替代。根尖周肉芽肿的大小和形式不一，一般与根尖相连，拔牙时往往可连同牙根一并拔出。根尖周肉芽肿在 X 线片上表现为：根尖周边界清晰的圆形或椭圆形低密度区，直径大多在 5mm 之内（图 16-1）。临床上患者一般无自觉症状，有时感咀嚼不适，咬合无力，叩诊时有不适感，牙可变色，牙髓活力试验阴性，根尖肉芽肿可维持较长时间，病情相对稳定。

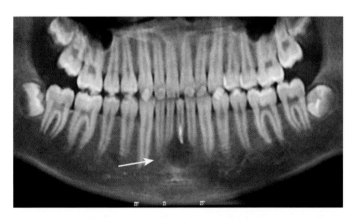

图 16-1　根尖周肉芽肿曲面体层片

（二）根尖周脓肿

根尖周脓肿又称慢性牙槽脓肿，是局限于患牙根尖周区域的慢性化脓性炎症，常由根尖周肉芽肿中央的细胞坏死、液化为脓液而形成，亦可由急性根尖周炎形成脓肿。临床上一般有自觉症状，穿破牙槽骨后局部可形成软组织突起，叩诊时有轻微疼痛，有反复肿胀史。如果穿破黏膜或皮肤，可经久不愈形成根尖黏膜或皮肤瘘管。在 X 线片表现为：根尖周边界不整齐的弥散性低密度区，一般直径 5mm 左右（图 16-2）。

（三）根尖周囊肿

根尖周囊肿可由根尖肉芽肿炎性渗出液化形成，或慢性根尖脓肿发展而来。在临床上根尖周囊肿通常无自觉症状，囊肿增大可使颌骨骨壁压迫性吸收、骨质变薄、隆起；较大的根

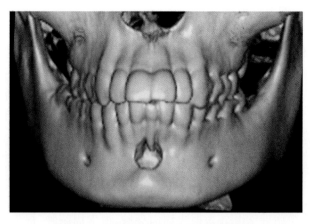

图 16-2　根尖周脓肿 CT 三维重建视图

尖周囊肿扪诊时伴有乒乓样感,可压迫邻牙致牙根吸收或移位;病灶牙牙髓无活力。根尖周囊肿可分为真性囊肿(有完整的上皮衬里囊壁)和袋状囊肿(无完整的上皮衬里囊壁)。在 X 线片上表现为:根尖周边界清楚的骨质低密度区,周围有明显白线(图 16-3)。

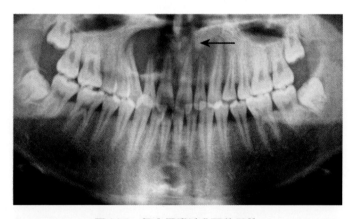

图 16-3　根尖周囊肿曲面体层片

根尖肉芽肿、根尖脓肿和根尖周囊肿三者之间联系密切,可相互转变,有着移行的关系。如果治疗及时,方法得当,病灶随之消除。根尖周囊肿、根尖肉芽肿可转化成慢性根尖脓肿。慢性根尖周脓肿可穿破牙槽骨及黏膜形成牙龈瘘管(图 16-4),或穿通皮肤形成皮肤瘘管(图 16-5)。由于皮肤瘘管发生的部位与病源牙,在时间上和空间上可以相隔较远,患者常"感觉"无明显牙痛史而延误治疗,因而病情反复发作,易造成颜面部瘢痕或畸形。发生于颊部的皮肤瘘管,要注意鉴别瘘管是来源邻近牙的根尖周病变,还是来源于第三磨牙冠周炎,详细了解病史、仔细的临床检查、拍摄 X 线片,有助于做出鉴别诊断。

(四)　根尖周致密性骨炎

根尖周致密性骨炎是由于牙髓或根尖组织有慢性炎症,或牙齿和根尖周骨质存在异常或过大的压力,这种缓和、低度刺激不但不引起骨质吸收,反而引起根尖周骨质的密度增加,周围有少量慢性炎细胞浸润。临床上根尖周致密性骨炎相关牙齿牙髓任何时期为活髓,患者无自觉症状。组织学上表现为硬化区骨小梁的分布比周围骨组织更致密,骨髓腔缩小,进

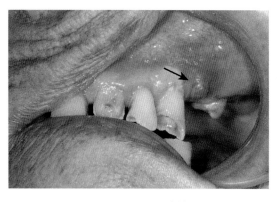

图 16-4　牙龈瘘管

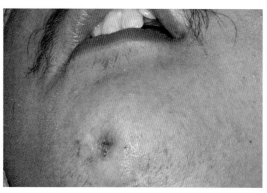

图 16-5　牙源性颏下皮肤瘘管

而形成实质性的致密的骨岛,有少量淋巴细胞浸润。在 X 线片上表现为:感染牙齿的根尖周围有致密骨区或在病灶牙根尖附近有一个轮廓明确的致密骨块。根尖周病变中钙化物可能完全是牙骨质,也可能为骨质,或二者皆有(图 16-6)。对根尖周致密性骨炎,有人认为牙髓病变经根管治疗,消除刺激和感染后,致密骨可恢复到较正常状态。但多数人认为致密骨质通常是永久存在的,病牙经过治疗或拔除也不能使变密的骨质恢复到正常。所以,致密性骨炎可视为一种防御性反应,对健康无害,不需要治疗。

（五）根尖周牙骨质结构不良

根尖周牙骨质结构不良是一种骨质反应性增生,非真性肿瘤,多见于中年女性。临床一般无自觉症状,常常是在行 X 线片检查时被发现,受累及的牙齿牙髓活力存在。在 X 线片上表现为根尖周高密度影像,形态规则且边界清楚(图 16-7)。如果患者没有症状,根尖周牙骨质结构不良可不做治疗。

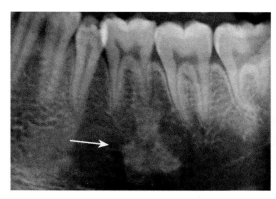

图 16-6　根尖周致密性骨炎 X 线片

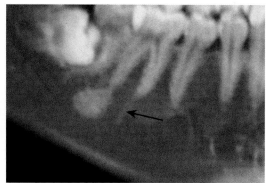

图 16-7　根尖周牙骨质结构不良 X 线片

三、根尖周病变的临床表现和诊断

根尖周病变有其独特的临床表现。但在临床由于每个患者对疾病的认知不一样、对疼痛等不适的耐受力不一样、病变所处的时期不一样、患者对疾病的抵御能力不一样,所以每一个根尖周病变患者的临床表现各不相同,有经验的临床医师可以在这些纷繁复杂的临床表现中,去粗取精、去伪存真,抓住疾病的实质做出正确的诊断,制订合理的治疗方案。

（一）临床表现

1. 临床症状　根尖周病变患者大多无明显自觉症状,少数有轻度疼痛或不适,有的只是在咀嚼时感咀嚼乏力、不适或轻微疼痛,有的则完全无自觉症状。但多数患者在过去曾经有相关牙齿自发性疼痛、冷热刺激痛、咬合痛、牵涉痛等牙髓病病史;或者有相关牙反复肿痛、好转、肿痛的病史;部分患者有病灶牙牙髓病反复治疗史。

2. 临床检查　临床检查应该遵循口腔临床检查的一般原则,全面细致,从外到内,从明显到不明显,从一般到特殊的顺序,并结合患者的主诉及病史资料进行重点检查,同时也不能忽视患者未诉及、体征不明显的某些可疑因素或隐逸因素。

（1）视诊:观察面部是否对侧、皮肤是否红肿、有无皮肤瘘管。观察相关牙根尖区域黏膜有无红肿、瘘管、脓性分泌物等。观察根尖病变的牙齿有无变色,牙髓有无活力,对温度、电测是否敏感,龋洞部位、大小,髓腔有无肉芽增生等。

（2）探诊:探诊龋洞或髓腔的深度、有无疼痛,探诊牙周袋深度,探诊瘘管的深度及走向。

（3）叩诊:检查病灶牙是否有垂直向或侧向叩痛,相关牙是否松动及松动程度等,确认病变牙。

（4）扪诊:面部肿胀变形者,扪诊检查有无波动感、压痛程度;根尖周骨质膨隆程度,有无乒乓感,有无牙移位或松动,有无压痛等。

（5）咬诊:检查患牙是否有咬合痛,或伸长感。

3. X线片检查　X线检查是根尖周病变必不可少的检查,也是诊断以及鉴别诊断根尖周病的重要依据。X线片上:根尖肉芽肿为根尖部有一圆形或椭圆透射影响,边界清晰,周围骨质正常或致密,直径一般不超过1.0cm;根尖周囊肿可见较大的圆形透射区,边界清楚,周围骨质致密呈清楚的阻射白线;根尖脓肿的透射区边界不清楚,形状不规则,透射区周围骨质疏松呈云雾状;根尖周致密性骨炎表现为根尖部局限性的不透射高密度影像,边界不甚清楚;根尖周牙骨质结构不良表现为根尖区圆形高密度影像,边界清晰。

X线检查除了可以提供上述必要信息外,还可以通过X线片了解病变牙的龋坏程度、根管数目和长度、牙根弯曲方向和程度、牙槽骨存留量、与邻牙牙根的关系、与上颌窦及下牙槽神经等重要解剖结构之间的关系等,为临床诊断和治疗提供参考。

由于解剖及X线照相局限性等方面的因素,某些病变牙在X线片上往往不能获取上述信息,如果在诊断或治疗方面感到信息不足或有疑虑,可以拍摄CT,目前CBCT能够从三维空间直观、准确地提供患牙及其与周围组织的关系等方面丰富的信息,成为十分重要的辅助检查手段(参见第一章现代影像技术在牙槽外科的应用)。

（二）临床诊断

对任何疾病的诊断,都依赖于准确的病史、典型的阳性体征和有意义的辅助检查信息,对三者进行综合整合、梳理、比对、分析、鉴别,才能得出符合客观的诊断结果。一般来说,根尖周病变的诊断应该满足下列要点:

1. 既往可有牙齿疼痛和肿胀史。

2. 就诊时无明显自觉症状,可有咀嚼不适。

3. 叩诊不适,或轻度叩痛。

4. 牙龈或皮肤可存在瘘管。

5. 牙髓活力测试无反应。

6. X 线片显示患牙根尖周有不同表现的 X 线透射区或高密度影像。不同类型的慢性根尖周炎在 X 线片上各有其特点:

(1) 肉芽肿型:边界清楚,呈圆形或椭圆形透射区。

(2) 脓肿型:边界不清,呈弥散性形态不规则的骨质破坏区。

(3) 囊肿型:边界清楚,透射的囊腔周围有一条阻射的白线。

(4) 致密性骨炎:局限的骨质致密阻射影像,界限不甚清楚。

(5) 根尖周牙骨质结构不良:根尖区圆形高密度影像,边界清楚。

牙龈瘘管内插入牙胶尖拍摄 X 线片,可指向瘘管来源的患牙。

四、根尖周病变相关牙齿的根管治疗

根尖周病变治疗的基本原则是保守治疗、保留患牙。根尖周病变涉及的牙齿,应当尽量保留。保留患牙的根本手段是根管治疗;而对于首次根管治疗失败的病例,则应当首先分析治疗失败的原因,进行根管再治疗依然是首选的方案。

根管治疗无效,或根尖病变范围较大、单纯根管治疗不能治愈者,应施行牙体-外科联合治疗,即对根尖周病变涉及的牙齿进行完善的根管治疗(除非患牙不能保留考虑术中拔除),在根管治疗后再施行根尖外科手术。

根管治疗是通过机械和化学的方法对根管系统进行彻底的清理和消毒,最后进行严密充填封闭的过程。根管治疗从产生以来经过 100 多年不断地完善和发展,并随着超声、激光和显微等技术的引入,已日益趋于规范、精细和高效,是目前保留感染牙髓或根尖病变的患牙最重要的手段。

根管再治疗与根管治疗本质上是没有区别的,目的和原则都一样,主要是针对首次根管治疗失败或治疗不彻底的患牙的再治疗。一般来说当首次根管治疗失败时,应结合临床表现和影像学分析,仔细分析失败原因,以判断患牙是否有保留价值,并选择对患者创伤最小的治疗方案。

(一) 根管治疗的适应证

当面对一个根尖周病变病例时,需要详细的询问病史,仔细进行临床检查,拍摄 X 线片,准确的判断患牙的状态和情况,根据患者患牙的具体情况制订最适合的治疗方案,甚至将根管治疗的时机和步骤都要进行个性化的调整。一般而言根管治疗适应证为:

1. 各种原因引起的牙髓病或根尖周病,包括各种龋性疾病、隐裂牙、外伤牙、重度磨耗牙、发育异常牙、牙周牙髓联合病变牙等。

2. 修复设计需要全冠或桩冠修复的牙。

3. 良性肿瘤或外伤等颌面外科治疗需要涉及的牙。

首先要确认患牙是否有保留价值,如牙周情况是否能支持后续的复杂治疗,患牙缺损是否能顺利修复,并同时确认患者全身情况,能否耐受根管治疗和根尖手术等。对于某些根尖周病变涉及的患牙,如果为残冠残根、牙根折断、根管钙化、牙根明显吸收、牙根明显移位、根

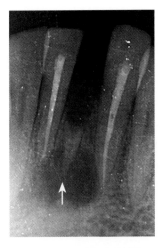

图 16-8 没有保留价值的患牙

尖病变范围过大、牙槽骨缺损超过牙根长度的 2/3、牙齿Ⅲ度松动等(图 16-8),治疗后预后不佳,或根本无法进行后期修复,可不进行根管治疗,直接在术中拔除患牙。

(二)根管治疗的时机

1. 根管治疗还是根管再治疗 单纯的牙髓或牙周来源的根尖炎症,毫无疑问要先行根管治疗,并根据预后来观察是否需要结合根尖手术。而对于首次根管治疗失败的患牙,则要结合影像学仔细分析病变原因,一般来说,如果是医源性因素导致的根管治疗失败,如欠充、超充、遗漏根管、器械分离、根管辖区或侧支根管未清理干净等,如果有条件建立冠向的根管通路,都应首选根管再治疗,但如果超充过多,分离器械无法取出,根管结构复杂无法获得根管通路,则可考虑结合根尖手术治疗。

2. 一次性根管治疗还是分次完成 一般来讲,囊肿或良性肿瘤累及的多颗患牙,由于后期要进行根尖手术,为缩短患者治疗周期,可尽量选择一次性根管治疗,并且一定要使用橡皮障,以保证治疗过程的无菌原则,减少术中污染。

但是很多情况下根尖病变累及的患牙多伴有肿胀、渗出,合并囊肿的牙甚至会有囊液不停地从根管口流出,这种情况下可在根管预备后开放数天,同时配合抗感染治疗,待根管内干燥后行根管冲洗和消毒,再行根管充填。

某些特殊情况,如根管中部钙化或是根尖孔粗大的患牙,由于无法进行正向的根管充填,则应该对患牙先行根管预备冲洗和消毒,并对患牙进行完善暂封,然后在根尖手术中利用根尖封闭材料封闭根尖孔后,再正向行根管充填(图 16-9)。

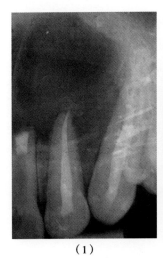

（1）

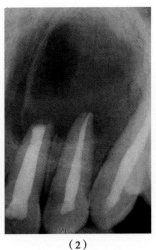

（2）

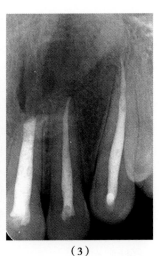

（3）

图 16-9 根尖孔粗大牙齿的根管充填 X 线片
（1）根尖手术中封闭根尖孔 （2）术后正向根管充填 （3）术后 3 个月

以上是累及根尖病变的患者根管治疗及根尖手术的原则及时机,具体可参考以下流程图(图16-10)。

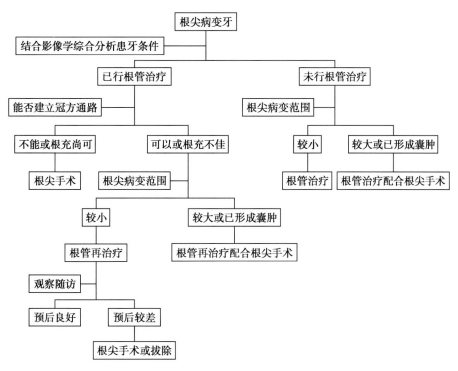

图16-10　根尖周病变治疗流程图

(三) 根管治疗的主要步骤

简要的来说根管治疗主要分为根管预备、根管冲洗、根管消毒、根管充填四个步骤。

1. 根管预备　根管预备是根管治疗的关键步骤,包括生物学和机械学两方面的要求,前者是用机械性的方法清除根管系统内的感染牙髓组织、病原微生物以及相关的有害代谢产物、不规则牙本质等,如果是根管再治疗,则应在此步骤去除根管内旧的充填材料,包括各种残余的牙胶、塑化物、干湿糊剂等等;后者则是将根管系统预备成符合原有根管形态的流畅锥形,以适合后期化学冲洗和充填的形态(图16-11)。目前,随着根管预备器械的不断发展,临床上的根管预备已进入机用马达和单支锉预备时代。

2. 根管冲洗　根管冲洗在最近的十多年被提到越来越重要的位置上来,随着对根管系统三维研究技术的进步,人们逐渐认识到仅靠目前的器械是不可能将复杂的根管系统完全清理干净的,而化学性冲洗液则对去除根管内的细菌生物膜起到了决定性的作用。此外,根管冲洗还可以润滑根管壁,消除牙本质碎屑;溶解有机物;去除玷污物,软化牙本质;清洗机械预备不能达到的位置。根管冲洗液一般使用0.5% ~ 5.25% NaClO、3% H_2O_2、15% ~ 17% EDTA、生理盐水等。随着橡皮障在临床上的普及,使得高浓度的根管冲洗液的使用成为现实,显著地提高了根管化学冲洗的功效(图16-12)。

3. 根管消毒　经过预备和冲洗的根管,其侧壁牙本质深部、侧枝根管、根尖周围等处,难免仍然有病原体存在,因此要用药物对根管进行消毒,目前临床较多用的根管消毒剂有:

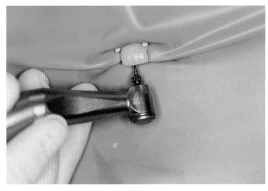

图 16-11　根管预备

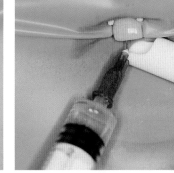

图 16-12　根管冲洗

氢氧化钙制剂、碘仿、抗生素类、氯己定类等。

4. 根管充填　根管充填的目的是利用适合的充填材料将根管系统尽可能地无死角严密填塞,以阻止细菌和组织液的渗入,以创造防止再感染的局部生物环境。目前临床上常用根管充填方法有冷侧压、热侧压、垂直加压等方法;常用的根管充填材料为各种牙胶类和糊剂(图 16-13)。

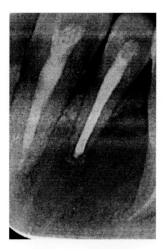

图 16-13　根管充填

五、根尖周病变外科治疗的适应证与禁忌证

大多数根尖病变通过根管治疗可以治愈。另外根尖周致密性骨炎或根尖周牙骨质结构不良,如果临床没有明显症状,可以不做任何治疗。根尖周病变外科治疗的适应证和禁忌证是相对的,需要结合患者的实际情况和医师的临床经验,综合分析后决定。

（一）适应证

1. 根尖周肉芽肿直径>5mm。

2. 根尖周囊肿　真性根尖周囊肿、袋状根尖周囊肿直径>5mm 或根管治疗后不愈合者,需外科手术治疗。

3. 根管闭锁的慢性根尖周炎。

4. 由医源性、内吸收(图 16-14)或外吸收引起的根管侧穿或牙根吸收者。

5. 根管内折断器械或根管充填材料超出根尖孔(图 16-15),无法取出且根尖病变不愈者。

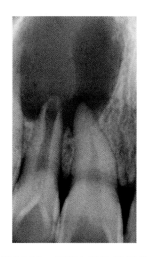

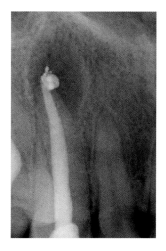

图 16-14　根管内吸收 X 线片　　　图 16-15　根管充填材料超出根尖孔 X 线片

6. 根折伴有根尖断端移位的死髓牙。

7. 因患牙是长桥修复体的基牙,需保持修复体的完整性,或已行根管治疗且有根管桩或全冠修复无法取出,根尖部又存在病变的患牙(图 16-16)。

8. 根尖病变可能有恶变,应施行外科手术活检。

9. 对怀疑牙根纵裂等可行探查手术。

10. 根管治疗后,瘘管形成或有反复肿痛,根尖周病变未缩小者。

11. 根尖周有其他异物者。

(二) 禁忌证

1. 急性根尖周炎或急性颌骨骨髓炎者。

2. 牙槽骨萎缩,有深牙周袋,牙齿已显著松动者。

3. 牙齿严重缺损不能修复者。

4. 预计手术后牙齿的支持组织不足以稳定该牙者。

5. 根管穿通在根尖 1/3 以外部位者。

6. 全身系统性疾病,暂不宜实行该手术者。

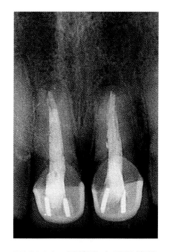

图 16-16　根管治疗后根管桩修复根尖病变未愈合

六、根尖周病变的外科手术

(一) 术前准备

1. 对患者全身情况进行评估,评估患者是否可以耐受麻醉和手术。

2. 检查血常规及出、凝血时间，或根据个体情况进行其他化验检查。

3. 患牙行曲面体层片检查(图 16-17)，并完成相关牙齿根管治疗。

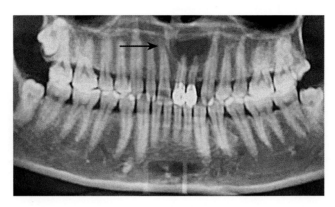

图 16-17　术前曲面体层片

4. 全口洁治，保持口腔卫生，含漱剂漱口，口周及面部备皮。

5. 必要时术前用抗生素。

6. 准备和消毒必需的手术器械。

（二）术区消毒

以 1% 的碘伏消毒口周及面部皮肤，以 0.5% 的碘伏消毒口腔黏膜、牙齿及病灶区域。

（三）麻醉方式

采用局部浸润麻醉或神经阻滞麻醉；局部麻醉药物一般使用 4% 的阿替卡因或 2% 的利多卡因。阿替卡因做局部浸润麻醉效果较好，利多卡因可用于神经阻滞麻醉。计算机控制的无痛麻醉仪注射麻药，可以减轻患者注射过程中的疼痛。

（四）一般性根尖周病变的手术步骤

1. 切口设计　临床常用的手术切口有角形切口、梯形切口或弧形切口。具体选择哪一种切口，要根据根尖病变的位置、涉及患牙的数目、病变的大小、结合术者的临床经验进行选择。

磨牙区病变可选择龈缘角形切口，角形切口的侧切口在病灶的近中，龈缘切口根据情况可以向后延伸至上颌结节或磨牙后垫。

前牙及前磨牙区小的病灶可选择牙龈弧形切口或龈缘角形切口。弧形切口组织瓣的蒂部应该设计在前庭沟方向，弧形的顶点在龈缘方向，且顶点离龈缘至少 5mm。前牙区角形切口的侧切口应设计在病灶的远中，以免术后影响美观。前牙及前磨牙区较大的病灶，可选择龈缘梯形切口。

设计手术切口时应注意，翻瓣的范围要大于根尖骨质破坏的范围，尤其是近远中径，所以术前要根据 X 线片或 CT 准确评估骨质破坏区域的大小，将骨质破坏区涉及的牙及牙根作为切口设计的参考依据。一般情况下可以在根尖骨质破坏区向近中、远中各延伸一个牙位(图 16-18)，以便伤口缝合后龈瓣下面有足够的骨组织支撑，否则术后伤口易裂开或形成瘘口。此外无论哪种切口，向前庭沟方向的切口不应超过前庭沟底部。注意避开龈乳头和唇、颊系带等解剖结构。

临床应用较多的为龈缘角形切口,切口一般应超过患牙前后各一个牙位。

2. 翻瓣　从附着龈部位的切口开始,将骨膜及其上层的组织从骨面剥离后,将骨膜分离器朝向牙冠,翻起游离龈和牙间龈组织,然后再将骨膜分离器转向根尖方向,翻起牙槽黏膜及其下方的骨膜,暴露患牙根尖区牙槽骨板(图16-19)。反复感染或有瘘管形成者,牙龈黏骨膜瓣粘连严重,翻瓣时剥离困难,易导致黏骨膜瓣穿破。术中应仔细辨别黏骨膜与炎性增生组织或感染的囊壁,小心分离,剥离困难时可用手术刀做锐性分离,但一定要辨识清楚并掌握好锐性分离的方向及深度。

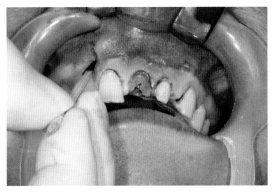

图16-18　前牙区根尖周囊肿切口设计

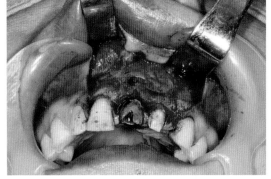

图16-19　翻开黏骨膜瓣

3. 去骨　若患牙根尖区牙槽骨板已有破坏穿孔,用涡轮机沿穿孔去骨,暴露根尖病变区;若患牙根尖区牙槽骨板无破坏,根据X线片定位根尖,分析患牙及其邻牙牙根的数目和长度,根尖的大致位置,用涡轮机小心钻一孔,必要时可在手术显微镜下进行,探查骨质破坏的区域及方向,然后再沿穿孔部位扩大去骨范围,暴露根尖病变区。用涡轮机、电机或其他微动力装置去骨、切除根尖时,转速不宜过高,并同时喷洒生理盐水(冰盐水更佳)降温,避免高温对组织造成热损伤。喷洒和冲洗生理盐水,还可以带走切磨下来的组织碎屑、病变组织残渣等,避免遗留骨腔内。

4. 刮治　选择大小合适的刮匙沿破坏区骨壁搔刮,清除所有的根尖周病变组织。根尖周囊肿应将囊壁去除干净,根尖肉芽肿或根尖脓肿应将肉芽组织及炎性组织去除彻底。判断骨腔内病变组织是否刮除干净,一是通过直视或手术显微镜观察;二是刮除过程中通过手上的感觉判断,正常骨面组织坚硬,而残余病变组织松软;三是听刮匙刮在骨壁上的声音,刮在正常骨组织上的声音清脆,刮在病变组织上的声音低沉。

5. 根尖切除　如果根尖孔区域根管充填不完全或需行根管倒充填术等,术中需做根尖切除,传统的方法是斜行切除患牙根尖以便检查和处理根管,但是牙根斜面增加了暴露的牙本质小管的数量,不利于根尖周病变的愈合。随着手术显微镜和专用显微手术器械,如超声工作尖和微型口镜在根管外科中应用,大多数患牙根尖的切除基本上都能与牙根长轴垂直(图16-20)。为了保持术后牙齿的稳定性,根尖切除的长度不应超过根长的1/3或者不超过3mm,应尽量保留牙根的长度。根尖切除后,采用抛光裂钻平整末端,去除锐缘。前牙、单根牙施行根尖切除术操作较为方便,后牙或多根牙由于解剖原因施行根尖切除术较为困难,术前应有充分的考量和准备。

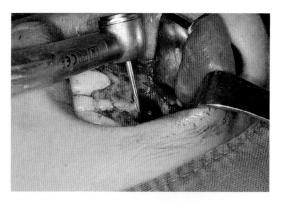

图 16-20　术中行根尖切除

6. 根尖倒预备和充填　随着现代显微根尖手术的普及，经过大量的临床研究表明，为减少复发率并最大限度提高患牙的生存率，原则上只要条件允许，所有病变累及的牙都应进行完善的根尖倒预备和倒充填，超声根尖倒预备技术（ultrasonic retrocavity preparation，URP technique）和显微根尖倒充填术的联合应用，可以做到在最少损伤根尖和根周组织的情况下，对根尖做到严密的封堵。利用超声工作尖的弯头在根尖切除的根管断面上备洞，预备的窝洞至少 3mm 深，尽量与根管长轴一致并有足够的固位。然后采用 MTA、IROOT 等能在潮湿环境工作和起效的材料，严密充填窝洞（图 16-21）。

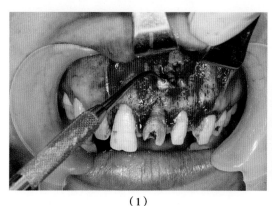
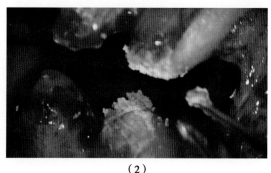

（1）　　　　　　　　　　　　　（2）

图 16-21　根管倒充填
（1）常规倒充填　（2）显微镜下倒充填

7. 冲洗　仔细检查并去除骨腔内和黏膜骨膜瓣面残留的病变组织、组织碎屑等，用 0.1% 的碘伏及生理盐水彻底冲洗骨腔和术区，同时快速吸出冲洗液，以免根尖部的充填材料被冲走。

8. 缝合　拭干骨腔，用刮匙轻刮骨面，使新鲜血液充满骨腔。根据患者具体情况，骨腔内可用置放骨生物材料、明胶海绵或止血纱布、生物屏障膜等。将黏骨膜瓣复位，严密缝合（图 16-22）。

（五）伴有皮肤瘘管的根尖周病变的手术步骤

1. 切口设计　伴有皮肤瘘管者，一般选择皮肤瘘管周围的梭形切口，而不做口内切口。注意应尽量使术后伤口与皮肤纹理方向一致（图 16-23）。

2. 切开、分离　切开皮肤、皮下组织，钝性分离至瘘管周围组织。分离过程中要注意避免损伤重要的组织结构，在分离颊部瘘管时要注意面神经分支、腮腺导管等结构。沿瘘管分离直至骨面（图 16-24），摘除瘘管。

3. 刮治　彻底刮治骨腔，必要时可用小球钻或小磨头将病变骨壁打磨 1～2mm（图 16-25）。

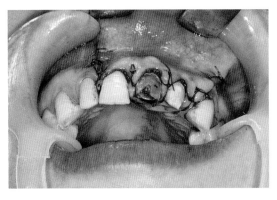

图 16-22　伤口缝合

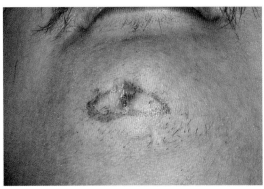

图 16-23　颏部皮肤瘘管切口设计

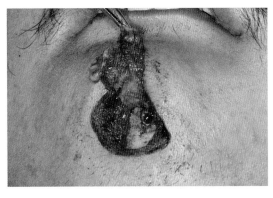

图 16-24　分离切除瘘管

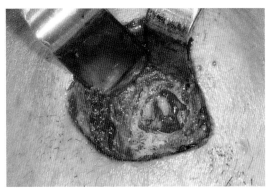

图 16-25　刮治骨腔病变后

4. 根尖切除　用涡轮机或超声骨刀将病变骨腔内的牙齿根尖切除 2 ~ 3mm（图 16-26）。根据术前治疗计划或根管充填情况决定是否倒充填。

5. 冲洗　用 0.1% 的碘伏及生理盐水彻底冲洗骨腔和术区，彻底止血。

6. 缝合　将软组织对位，分层缝合伤口（图 16-27）。

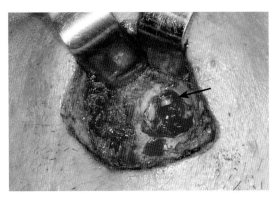

图 16-26　根尖切除后

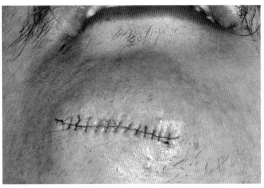

图 16-27　伤口缝合后

（六）术后治疗和护理

1. 术后 2 小时患者方可进食,宜进食清淡半流质。

2. 术后可在伤口相应面部冷敷 2 小时,预防局部出血或水肿。

3. 刮除的病变组织送病理检查。

4. 注意口腔卫生,术后含漱剂漱口。

5. 根据患者具体情况,适当给予抗生素、止痛药物。

6. 术后一周拆线。

7. 术后 3 个月、6 个月、12 个月、24 个月定期复查并拍摄 X 线片,观察根尖周病变愈合情况。

七、术后并发症及处理

1. 伤口出血　术后伤口出血一般有两种可能,一种是骨创出血,另一种是软组织出血。前者源于术中损伤骨壁小血管,应电凝止血或骨蜡止血;轻度的骨创出血,可以冰敷或加压止血,全身应用止血药物,严重者应打开伤口重新止血。后者源于软组织切口,多数在前庭沟或接近前庭沟的部位,可以在此处增加缝针缝合止血,必要时可以打开伤口结扎止血。冰敷止血一般在术后 24 小时内采用,72 小时后可热敷促进血肿吸收或消除肿胀。

2. 术区异物　如果术中不小心,可将根管倒充填材料、切除的根尖等组织遗留在术区。有效的预防措施是,在根管倒充时、特别是用银汞合金充填时,用纱布在术区形成隔离屏障,小心充填,充填完成后及时清理冲洗。术后发现的术区异物,如果影响伤口愈合,应及时取出,否则可严密观察。

3. 感觉异常　由于手术切口、翻瓣、去骨、刮治等因素,导致末梢神经的离断或损伤,术后可出现感觉异常,多为局部肿胀感或轻度麻木感。这种末梢神经损伤导致的感觉异常,一般无须特殊处理,3 个月左右可自行恢复,必要时可以给予一些神经营养药物辅助治疗。

4. 下唇麻木　下颌前磨牙、磨牙区手术,可因病变位置接近颏神经、下牙槽神经,导致该神经术中损伤,出现下唇麻木。下牙槽神经或颏神经损伤后,恢复较慢,一般需 6～12 个月时间。一旦发生,应积极进行消除神经水肿、营养神经的治疗,尽快恢复神经功能。

5. 上颌窦损伤　上颌前磨牙、磨牙区手术,可因病变接近上颌窦,导致术中上颌窦黏膜穿通。如果上颌窦不存在炎症,小的上颌窦黏膜穿通可不做特殊处理;如果上颌窦黏膜穿通口较大,但上颌窦无炎症,可在穿孔处放置生物膜,骨腔内填充明胶海绵或可吸收止血纱布,伤口严密缝合。如果上颌窦黏膜穿通口大,且上颌窦存在炎症,术中应冲洗上颌窦,并经下鼻道引流。

6. 鼻底损伤　上颌前牙区手术,可因病变接近鼻底,导致术中鼻底黏膜损伤。如果鼻底黏膜损伤小,可不做特殊处理;如果损伤较大,则应将鼻底黏膜缝合。

7. 病变复发　如果术中病变去除不彻底、根管治疗不完善、病灶通过牙周间隙与口腔相通或黏膜瘘口处理不当,均有可能导致根尖周病变术后复发。根尖周病变复发应在 3 个月后再次根管治疗或手术。

（王蓉　黄从发）

第十七章　牙槽外科4+1操作配合模式

口腔护理因其独特的护理工作范畴,在口腔临床医疗工作中占有重要的一环。护士不仅要对患者手术或治疗前后进行常规护理、健康宣教等,还是医师临床手术或治疗的不可或缺的助手,对手术的顺利施行和术中安全防护起到重要的作用。

一、口腔门诊操作护理现状

在口腔门诊配合的发展历史中,原有的医护配合模式是一名护士配合多名医师(图17-1),大量琐碎、重复、费时的工作均由医师一人完成,从而使治疗时间延长,工作效率降低,进而影响整个科室的医疗质量。为了提高口腔临床治疗效果,西方牙科学者逐渐摸索发现医师与椅旁助手协同工作可提高工作效率30% ~40%,缩短临床操作时间,提高医疗质量。20世纪80年代初欧美一些国家广泛施行四手操作,并设立了牙医助理这个岗位,牙医助理(护士)都经过专业的系统培训并持证上岗,因而护理配合水平较高、能力较强。近年来四手操作技术在口腔医学技术不断发展的情况下逐步完善起来,并成为国际标准化牙科操作模式。它改变了传统的护士被动参与诊疗工作的模式,逐渐向护理主动参与诊疗工作的模式转变,更彰显以人为本,以患者为中心的诊疗护理模式。不仅提高了患者对护理工作的满意度,也

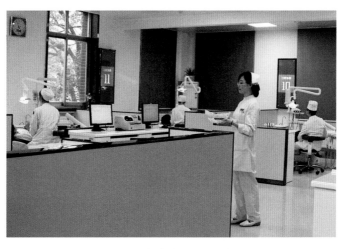

图 17-1　传统的口腔护理状况

提高了医师对护士工作的满意度,节约医师与患者的宝贵时间,提高了口腔诊疗质量和护理水平。目前西方发达国家的牙科均普遍实行了"四手操作"。在我国除了几家大型口腔专科医院和高端民营诊所,大多数医院口腔科至今仍是一名护士配合多名医师,也未设立牙科助理专业,医护间的配合均由全科护士而非口腔专科护士完成,配合水平参差不齐,因而造成护理配合不到位,诊疗时间延长,诊疗质量降低,医护患三方满意度不高,影响经济效益及社会效益的提升。

二、口腔门诊操作护理的发展趋势

随着现代诊疗技术及服务理念的更新,四手操作技术已成为现代口腔门诊诊疗操作和护理管理系统的重要内容和研究课题。口腔门诊医护四手操作,能够有效地提高诊疗质量和工作效率;减轻医护人员尤其是医师的劳动强度;更好的调动护士的工作积极性,体现护士在诊疗工作中的参与性,提高护士的自身价值;护理人员只有主动学习新知识、新技术的应用,才能得心应手的主动配合医师的临床诊疗,倒逼护士专业知识和技能提高和完善。口腔门诊四手操作突出了"以人为本,以患者为中心,人性化服务"的医疗操作和服务理念,可以营造温和、亲切、舒缓的诊疗环境,有助于获取放心、满意、优质、安全高效的服务质量。口腔门诊医护四手操作模式,已经得到国际口腔界医护人员全面接受和认可,并且在临床得到广泛应用和推广。已经在国内各大医院逐步推广。口腔临床四手操作技术(图17-2),将不再是大型口腔专科医院和高端民营诊所的专利,必将成为我国口腔门诊诊疗技术常规和医疗管理系统的必备条件。

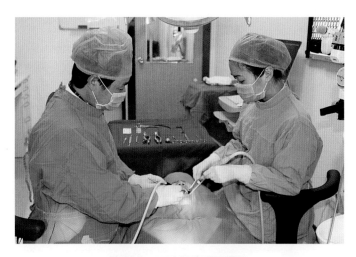

图17-2 口腔门诊四手操作

三、牙槽外科临床操作及护理特点

牙槽外科相对于牙体牙髓、口腔修复、口腔正畸等其他口腔门诊临床科室,具有较大区别,有其独特的业务范围、治疗对象、治疗方式等。因此牙槽外科,对临床操作的配合及护理具有更高的要求。

1. 牙槽外科患者情绪高度紧张,术前需要有良好的沟通和心理安抚。

2. 牙槽外科均为有创操作,术中、术后、治疗效果均存在一定的不确定性,术前应该将诊断、手术方式、治疗效果、术中术后可能发生的情况向患者及家属说明,并签署知情同意书。

3. 牙槽外科的治疗操作均有开放性的伤口,对器械及台面、手术创口(手术野)等有更严格的无菌要求。

4. 牙槽外科手术四手操作,护士的职责不只限于传递器械材料等,还要参与手术过程,如牵拉显露创口(手术部位)、止血、吸引、剪线、冲洗降温等,所以要求护士有更高的业务素质和临床技能。

5. 牙槽外科手术创面相对较大、出血较多、操作时间较长,要求术者及助手有更好的身体素质和心理素质,操作更熟练,配合更默契。

6. 牙槽外科手术中随时可能出现意想不到的情况,术者及助手必须有良好的外科功底和应急处理能力,临危不乱,从容应对,合理处置。

7. 术中助手须随时观察监护装置,了解患者心率、呼吸、血压、心电图、血氧饱和度等生命体征,有能力判别这些指标是否正常,并及时向术者报告。

8. 口腔颌面部神经丰富,损伤后会出现不同程度的神经损伤症状,如口角歪斜、下唇麻木等,因此术中操作和配合要求更加精细、准确、默契。

9. 术后患者一般会出现不同程度的肿胀、疼痛或出血,医护必须进行有效的术后治疗和护理,并随时根据具体情况及时调整治疗方案。

10. 牙槽外科许多疾病与全身疾病相关,手术能否施行以及何时施行也与患者的全身状况密切相关,因此医护人员必须具备相对全面的医学知识和相关技能,能对患者的情况进行全面客观地评估,遇到特殊情况,能进行有效的急救处理。

四、牙槽外科临床四手操作

(一) 一般流程(以牙拔除术为例)

	医师	护士
准备阶段	询问病史,检查患者的一般情况和口腔情况,对患者全身及局部情况进行评估	(1) 个人防护:标准预防,操作前洗手戴口罩、护目镜或面罩、戴手套; (2) 常规用物准备与查对:一次性防污膜、检查盘、无菌胸巾、调整诊疗椅位、安装及检查吸唾系统; (3) 拔牙物品准备及查对:麻醉药品、碘附棉球、纱球、棉球,按牙位准备所需拔牙器械如牙挺、牙钳等; (4) 局部准备:调整光源,显露拔牙部位,观察局部黏膜的健康状况
麻醉阶段	核对牙位	调整椅位、灯光,连接心电监护仪,铺无菌孔巾,协助医师核对牙位

续表

	医师	护士
	(1) 拔牙术区及麻醉穿刺区以0.5%碘酊消毒; (2) 进行局部浸润麻醉或神经阻滞麻醉	传递0.5%碘酊消毒,协助黏膜消毒,递麻醉药品进行局部麻醉。观察麻醉过程中患者的反应,发现异常及时报告医师并协同处理
操作阶段	(1) 拔牙前再次检查核对牙位,分离牙龈,挺松牙齿; (2) 拔除患牙; (3) 检查牙根是否完整,刮除牙槽窝内残片或肉芽组织,有牙龈撕裂及时缝合,操作完毕。嘱患者咬压纱球止血	(1) 协助医师核对牙位;根据需要传递各种器械(图17-3);协助医师牵拉口角,显露拔牙区域,吸唾吸血,或棉球擦拭血液,保持术野清晰(图17-4); (2) 密切观察患者反应,保持沟通; (3) 牙齿离体后协助医师清理牙槽窝,缝合,剪线。传递纱球。告知患者所咬纱球数目,操作结束
清理阶段	治疗结束,脱手套,摘口罩,洗手	(1) 清洁患者唇周,为患者展示拔除的患牙,安置患者至休息区休息; (2) 整理用物,分类清理,脱手套,摘口罩,洗手
	书写病历	协助医师向患者简要交代拔牙后注意事项,进行健康宣教,留院观察半小时
	术后医嘱、用药	(1) 指导术后用药; (2) 登记患者信息,预约电话回访

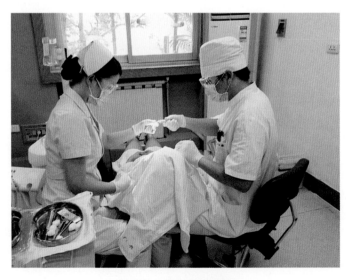

图17-3　术中传递器械

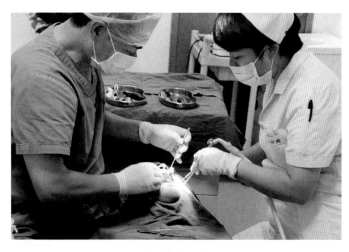

图 17-4　助手协助显露术野、吸唾

（二）健康指导

1. 根据治疗计划向患者介绍普通牙拔除术的治疗步骤、治疗时间、预后、治疗费用、治疗后效果。

2. 指导患者在治疗过程中不要用口呼吸、不要吞咽，避免误吞误吸。治疗过程如有不适则举左手示意，不能随意讲话及转动头部及躯干，以防口腔软组织被误伤。

3. 告知术中可能引起的不适，如器械振动或噪音，触觉与痛觉的差别等，取得患者的理解，更好配合治疗。

4. 拔牙后口内所咬棉球或纱球卷，40 ~ 60 分钟后吐出。拔牙 2 小时后方可进食，以软食偏冷为主，并尽量用对侧咀嚼。拔牙后 24 小时内不能漱口及刷牙。

5. 拔牙术后一周忌烟忌酒。

6. 患者在拔牙后可在相对应面部行冰敷 1 ~ 2 小时，以减轻局部肿胀。拔牙后肿胀与不适一般在 3 ~ 5 天后会逐渐减轻或消退，如果有加重迹象，应到医院就诊。

7. 拔牙后麻醉感一般在 2 小时左右消除，麻醉消除后局部可能会有不同程度的疼痛，如果疼痛剧烈可适量服用镇痛药物，如索米痛片、芬必得等。

8. 一般牙拔牙后可不使用抗生素。损伤较大、难度较大的牙齿拔除后，可适当使用抗生素。

9. 拔牙后 24 小时内，口腔内有少量淡红色血性唾液属于正常现象。如果有较多鲜红色血液，应立即到医院就诊。

10. 拔牙创行缝合处理的患者，应在拔牙后一周左右复诊拆除缝线。

五、牙槽外科 4+1 操作配合模式

四手操作在常规口腔门诊临床诊疗工作中，无疑具有非常积极和肯定的意义，但是随着社会和医学对口腔医疗技术要求的日益提高和重视，四手操作模式对牙槽外科逐渐呈现出缺陷和不足。牙槽外科对无菌操作有严格的要求，但在操作过程中，随时需要调整灯光（图

17-5），增加器械（图17-6）、材料、敷料、药物，连接无痛麻醉注射仪、电刀、吸引器等，医师护士一旦戴上无菌手套，双手就不能再触及手术野、器械台以外的其他物品，否则可能因术区被污染导致伤口感染。因此对牙槽外科来说四手操作模式是不够的，不能满足牙槽外科临床需要，必须有"另外一只手"充当巡回员的角色，才能完成这些术中手术者和助手无法完成的工作。在当今社会经济和医疗体系下，每一台牙椅配备一名护士充当巡回员角色显然是不现实的，但一名护士同时巡回多台牙椅则是可行的，我们将这种工作模式称为"4+1操作配合模式"，其中"4"代表4手操作，"1"代表巡回护士。

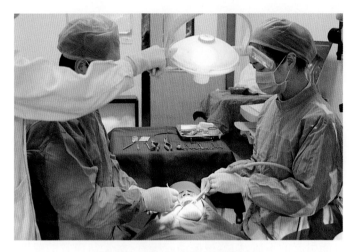

图17-5　巡回人员协助调整灯光

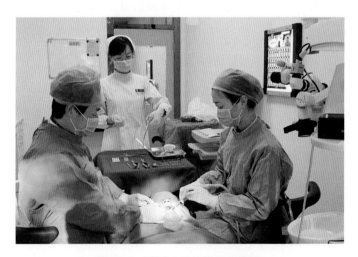

图17-6　巡回人员协助补充器械

六、牙槽外科 4+1 操作配合模式工作流程

（一）阻生牙拔除术 4+1 操作配合模式流程

	术者	助手	巡回护士
准备阶段	(1) 询问病史,检查患者的一般情况和口腔情况,对患者全身情况进行评估; (2) 评估阻生情况,制订手术方案; (3) 签署知情同意书	(1) 个人防护:操作前洗手、戴口罩、戴护目镜或面罩、戴手套; (2) 常规用物准备与查对:一次性防污膜、检查盘、无菌孔巾、诊疗椅位调整; (3) 拔牙物品准备及查对:麻醉药品、碘酚棉球、涡轮机头; (4) 阻生牙手术盘:刀柄、刀片、骨膜剥离器、牙挺、牙钳、刮匙、持针器、血管钳、线剪等; (5) 局部准备 观察局部黏膜的健康状况,含漱剂漱口	(1) 准备手术器械台(图 17-7); (2) 检查牙椅及涡轮机工作状况或超声骨刀工作状况; (3) 检查并准备光源; (4) 检查并准备监护设备; (5) 检查观片灯,悬挂 X 线片(图 17-8); (6) 协助术者及助手穿手术衣
麻醉阶段	(1) 面部皮肤及口腔消毒、铺巾; (2) 再次核对牙位	(1) 协助术者消毒、铺无菌孔巾; (2) 与术者一起核对手术部位,显露术区	(1) 有心血管疾病或高龄患者连接心电监护仪; (2) 调整光源
	拔牙术区进行神经阻滞麻醉或局部浸润麻醉	(1) 传递无痛麻醉注射仪手柄或麻醉药品进行局部麻醉; (2) 观察患者反应,发现异常及时报告医师,并协同处理	(1) 连接无痛麻醉仪输注管道; (2) 观察监护仪显示的各项指标
操作阶段	(1) 确认麻醉效果,再次核对拔牙部位; (2) 切开牙龈,翻瓣显露术野	(1) 牵拉口角、颊部软组织或阻隔舌体,显露术区,及时吸出术区唾液或血液; (2) 传递手术器械	连接吸引器
	根据阻力所在部位,涡轮机或超声骨刀去除骨阻力、截冠去除邻牙阻力等	(1) 显露术野; (2) 保护颊部或舌体软组织避免误伤; (3) 及时吸出喷雾用水、血液等,保持术野清晰	连接超声骨刀传输线,或协助连接涡轮机手柄
	挺松或拔除患牙	(1) 传递器械; (2) 保护邻牙; (3) 保持视野清晰,及时清除口腔内血液及唾液;防止牙或牙根被误吸误咽	补充手术材料或器械

续表

	术者	助手	巡回护士
	（1）检查拔除的牙根是否完整，清理牙槽窝； （2）检查牙槽骨是否有骨折，若有骨折应复位或取出骨折片	（1）协助检查拔除的牙齿是否完整； （2）传递刮匙、生理盐水注射器等； （3）协助显露术野、检查牙槽窝	提供冲洗注射器、冲洗液等
	牙槽窝止血	显露牙槽窝，传递明胶海绵等止血材料	提供明胶海绵等止血材料
	（1）将软组织瓣复位，对位缝合； （2）嘱患者咬压纱球止血	（1）协助牵拉口角，吸出术野血液和唾液，显露术野，传递缝合器械，协助缝合，剪线； （2）传递纱球，告知患者纱球数目	调整光源，补充手术用物或敷料
清理阶段	治疗结束，脱手套，摘口罩，洗手	（1）清洁患者唇周，为患者展示拔除的患牙，安置患者至休息区休息； （2）整理用物，分类清理，脱手套，摘口罩，洗手； （3）指导患者局部冰敷	（1）整理手术器械台； （2）整理牙椅； （3）整理无痛麻醉仪、超声骨刀等
	书写病历	（1）协助医师向患者简要交代拔牙后注意事项（图17-9）。进行健康宣教； （2）留院观察半小时	清理诊室
	术后医嘱和用药	（1）指导术后用药； （2）登记患者信息，预约电话回访	准备下一台手术

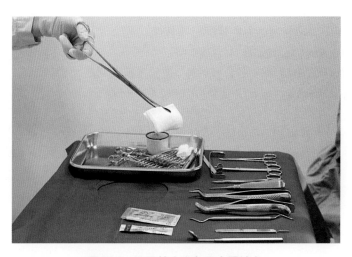

图17-7　巡回护士准备手术器械台

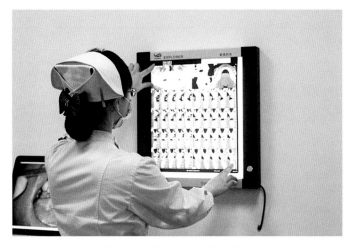

图 17-8　巡回护士悬挂 X 线片

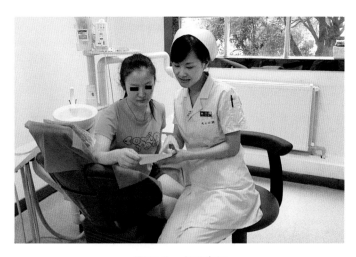

图 17-9　术后告知

（二）根尖周囊肿刮治术 4+1 操作配合模式流程

	术者	助手	巡回护士
准备阶段	（1）询问病史,检查患者的一般情况和口腔情况,对患者全身情况进行评估; （2）评估局部情况,制订手术方案; （3）签署知情同意书	（1）个人防护:操作前洗手、戴口罩、戴护目镜或面罩、戴手套; （2）常规用物准备与查对:一次性防污膜、检查盘、无菌孔巾、诊疗椅位调整; （3）手术物品准备及查对:麻醉药品、碘附棉球、涡轮机头; （4）囊肿刮治手术盘:刀柄、刀片、骨膜剥离器、刮匙、骨锉、持针器、血管钳、线剪、牙挺、牙钳; （5）局部准备:观察局部黏膜的健康状况,含漱剂漱口	（1）准备手术器械台; （2）检查牙椅及涡轮机工作状况或超声骨刀工作状况; （3）检查并准备光源; （4）检查笑气镇静仪有无故障,笑气、氧气是否充足,准备鼻罩、连接管; （5）检查观片灯,悬挂 X 线片; （6）协助术者及助手穿手术衣

续表

	术者	助手	巡回护士
麻醉阶段	(1) 再次核对手术部位; (2) 面部及口腔消毒,铺巾	(1) 与术者一起核对手术部位; (2) 协助术者消毒、铺无菌孔巾	(1) 高度紧张者使用笑气镇静装置; (2) 连接心电监护仪
	术区神经阻滞麻醉或局部浸润麻醉	(1) 传递麻醉注射器及药品进行局部麻醉,显露麻醉部位; (2) 观察患者反应,发现异常及时报告医师	(1) 连接无痛麻醉仪输注管道,及时添加麻药(图17-10); (2) 连接负压吸引器
操作阶段	确认麻醉显效后开始手术,切开牙龈黏骨膜,翻瓣,显露病变区	(1) 牵拉嘴唇、口角或颊部,显露术区,及时吸出口腔内血液及唾液; (2) 准确传递手术器械	观察监护仪各项指标,发现异常及时向医师汇报,并协助处理
	用涡轮机或超声骨刀去除囊肿表面骨质,显露囊壁	(1) 牵拉软组织瓣或邻近软组织,防止误伤; (2) 吸出喷雾用水、血液等	连接超声骨刀传输线或涡轮机机头
	刮除囊壁组织,切除根尖0.2~3mm	传递器械及用物,协助显露囊腔,吸出血液、唾液或冲洗液	(1) 调节笑气流量,观察监护仪指标; (2) 补充手术器械、敷料等
	根尖根管充填不全者,进行根尖预备、倒充填。有条件者在显微镜下操作	传递器械、调板材料,协助根尖预备、倒充填	(1) 调节显微镜灯光、焦距等(图17-11); (2) 提供根尖预备器械、MTA等
	清理、冲洗囊腔,止血	协助检查囊壁是否刮除干净,协助止血	提供冲洗注射器、冲洗液等
	根据情况可向囊腔内置放生物骨粉,表面覆盖生物屏障膜	(1) 显露、吸净囊腔; (2) 传递生物骨粉、生物膜	添加生物骨粉、生物膜
清理阶段	(1) 将黏骨膜瓣复位、缝合; (2) 给纱布嘱患者咬压	(1) 显露术区,保持术野清晰; (2) 协助缝合、剪线	(1) 补充手术用物或敷料; (2) 关闭笑气,给予氧气吸入
	治疗结束,脱手套,摘口罩,洗手	(1) 清洁患者唇周,安置患者至休息区休息; (2) 整理用物,分类清理,脱手套,摘口罩,洗手; (3) 指导患者局部冰敷	拆除笑气-氧气吸入鼻罩、心电监护仪
	(1) 书写病历; (2) 填写病理检查申请单	(1) 告知患者术后注意事项,进行健康宣教; (2) 留院观察半小时; (3) 将病变组织置10%甲醛固定,核对标本瓶标签信息,与病理检查申请单一起交与辅助人员送病理科	清理手术器械台,整理手术器械及仪器
	术后医嘱及术后用药	(1) 指导术后用药; (2) 登记患者信息,预约电话回访	准备下一台手术

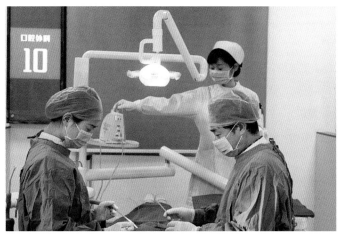

图 17-10　巡回人员连接局麻输注管

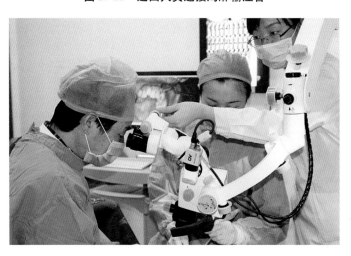

图 17-11　巡回护士调节显微镜

（三）牙龈瘤切除术 4+1 操作配合模式流程

	术者	助手	巡回护士
准备阶段	（1）询问病史，检查患者的一般情况和口腔情况，对患者全身及局部情况进行评估； （2）制订手术方案； （3）签署知情同意书	（1）个人防护：操作前洗手、戴口罩、戴护目镜或面罩、戴手套； （2）常规用物准备与查对：一次性防污膜、检查盘、无菌孔巾、诊疗椅位调整、安装检查吸唾系统； （3）手术物品准备及查对：麻醉药品、碘附棉球、无菌纱布； （4）手术器械盘：内置持针器、血管钳、手术剪、线剪、刀柄、刀片、缝合针、缝合线、拉钩、牙挺、牙钳、骨膜剥离器、骨锉等； （5）局部准备：观察局部皮肤或黏膜的健康状况，给予含漱剂漱口	（1）准备手术器械台； （2）检查牙椅及涡轮机工作状况或超声骨刀工作状况； （3）检查并准备光源； （4）检查笑气镇静仪有无故障，笑气、氧气是否充足，准备鼻罩、连接管； （5）协助术者及助手穿手术衣

续表

	术者	助手	巡回护士
麻醉阶段	（1）再次核对手术部位； （2）面部及口腔消毒，铺巾	（1）与术者一起核对手术部位； （2）协助术者消毒、铺无菌孔巾	（1）高度紧张者使用笑气镇静装置； （2）连接心电监护仪
	术区神经阻滞麻醉或局部浸润麻醉	（1）传递麻醉注射器及药品进行局部麻醉，显露麻醉部位； （2）观察患者反应，发现异常及时报告医师	（1）连接无痛麻醉仪输注管道，及时添加麻药； （2）连接负压吸引器
操作阶段	切开用电刀沿牙龈瘤周围正常组织5mm处切开牙龈黏骨膜，直达骨面	（1）牵拉唇颊组织，显露手术野； （2）吸引电刀切割产生的烟雾、口腔唾液或血液（图17-12）	（1）连接电刀手柄、负极板； （2）调节电刀主机有关参数
	用骨膜剥离器将病变组织从骨面剥离，切除牙龈瘤	（1）显露手术野； （2）传递手术器械，协助止血	（1）观察监护仪显示的各项指标； （2）补充手术器械或敷料
	拔除病变涉及的牙齿	（1）传递牙挺、牙钳等； （2）协助止血，保持术野清晰（图17-13）； （3）协助保护邻牙	提供牙钳、牙挺等手术器械
	（1）去除牙槽骨牙周膜； （2）锉平或磨平骨面； （3）冲洗术区	（1）用骨凿去骨时，用适当力度敲击骨凿； （2）用电机去骨时，喷水降温； （3）吸净口腔唾液和血液； （4）传递器械	（1）连接电机传输线； （2）提供骨凿、骨锤、磨头、刮匙、骨锉、冲洗注射器、冲洗液等
	局部牙龈松解或转瓣，缝合伤口	（1）显露术区，保持术区清晰； （2）传递缝合器械，剪线	补充手术材料或器械
	伤口无法缝合者，创面覆盖生物膜，碘附纱条加压反包扎	（1）分组、理顺反包扎缝线； （2）协助反包扎（图17-14），剪线	提供碘仿纱条
清理阶段	治疗结束，脱手套，摘口罩，洗手	（1）清洁患者唇周，向患者显示病变组织，安置患者至休息区休息； （2）整理用物，分类清理，脱手套，摘口罩，洗手； （3）指导患者局部冰敷	拆除笑气-氧气吸入鼻罩、心电监护仪、电刀负极板
	（1）书写病历； （2）填写病理检查申请单	（1）告知患者术后注意事项，进行健康宣教； （2）留院观察半小时； （3）将病变组织置于10%甲醛固定，核对标本瓶标签信息，与病理检查申请单一起交与辅助人员送病理科	（1）清理手术器械台； （2）清理、维护相关设备
	术后医嘱及术后用药	（1）指导术后用药； （2）登记患者信息，预约电话回访	准备下一台手术

238

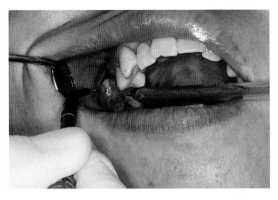

图 17-12　助手吸引电切烟雾及唾液

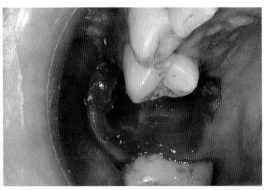

图 17-13　保持术野清晰

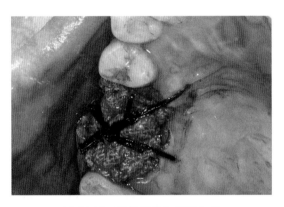

图 17-14　碘仿纱条加压反包扎

（四）即刻种植术 4+1 操作配合模式流程

	术者	助手	巡回护士
准备阶段	（1）询问病史,检查患者的一般情况和口腔情况,对患者全身及局部情况进行评估; （2）制订拔牙、种植方案; （3）签署知情同意书	（1）个人防护:操作前洗手、戴口罩、戴护目镜或面罩、戴手套; （2）常规用物准备与查对:一次性防污膜、检查盘、无菌孔巾、诊疗椅位调整; （3）拔牙物品准备及查对:麻醉药品、碘附棉球、涡轮机头; （4）微创拔牙器械:微创拔牙刀、微创牙挺、微创牙钳、刀柄、刀片、骨膜剥离器、刮匙、持针器、血管钳、线剪; （5）局部准备:观察局部黏膜的健康状况,含漱剂漱口	（1）准备手术器械台; （2）检查牙椅及涡轮机工作状况; （3）检查种植机工作状态; （4）检查并准备光源; （5）检查观片灯,悬挂 X 线片; （6）协助术者及助手穿手术衣

续表

	术者	助手	巡回护士
麻醉阶段	(1) 面部皮肤及口腔消毒、铺巾; (2) 再次核对牙位	(1) 协助术者消毒、铺无菌孔巾; (2) 与术者一起核对手术部位,显露术区	调整光源
	拔牙术区进行神经阻滞麻醉或局部浸润麻醉	(1) 递无痛麻醉注射仪手柄或麻醉药品进行局部麻醉; (2) 观察患者反应,发现异常及时报告医师,并协同处理	连接无痛麻醉仪输注管道
操作阶段	确认麻醉效果,再次核对拔牙部位	牵拉口角、颊部软组织显露术区,吸出术区唾液	连接吸引器
	(1) 微创拔牙刀分离牙龈、牙周膜; (2) 微创牙挺挺松患牙; (3) 微创牙钳拔除患牙	(1) 显露术野; (2) 协助保护邻牙及软组织; (3) 传递器械	提供微创拔牙器械(图 17-15)
	刮治牙槽窝; 生理盐水冲洗牙槽窝	(1) 传递器械; (2) 清除口腔内血液及唾液	提供刮匙、冲洗器、生理盐水等
	牙槽窝底分级制备种植体窝洞	(1) 显露术野; (2) 连接种植机手柄、传递分级扩孔钻头	(1) 连接种植手柄传输线、输水管(图 17-16); (2) 提供种植工具盒
	植入种植体,检查初期稳定性,安装愈合帽	(1) 显露术野,协助植入种植体; (2) 吸净种植喷雾水及唾液	提供合乎规格的种植体
	(1) 种植体牙牙槽窝周围间隙内填入人工骨粉; (2) 表面覆盖生物膜	(1) 传递骨粉、协助植入骨粉(图 17-17); (2) 传递生物膜并协助辨识生物膜的正反面	(1) 提供人工骨粉、生物膜; (2) 补充手术器械、敷料
	分离牙龈,缝合伤口	显露术野,协助缝合,剪线	提供缝合器械、材料
清理阶段	治疗结束,脱手套,摘口罩,洗手	(1) 清洁患者唇周,安置患者至休息区休息; (2) 整理用物,分类清理,脱手套,摘口罩,洗手; (3) 指导患者局部冰敷	(1) 整理手术器械台; (2) 整理种植机; (3) 整理种植工具盒
	书写病历	(1) 协助医师向患者告知术后注意事项;进行健康宣教; (2) 留院观察半小时	清理诊室
	术后医嘱和用药	(1) 指导术后用药; (2) 登记患者信息,预约电话回访	准备下一台手术

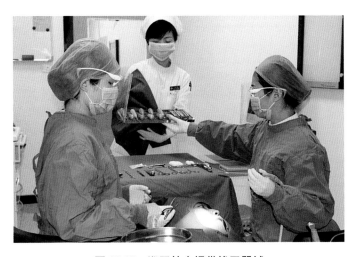

图 17-15　巡回护士提供拔牙器械

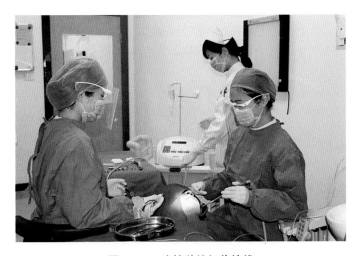

图 17-16　连接种植机传输线

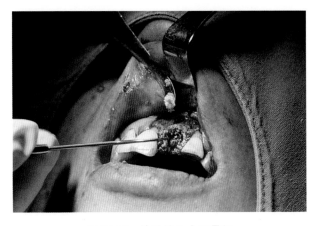

图 17-17　协助植入人工骨粉

（五）埋伏牙开窗正畸牵引助萌术 4+1 操作配合模式流程

	术者	助手	巡回护士
准备阶段	（1）询问病史,检查患者的一般情况和口腔情况,对患者全身及局部情况进行评估; （2）制订手术方案; （3）签署知情同意书	（1）个人防护:操作前洗手、戴口罩、戴护目镜或面罩、戴手套; （2）常规用物准备与查对:一次性防污膜、检查盘、无菌孔巾、诊疗椅位调整、安装检查吸唾系统; （3）手术物品准备及查对:麻醉药品、碘附棉球、无菌纱布; （4）手术器械盘:持针器、血管钳、手术剪、线剪、刀柄、刀片、骨膜剥离器、缝合针、缝合线、拉钩等; （5）局部准备:观察局部皮肤或黏膜的健康状况,给予含漱剂漱口	（1）准备手术器械台; （2）检查牙椅及涡轮机工作状况或超声骨刀工作状况; （3）检查并准备光源; （4）检查笑气镇静仪有无故障,笑气、氧气是否充足,准备鼻罩、连接管; （5）协助术者及助手穿手术衣
麻醉阶段	（1）再次核对手术部位; （2）面部及口腔消毒,铺巾	（1）与术者一起核对手术部位; （2）协助术者消毒、铺无菌孔巾	高度紧张者使用笑气镇静装置
	术区神经阻滞麻醉或局部浸润麻醉	（1）传递麻醉注射器及药品进行局部麻醉,显露麻醉部位; （2）观察患者反应,发现异常及时报告医师	连接无痛麻醉仪输注管道,及时添加麻药
操作阶段	一般行阻生牙位牙龈角形切口	（1）牵拉唇颊组织,显露手术野; （2）吸净口腔唾液或血液	连接负压吸引器
	用骨膜剥离器翻开牙龈黏骨膜瓣,显露阻生牙所在的部位	（1）拉钩牵拉唇颊组织,显露手术野; （2）传递手术器械,协助止血	调节灯光,补充材料
	超声骨刀或涡轮机在骨面开窗,显露阻生牙牙冠4mm×4mm 区域	（1）安装超声骨刀工作尖,连接输水管,试机; （2）吸出超声骨刀喷水或唾液; （3）保护周围组织	提供超声骨刀连接线、输水管,并与主机相连（图17-18）; 提供超声骨刀工作尖
	（1）干燥牙面,隔湿,涂擦酸蚀剂; （2）粘接托槽; （3）安装弹力链圈、拉簧等正畸装置	（1）显露术区（图17-19）,协助干燥牙面; （2）协助酸蚀牙面、粘接托槽安装弹力链圈等正畸装置; （3）传递相关器械、材料	（1）提高酸蚀剂、粘接剂; （2）提供托槽、弹力链圈等
	将牙龈组织瓣复位,缝合伤口（图17-20）	显露术区,协助缝合,剪线	提供缝合针线

续表

	术者	助手	巡回护士
清理阶段	治疗结束,脱手套,摘口罩,洗手	(1) 清洁患者唇周,安置患者至休息区休息; (2) 整理用物,分类清理,脱手套,摘口罩,洗手; (3) 指导患者局部冰敷	拆除笑气-氧气吸入鼻罩
	(1) 书写病历; (2) 填写病理检查申请单	(1) 告知患者术后注意事项,进行健康宣教; (2) 留院观察半小时	清理手术器械台,整理手术器械及仪器
	术后医嘱	登记患者信息,预约电话回访	准备下一台手术

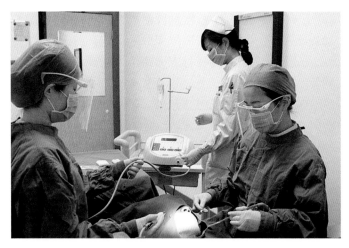

图 17-18 连接超声骨刀传输线

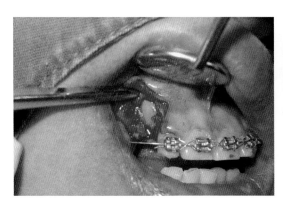

图 17-19 显露术区

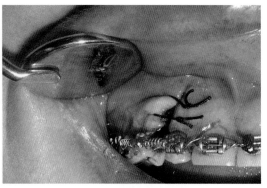

图 17-20 安装牵引部件后缝合

（王 莉）

243

参 考 文 献

1. 陈江,杨进,黄文秀,等.胶原膜联合自体骨髓基质细胞及富血小板血浆修复牙槽骨缺损的实验研究.中国修复重建外科杂志,2007,21(5):523-527

2. 陈少怡,耿温琦,赵文风.下颌阻生智齿急性扩散型冠周炎的临床研究.中华口腔医学杂志,1991,26(4):229-232

3. 陈文利,刘琳.骨皮质切开术及其辅助正畸牙齿垂直向控制研究进展.中国实用口腔科杂志,2015,8(1):48-51

4. 陈孝平,刘允怡.外科学.北京:人民卫生出版社,2009

5. 陈扬熙.口腔正畸学——基础、技术与临床.北京:人民卫生出版社,2014

6. 郑怡,庞煊奈,南澜,等.埋伏弯根上颌中切牙序列矫治的研究.华西口腔医学杂志,2012,30(3):292-295

7. 陈颖,罗晓宁,史文勇.超声手术刀的研制现状与应用.生物医学工程学杂志,2005,22(2):377

8. 戴春妹,王学娟,袁东英.笑气吸入清醒镇静法用于拔牙术的临床观察.口腔医学,2010,30(7):446-447

9. 董青,李铁军.袋形术在牙源性角化囊性瘤治疗中的研究进展.现代口腔医学杂志,2008,22(5):538-540

10. 杜芳,孙钦峰.超声骨刀在口腔领域中的应用.国际口腔医学杂志,2008,35(3):268-270

11. 傅民魁.口腔正畸学.第6版.北京:人民卫生出版社,2012

12. 顾月光,王珊,谷妍,等.锥形束CT在上颌埋伏中切牙诊断中的应用.实用口腔医学杂志,2012,28(6):717-720

13. 郭照中,刘学,李炎,等.超声骨刀在上颌骨陈旧性骨折治疗中的应用:附12例临床分析.上海口腔医学,2007,16(1):97-99

14. 何园,林梅,赵曼,等.梅毒的口腔表征及治疗措施(上).临床口腔医学杂志,2003,19(1):61-62

15. 胡开进,刘平,周宏志,等.拔牙后是否需要预防性地使用抗生素.国际口腔医学杂志,2013,40(6):706-709

16. 胡开进.标准拔牙手术图谱.北京:人民卫生出版社,2010

17. 胡敏.眼耳鼻喉和口腔护理技术.北京:人民卫生出版社,2011

18. 贾秀杰.浅析抗生素的不良反应与合理选用.中国现代药物应用,2010,4(3):146-147

19. 李宁毅,高宁,商红国,等.聚乳酸、rhBMP-2复合体在牙槽骨修复中作用的实验研究.现代口腔医学杂志,2006,20(2):161-163

20. 廖亚洲,刘冰,赵怡芳.牙源性角化囊性瘤患区牙保存的临床评估.武汉大学学报(医学版),2013,34(3):411-414

21. 林国庆,曲哲.超声手术刀的工作原理及临床应用.医疗卫生装备,2008,29(8):108-109

22. 凌均棨,韦曦,刘红艳.难治性根尖周炎的病因及防治策略.中华口腔医学杂志,2010,45(1):52-56

23. 凌均棨.根尖周病治疗学.北京:人民卫生出版社,2005

24. 刘冰,朱伟,闫维,等.笑气吸入对阻生齿拔除术局麻药镇疼效果的影响.实用口腔医学,2013,29(1):80-82

25. 刘楠,黄景茹,孙玉娟,等.笑气吸入清醒镇静法用于实施心电监护拔牙术的效果观察.青岛大学医学院学报,2008,44(2):177-178

26. 刘学,郭照中,李焱,等.上颌窦底提升同期植入种植体过程中超声骨刀和植骨量的作用.中国口腔种植学杂志,2008,13(2):51-53

27. 刘正,章程.口腔放线菌.临床口腔医学杂志,1988,4(2):113-114

28. 鲁大鹏.智齿外科学.北京:人民卫生出版社,2012

29. 麻健丰,潘乙怀.口腔护理四手操作参考细则.北京,科学出版社,2013

30. 马绪臣.口腔颌面医学影像诊断学.第6版.北京:人民卫生出版社,2013

31. 马绪臣.口腔颌面锥形束CT的临床应用.北京:人民卫生出版社,2011

32. 马绪臣.我国口腔颌面医学影像学进展.中华口腔医学杂志,2001,36(4):241-243

33. 钱文涛,樊林峰,徐光宙,等.CBCT观察影像重叠的下颌第三磨牙与下颌管的位置关系.口腔颌面外科杂志,2010,20(6):398-403

34. 邱蔚六.口腔颌面外科学.第5版.北京:人民卫生出版社,2004

35. 饶坚,曾素英,李兰英.正畸需要萌出期下颌第三磨牙拔除的探讨.赣南医学院学报,2009,29(2):221-222

36. 阮敏,季彤,张陈平.双膦酸盐性颌骨坏死的研究进展.上海口腔医学,2006,15(6):663-667

37. 桑磊,李宏卫,刘思玉.氧化亚氮/氧气混合气吸入镇静镇痛在口腔门诊小手术中的临床应用研究.口腔医学,2012,32(7):418-420

38. 沈强,古向生,曾融生,等.鼻咽癌放疗后拔牙与颌骨放射性骨髓炎.口腔医学纵横,1998,14(4):195-197

39. 施斌,周毅,王贻宁,等.种植前牙槽骨保存的动物实验.中华口腔医学杂志,2006,41(2):114-115

40. 四川大学华西口腔医学院.口腔护理四手操作技术.北京:人民卫生出版社,2002

41. 苏凌云.根尖外科临床操作技术.北京:人民卫生出版社,2010

42. 万阔,杜德顺.口腔结核.现代口腔医学杂志,1998,12(4):306-308

43. 万阔,景泉.口腔镇静护理指南.北京:人民卫生出版社,2012

44. 汪湧,何冬梅,杨驰,等.牵引拔除压迫下牙槽神经的下颌第三磨牙.中国口腔颌面外科

杂志,2010,8(6):521-524

45. 王君香,苏奇志,王秀婧.上颌埋伏前牙正畸治疗时机的初步探讨.中华口腔正畸学杂志,2013,20(3):145-149

46. 王立新,倪耀丰,孙玉华.笑气吸入辅助拔除阻生齿对减轻牙科焦虑症的临床效果.牙体牙髓牙周病学杂志,2014,24(4):238-241

47. 王明安.麻醉后恢复期病人的评估与治疗.北京:人民卫生出版社,2002

48. 王庆华.甲硝唑联合地塞米松治疗干槽症的体会.临床合理用药杂志,2011,4(5):118

49. 卫生部,国家中医药管理局,总后卫生部.抗菌药物临床应用指导原则.卫医发〔2004〕285号.

50. 文陈妮,李果,任家银,等.锥形束CT诊断上颌前牙区多生牙价值研究.华西口腔医学杂志,2012,30(4):399-401

51. 高永波,吴熙凤.口腔数字成像系统在阻生牙拔除中的应用评价.中国临床医学影像杂志,2004,15(4):224-225

52. 宿玉成.超声骨切割技术的发展及其在口腔临床中的应用研究.上海口腔医学,2007,16(1):1-7

53. 徐普,王彬娉,毛小泉,等.医生和患者对口腔四手操作技术的评价.中华现代临床医学杂志,2013,11(5):277-279

54. 许天民,SBaumrind.青少年期正畸治疗与上中切牙牙根吸收的关系.中华口腔医学杂志,2002,37(4):265-268

55. 续美如,吕冰峰,霍益亮.572名青少年第三磨牙先天缺失及阻生情况.中国学校卫生,2003,23(3):258-260

56. 薛昌敖,夏金星,张建华,等.使用鼻内窥镜取出误入咽旁间隙患牙的临床研究.口腔医学,2011,31(6):379-380

57. 杨建,胡开进,王新木.拔牙创局部应用口腔组织补片的基础及临床研究.口腔医学研究,2006,22(2):172-173

58. 杨雪,张祖燕.口腔颌面锥形束CT(CBCT)应用指南的研究现状.现代口腔医学杂志,2013,27(5):291-294

59. 叶湘玉,周洪,刘建华,等.上颌骨骨皮质切开的快速扩弓的临床应用.华西口腔医学杂志,1992,10(1):42-44

60. 于剑南,王林,赵春洋.CBCT在埋伏阻生上颌尖牙诊断及治疗中的应用.口腔生物医学,2013,4(3):154-157

61. 曾阳,邓梦旋,冉萍,等.骨皮质切开术在正畸中的应用.西南军医,2013,15(5):517-519

62. 曾因明.麻醉学新进展.北京:人民卫生出版社,2006

63. 张尔旭,耿温琦,章魁华.干槽症预防和治疗进一步观察.中华口腔科杂志,1984,19(1):29-31

64. 张国良,薛振徇,徐礼鲜,等.高血压患者笑气吸入拔牙临床研究.中华口腔医学杂志,2002,37(5):359-360

65. 张军岐.盐酸米诺环素软膏治疗干槽症的临床观察.口腔颌面外科杂志,2006,14(4):352-353

66. 张丽仙,彭迎春,邵龙泉,等.四手操作在口腔临床应用中的现状分析.卫生软科学, 2008,22(3):249-250

67. 张志愿.口腔颌面外科学.第7版.北京:人民卫生出版社,2012

68. 赵吉宏,蔡育.无痛局部麻醉技术及其临床应用.中国实用口腔科杂志,2012,5(7): 400-403

69. 赵吉宏,韩其滨.现代外科技术在复杂牙拔除术中的应用.中国实用口腔科杂志,2010,3 (10):589-592

70. 赵吉宏,黄从发.现代牙槽外科新技术.华西口腔医学杂志,2014,32(3):213-216

71. 赵吉宏.口腔颌面外科门诊手术操作规范与技巧.北京:北京大学医学出版社,2015

72. 赵玮,余东升,肖小芬.氧化亚氮/氧气吸入镇静技术用于儿童埋伏牙拔除.中山大学学报(医学科学版),2009,30(4S):67-69

73. 赵怡芳,刘冰,蒋自强.袋形术或减压术治疗颌骨囊性病变.上海口腔医学,2005,14(4): 325-329

74. 赵熠,陈刚,刘冰,等.牙源性角化囊肿袋形术后的骨形成与改建.口腔医学研究,2013, (29)11:1062-1064

75. 赵熠,刘冰,王贻宁.囊肿塞在颌骨囊肿袋形术后引流中的应用.上海口腔医学,2007,16 (6):592-694

76. 赵震锦,宛莉娜.埋伏牙正畸牵引治疗临床分析.中国医科大学学报,2007,36(4): 445-446

77. 中华医学会外科学分会,中华外科杂志编辑委员会.围手术期预防应用抗菌药物指南. 中华外科杂志,2006,44(23):1594-1596

78. 钟昌萍,张芸,刘锐.国内口腔诊疗中四手操作和六手操作的应用现状及问题分析.中华护理杂志,2014,49(11):1405-1408

79. 钟燕雷,曾祥龙,贾绮林,等.上颌尖牙埋伏阻生的临床分析.中华口腔医学杂志,2006,41 (8):483-485

80. 杨天栋.上颌尖牙埋伏阻生患者上颌切牙牙齿宽度改变的研究.中国社区医师(医学专业),2012,14(316):195-196

81. 周平秀,孟祥勇,张琳.正畸牵引治疗埋伏阻生牙伤口感染的临床分析.中华医院感染学杂志,2011,21(10):2040-2042

82. 朱琳琳,李明.骨皮质切开辅助正畸研究进展.2015,35(2):147-152

83. 朱瑞珠,张桂冬,文学锦,等.四手操作模式在口腔根管充填治疗中的应用.中华护理杂志,2008,43(9):823-825

84. Nicola Rogers.口腔镇静护理指南.北京:人民卫生出版社,2012

85. Acharya AB,Banakar C,Rodrigues SV,et al. Anterior middle superior alveolar injection is effective in providing anesthesia extending to the last standing molar in maxillary periodontal surgery. J Periodontol,2010,81(8):1174-1179

86. Ackerman MB. The apically repositioned flap and unerupted teeth. Am J Orthod Dentofacial Orthop,2004,125(6):17A-18A

87. Agrawal A,Yadav A,Chandel S,et al. Wisdom tooth-complications in extraction. J Contemp

Dent Pract,2014,15(1):34-36

88. Ahn HW,Lee DY,Park YG,et al. Accelerated decompensation of mandibular incisors in surgical skeletal Class III patients by using augmented corticotomy:A preliminary study. Am J Orthod Dentofacial Orthop,2012,142(2):199-206

89. Akhter R,Hassan NM,Ohkubo R,et al. The relationship between jaw injury,third molar removal,and orthodontic treatment and TMD symptoms in university students in Japan. J Orofac Pain,2008,22(1):50-56

90. Alaki SM. Can parents assess dental pain in children with cognitive impairment? J Clin Pediatr Dent,2010,34(4):313-316

91. Alghamdi AS. Corticotomy facilitated orthodontics:Review of a technique. Saudi Dent J,2010, 22(1):1-5

92. Al-Omari WM,Al-Omiri MK. Dental anxiety among university students and its correlation with their field of study. J Appl Oral Sci,2009,17(3):199-203

93. Andreasen JO,Borum MK,Jacobsen HL,et al. Replantation of 400 avulsed permanent incisors. 1 Diagnosis of healing complications. Endod Dent Traumatol,1995,11(2):51-58

94. Andreasen JO. Experimental dental traumatology:development of a model for external root resorption. Endod Dent Traumatol,1987,3(6):269-287

95. Andreasen JO. Periodontal healing after replantation and autotransplantation of incisors in monkeys. Int J Oral Surg,1981,10(1):54-61

96. Apfel H. Autoplasty of enucleated prefunctional third molars. J Oral Surg,1950,8(4): 289-296

97. Apfel H. Preliminary work in transplanting the third milar to the first molar position. J Am Dent Assoc,1954,48(2):143-150

98. Atieh MA,Payne AG,Duncan WJ,et al. Immediate restoration/loading of immediately placed single implants:is it an effective bimodal approach? Clin Oral Implants Res,2009,20(7): 645-659

99. Barone A,Santini S,Marconcini S,et al. Osteotomy and membrane elevation during the maxillary sinus augmentation procedure. A comparative study:piezoelectric device vs. conventional rotative instruments. Clin Oral Implants Res,2008,19(5):511-515

100. Barreiro-Torres J,Diniz-Freitas M,Lago-Mendez L,et al. Evaluation of the surgical difficulty in lower third molar extraction. Med Oral Patol Oral Cir Bucal,2010,15(6):e 869-e874

101. Barrett EJ,Kenny DJ. Avulsed permanent teeth:a review of the literature and treatment guidelines. Endod Dent Traumatol,1997,13(4):153-163

102. Bartee BK. Extraction site reconstruction for alveolar ridge preservation. Part 1:rationale and materials selection. J Oral Implantol,2001,27(4):187-193

103. Becker A,Chaushu G,Chaushu S. Analysis of failure in the treatment of impacted maxillary canines. Am J Orthod Dentofacial Orthop,2010,137(6):743-754

104. Bello SA,Adeyemo WL,Bamgbose BO,et al. Effect of age,impaction types and operative time on inflammatory tissue reactions following lower third molar surgery. Head Face Med,

2011,7:8

105. Beltrán V, Fuentes R, Engelke W. Endoscopic visualization of anatomic structures as a support tool in oral surgery and implantology. J Oral Maxillofac Surg,2012,70(1):e1-e6

106. Borgonovo AE, Di Lascia S, Grossi G, et al. Two-stage treatment protocol of keratocystic odontogenic tumour in young patients with Gorlin-Goltz syndrome: Marsupialization and later enucleation with peripheral ostectomy. A 5-year-follow-up experience. Int J Pediatr Otorhinolaryngol,2011,75(12):1565-1571

107. Bouloux GF, Steed MB, Perciaccante VJ. Complications of third molar surgery. Oral Maxillofac Surg Clin North Am,2007,19(1):117-128

108. Wang B, Shen G, Fang B, et al. Augmented corticotomy-assisted surgical orthodontics decompensates lower Incisors in Class Ⅲ malocclusion patients. J Oral Maxillofac Surg,2014,72(3):596-602

109. Boyko BA, Melcher AH, Brunette DM. Formation of new periodontal ligament by periodontal ligament cells implanted in vivo after culture in vitro. A preliminary study of transplanted roots in the dog. J Periodontal Res,1981,16(1):73-88

110. Lundberg T, Isaksson S. A clinical follow-up study of 278 autotransplanted teeth. Br J Oral Maxillofac Surg. 1996,34(2):181-185

111. Brugnami F, Then PR, Moroi H, et al. GBR in human extraction sockets and ridge defects prior to implant placement: clinical results and histologic evidence of osteoblastic and osteoclastic activities in DFDBA. Int J Periodontics Restorative Dent,1999,19(3):259-267

112. Burke JF. The effective period of preventive antibiotic action in experimental incisions and dermal lesions. Surgery,1961,50:161-168

113. Burns Y, Reader A, Nusstein J, et al. Anesthetic efficacy of the palatal-anterior superior alveolar injection. J Am Dent Assoc,2004,135(9):1269-1276

114. Cagiran E, Eyigor C, Sipahi A, et al. Comparison of oral Midazolam and Midazolam-Ketamine as sedative agents in paediatric dentistry. Eur J Paediatr Dent,2010,11(1):19-22

115. Cai Y, Zhao YF, Zhao JH. Application of the advanced dental local anesthesia technique in the clinical teaching of oral surgery. Shanghai Kou Qiang Yi Xue,2014,23(1):107-109

116. Caminiti MF, Sandor GK, Giambattistini C, et al. Outcomes of the surgical exposure, bonding and eruption of 82 impacted maxillary canines. J Can Dent Assoc,1998,64(8):572-574, 576-579

117. Cankurtaran CZ, Branstetter BF 4th, Chiosea SI, et al. Best Cases from the AFIP: Ameloblastoma and Dentigerous Cyst Associated with Impacted Mandibular Third Molar Tooth. Radiographics,2010,30(5):1415-1420

118. Cavuoto KM, Rodriguez LI, Tutiven J, et al. General anesthesia in the pediatric population. Curr Opin Ophthalmol,2014,25(5):411-416

119. Chiapasco M, Crescentini M, Romanoni C. Cermectomy or delayed removal of mandibular impacted third molars: the relationship between age and incidence of complications. J Oral Maxillofac Surg,1995,53(4):418-422

120. Chu CH, Wong SS, Suen RP, et al. Oral health and dental care in Hong Kong. Surgeon, 2013,11(3):153-157

121. Chung HS. Awareness and recall during general anesthesia. Korean J Anesthesiol, 2014, 66(5):339-345

122. Clementini M, Morlupi A, Agrestini C, et al. Immediate versus delayed positioning of dental implants in guided bone regeneration or onlay graft regenerated areas: a systematic review. Int J Oral Maxillofac Surg, 2013, 42(5):643-650

123. Coscia G, Coscia V, Peluso V, et al. Augmented corticotomy combined with accelerated orthodontic forces in Class III orthognathic patients: morphologic aspects of the mandibular anterior ridge with cone-beam computed tomography. J Oral Maxillofac Surg, 2013, 71(10): 1760 e1-e9

124. Crescini A, Nieri M, Buti J, et al. Orthodontic and periodontal outcomes of treated impacted maxillary canines. Angle Orthod, 2007, 77(4):571-577

125. Dibart S, Sebaoun JD, Surmenian J. Piezocision: a minimally invasive, periodontally accelerated orthodontic tooth movement procedure. Compend Contin Educ Dent, 2009, 30(6):342-324, 346, 348-350

126. Donlon WC, Truta MP. Minimally invasive third molar surgery. J Oral Maxillofac Surg, 2007, 65(2):359

127. Duker J. Experimental animal research into segmental alveolar movement after corticotomy. J Maxillofac Surg, 1975, 3(2):81-84

128. Keser EI, Dibart S. Sequential piezocision: a novel approach to accelerated orthodontic treatment. Am J Orthod Dentofacial Orthop, 2013, 144(6):879-889

129. Esposito M, Grusovin MG, Maghaireh H, et al. Interventions for replacing missing teeth: different times for loading dental implants. Cochrane Database Syst Rev, 2013, 3:CD003878

130. Fardi A, Kondylidou-sidira A, Bachour Z, et al. Incidence of impacted and supernumerary teeth-a radiographic study in a North Greek population. Med Oral Patol Oral Cir Bucal, 2011, 16(1):e56-e61

131. Ferreira FB, Ferreira AL, Gomes BP, et al. Resolution of persistent periapical infection by endodontic surgery. Int Endod J, 2004, 37(1):61-69

132. Finkbeiner BL. Four-handed dentistry revisited. J Contemp Dent Pract, 2000, 1(4):74-86

133. Fleming HS. Experimental transplantation of teeth in lower animals. Oral Surg Oral Med Oral Pathol, 1956, 9(1):3-17

134. Fong CC. Transplantation of the third molar. Oral Surg Oral Med Oral Pathol, 1953, 6(8): 917-926

135. Frenken JW, Baart JA, Jovanovic A. Autotransplantation of premolars, a retrospective study. Int J Oral Maxillofac Surg, 1998, 27(3):181-185

136. Friedman MJ, Hochman MN. A 21st century computerized injection system for local pain control. Compend Contin Educ Dent, 1997, 18(10):995-1000, 1002-1003; quiz 1004

137. Friedman MJ, Hochman MN. P-ASA block injection: a new palatal technique to anesthetize

maxillary anterior teeth. J Esthet Dent,1999,11(2):63-71

138. Friedman MJ,Hochman MN. The AMSA injection:a new concept for local anesthesia of maxillary teeth using a computer-controlled injection system. Quintessence Int,1998,29(5):297-303

139. Frost HM, The biology of fracture healing. An overview for clinicians. Part Ⅱ. Clin Orthop Relat Res,1989,(248):294-309

140. Frost HM. The biology of fracture healing. An overview for clinicians. Part Ⅰ. Clin Orthop Relat Res,1989,(248):283-293

141. Frost HM. The regional acceleratory Phenomenon:a review. Henry Ford Hosp Med J,1983,31(1):3-9

142. Fu PS,Wu YM,Tsai CF,et al. Immediate provisional restoration of a single-tooth implant in the esthetic zone:a case report. Kaohsiung J Med Sci,2011,27(2):80-84

143. Fugazzotto PA,Hains FO. Immediate implant placement in posterior areas:the mandibular arch. Compend Contin Educ Dent,2012,33(7):494-496,498,500

144. Fugazzotton PA,Hains FO. Immediate implant placement in posterior areas,Part 2:the maxillary arch. Compend Contin Educ Dent,2013,34(7):518-528

145. Gantes B,Rathbun E,Anholm M. Effects on the periodontium following corticotomy-facilitated orthodontics:case reports. J Periodontol,1990,61(4):234-238

146. Gauthier O,Biox D,Grimandi G. A new injectable calcium phophate biomaterial for immediate bone filling of extraction socket:preliminary study in dogs. J Periodontol,1999,70(4):375-383

147. Giulio AB,Micbele B,Vittorio C. Orthodontic extraction:riskless extraction of impacted lower third molars close to the mandibular canal. Oral Maxillofac Surg,2007,65(12):2580-2586

148. Gound T,O'Neal RB,del Rio CE,et al. Submergence of roots for alveolar bone preservation. II. Reimplantedendododontically treated roots. Oral Surg Oral Med Oral Pathol,1978,46(1):114-122

149. Greenstein G,Cavallaro J. Immediate dental implant placement:technique,part Ⅰ. Dent Today. 2014,33(1):98,100-104

150. Greenstein G,Polsan A. The Role of Local Drug Delivery in the management of Periodontal Diseases:A Comprehensive Review. J Periodontol,1998,69(5):507-520

151. Grossman LI. Intentional replantation of teeth. J Am Dent Assoc,1966,72(5):1111-1118

152. Dergin G,Aktop S,Varol A,et al. Complications related to surgically assisted rapid palatal expansion. Oral Surg Oral Med Oral Pathol Oral Radiol,2015,119(6):601-607

153. Güler N,Şençift K,Demirkol ö. Conservative management of keratocystic odontogenic tumors of jaws. Scientific World Journal,2012,2012:680397

154. Gülnahar Y,Hüseyin Köşger H,Tutar Y. A comparison of piezosurgery and conventional surgery by heat shock protein 70 expression. Int J Oral Maxillofac Surg,2013,42(4):508-510

155. Hahn E,Sonis S,Gallagher G,et al. Preservation of the alveolar ridge with hydroxyapatite-collagen implants in rats. J Prosthet Dent,1988,60(6):729-734

156. Haney E,Gansky SA,Lee JS,et al. Comparative analysis of traditional radiographs and cone-

beam computed tomography volumetric images in the diagnosis and treatment planning of maxillary impacted canines. Am J Orthod Deantofacial Orthop,2010,137(5):590-597

157. Hayward JR. Surgical correction of anterior open bite. Int J Oral Surg,1978,7(4):286-288

158. Hochman MN. Single-tooth anesthesia: pressure-sensing technology provides innovative advancement in the field of dental local anesthesia. Compend Contin Educ Dent,2007,28(4): 186-188,190,192-193

159. Hou R,Zhou H. Articles of marsupialization and decompression on cystic lesions of the jaws: A literature review. Journal of Oral and Maxillofacial Surgery, Medicine, and Pathology, 2013,25(4):299-304

160. Hovinga J. Autotransplantation of maxillary canines: a long term evaluation. J Oral Surg, 1969,27(9):701-708

161. Howell TH,Fiorellini J,Jones A,et al. A feasibility study evaluating rhBMP-2/absorbable, collagen sponge device for local alveolar ridge preservation or augmentation. Int J Periodontics Restorative Dent,1997,17(2):124-139

162. Huston J,Wood AJ. Sharing early preventive oral health with medical colleagues: a dental pain prevention strategy. J Calif Dent Assoc,2009,37(10):723-734

163. Hwang HS, Lee KH. Intrusion of overerupted molars by corticotomy and magnets. Am J Orthod Dentofacial Orthop,2001,120(2):209-216

164. Ahn HW,Lee DY,Park YG,et al. Accelerated decompensation of mandibular incisors in surgical skeletal Class III patients by using augmented corticotomy:A preliminary. Am J Orthod Dentofacial Orthop,2012,142(2):199-206

165. Johnson NR,Batstone MD,Savage NW. Management and recurrence of keratocystic odontogenic tumor: a systematic review. Oral Surg Oral Med Oral Pathol Oral Radiol,2013,116 (4):e271-e276

166. Kaplan RG. Mandibular third molar and postretention crowding. Am J Orthod,1974,66(4): 411-430

167. Kavadia-Tsatala S,Tsalikis L,Kaklamanos EG,et al. Orthodontic and periodontal considerations in managing teeth exhibiting significant delay in eruption. World J Orthod,2004,5(3): 224-229

168. Kethineni B,Peddi R,Puppala R,et al. Right Attitude,Right Decision and Timely Planning in Surgical Pedodontics-Scoop Out or Expose It. J Int Oral Health,2013,5(2):44-48

169. Murphy KG,Wilcko MT,Wilcko WM,et al. Periodontal Accelerated Osteogenic Orthodontics:A Description of the Surgical Technique. J Oral Maxillofac Surg,2009,67(10):2160-2166

170. Kim S,Kratchman S. Modern endodontic surgery concepts and practice: a review. J Endod, 2006,32(7):601-623

171. Kirtaniya BC,Sachdev V,Singla A, et al. Marsupialization: a conservative approach for treating dentigerous cyst in children in the mixed dentition. J Indian Soc Pedod Prev Dent, 2010,28(3):203-208

172. Koh RU,Rudek I,Wang HL. Immediate implant placement:positives and negatives. Implant

Dent,2010,19(2):98-108

173. Kristerson L,Andreasen JO. Influence of root development on periodontal and pulpal healing after replantation of incisors in monkeys. Int J Oral Surg,1984,13(4):313-323

174. Kubilius M,Kubilius R,Gleiznys A. The preservation of alveolar bone ridge during tooth extraction. Stomatologija,2012,14(1):3-11

175. Kubota Y,Imajo I,Itonaga R,et al. Effects of the patients age and the size of the primary lesion on the speed of shrinkage after marsupialisation of keratocystic odontogenic tumours, dentigerous cysts,and radicular cysts. Br J Oral Maxillofac Surg,2013,51(4):358-362

176. Kubota Y,Yamashiro T,Oka S,et al. Relation between size of odontogenic jaw cysts and the pressure of fluid within. Br J Oral Maxillofac Surg. 2004,42(5):391-395

177. Labanca M,Azzola F,Vinci R,et al. Piezoelectric surgery:twenty years of use. Br J Oral Maxillofac Surg,2008,46(4):265-269

178. Landes CA,Stübinger S,Rieger J,et al. Critical evaluation of piezoelectric osteotomy in orthognathic surgery:operative technique,blood loss,time requirement,nerve and vessel integrity. J Oral Maxillofac Surg. 2008,66(4):657-674

179. Landier W,Tse AM. Use of complementary and alternative medical interventions for the management of procedure-related pain,anxiety,and distress in pediatric oncology:an integrative review. J Pediatr Nurs,2010,25(6):566-579

180. Lee FP. Endoscopic extraction of an intranasal tooth:a review of 13 Cases. Laryngoscope, 2001,111(6):1027-1031

181. Lee S,Reader A,Nusstein J,et al. Anesthetic efficacy of the anterior middle superior alveolar (AMSA)injection. Anesth Prog,2004,51(3):80-89

182. Lekic P,Kenny D,Moe HK,et al. Relationsip of clonogenie capacity to plating efficiency and vital dye staining of human periodontal ligament cells:implications for tooth replantation. J Periodont Res,1996,31(4):294-300

183. Lekovic V,Camargo PM,Klokkevold PR,et al. Preservation of alveolar bone in extraction sockets using bioabsorbable membranes. J Periodontol,1998,69(9):1044-1049

184. Lindskog S,Hammarstrom L. Evidence in favor of an anti-invasion factor in cementum or periodontal membrane of human teeth. Scand J Dent Res,1980,88(2):161-163

185. Liu Z,Zhang D,Li Q,et al. Evaluation of root-end preparation with a new ultrasonic tip. J Endod,2013,39(6):820-823

186. lsey MJ,Rock WP. Influence of orthodontic treatment on development of third molars. Br J Oral Maxillofac Surg,2000,38(4):350-353

187. Lui JN,Khin MM,Krishnaswamy G,et al. Prognostic factors relating to the outcome of endodontic microsurgery. J Endod,2014,40(8):1071-1076

188. Lyratzopoulos G,Blain KM. Inhalation sedation with nitrous oxide as an alternative to dental general anaesthesia for children. J Public Health Med,2003,25(4):303-312

189. Mamoun J. Use of high-magnification loupes or surgical operating microscope when performing dental extractions. N Y State Dent J,2013,79(3):28-33

190. Manor E, Kachko L, Puterman MB, et al. Cystic lesions of the jaws -a clinicopathological study of 322 cases and review of the literature. Int J Med Sci, 2012, 9(1): 20-26

191. Maurer P, Kriwalsky MS, Block Veras R, et al. Micromorphometrical analysis of conventional osteotomy techniques and ultrasonic osteotomy at the rabbit skull. Clin Oral Implants Res, 2008, 19(6): 570-575

192. da Rosa JC, Rosa AC, Fadanelli MA, et al. Immediate implant placement, reconstruction of compromised sockets, and repair of gingival recession with a triple graft from the maxillary tuberosity: a variation of the immediate dentoalveolar restoration technique. J Prosthet Dent, 2014, 112(4): 717-722

193. McDonald F, Yap WL. The surgical exposure and application of direct traction of unerupted teeth. Am J Orthod, 1986, 89(4): 331-340

194. Akay MC, Aras A, Günbay T, et al. Enhanced Effect of Combined Treatment With Corticotomy and Skeletal Anchorage in Open Bite Correction. J Oral Maxillofac Surg, 2009, 67(3): 563-569

195. Mehrstedt M, John MT, Tönnies S, et al. Oral health-related quality of life in patients with dental anxiety. Community Dent Oral Epidemiol, 2007, 35(5): 357-363

196. Melzack R, Wall PD. Pain mechanisms: a new theory. Science, 1965, 150(3699): 971-979

197. Celikoglu M, Bayram M, Nur M. Patterns of third-molar agenesis and associated dental anomalies in an orthodontic population. Am J Orthod Dentofacial Orthop, 2011, 140(6): 856-860

198. Milano F, Dibart S, Montesani L, et al. Computer-guided surgery using the piezocision technique. Int J Periodontics Restorative Dent, 2014, 34(4): 523-529

199. Milenkovic A, Markovic D, Zdravkovic D, et al. Adrenal crisis provoked by dental infection: case report and review of the literature. Oral Surg, 2010, 110(3): 325-329

200. Miller HM. Transplantation: a case report. J Am Dent Assoc, 1950, 40(2): 237

201. Tizini M, Ibrahim G. Retraction of the upper maxillary incisors with corticotomy-facilitated orthodontics and mini-implants. Saudi J Dent Res, 2014(5): 146-151

202. Monaco G, Montevecchi M, Bonetti GA, et al. Reliability of panoramic radiography in evaluating the topographic relationship between the mandibular canal and impacted third molars. J Am Dent Assoc, 2004, 135(3): 312-318

203. Montero J, Mazzaglia G. Effect of removing an impacted mandibu-lar third molar on the periodontal status of the mandibular second molar. J Oral Maxillofac Surg, 2011, 69(11): 2691-2697

204. Moon CH, Wee JU, Lee HS. Intrusion of overerupted molars by corticotomy and orthodontic skeletal anchorage. Angle Orthod, 2007, 77(6): 1119-1125

205. Moorrees CF, Fanning EA, Hunt EE Jr. Age variation of formation stages for ten permanent teeth. J Dent Res, 1963, 42: 1490-1502

206. Oztürk M, Doruk C, Ozeç I, et al. Pulpal blood flow: effects of corticotomy and midline osteotomy in surgically assisted rapid palatal expansion. J Craniomaxillofac Surg, 2003, 31(2): 97-100

207. Aras MH, Halicioğlu K, Yavuz MS, et al. Evaluation of surgical-orthodontic treatments on im-

pacted mandibular canines. Med Oral Patol Oral Cir Bucal,2011,16(7):e925-e928

208. Nance RS, Tyndall D, Levin LG, et al. Diagnosis of external root resorption using TACT (tuned-aperture computed tomography). Endod Dent Trammatol,2000,16(1):24-28

209. Nanitsos E, Vartuli R, Forte A, et al. The effect of vibration on pain during local anaesthesia injections. Aust Dent J,2009,54(2):94-100

210. Murphy NC, Bissada NF, Davidovitch Z, et al. Corticotomy and Tissue Engineering for Orthodontists:A Critical History and Commentary. Seminars in Orthodontic,2012,18(4):295-307

211. Niedzielska I. Third molar influence on dental arch crowding. Eur J Orthod,2005,27(5): 518-523

212. Lang NP, Pun L, Lau KY, et al. A systematic review on survival and success rates of implants placed immediately into fresh extraction sockets after at least 1 year. Clin Oral Implants Res, 2012,23 Suppl 5:39-66

213. Nusstein J, Berlin J, Reader A, et al. Comparison of injection pain, heart rate increase, and postinjection pain of articaine and lidocaine in a primary intraligamentary injection administered with a computer-controlled local anesthetic delivery system. Anesth Prog,2004,51(4): 126-133

214. Nutter DP. Good clinical pain practice for pediatric procedure pain:target considerations. J Calif Dent Assoc,2009,37(10):719-722

215. O'Neal RB, Gound T, Levin MP, et al. Submergence of roots for alveolar bone preservation I. Endodontically treated roots. Oral Surg Oral Med Oral Pathol,1978,45(5):803-810

216. Orton HS, Garvey MT, Pearson MH. Extrusion of the ectopic maxillary canine using a lower removable appliance. Am J Orthod Dentofacial Orthop,1995,107(4):349-359

217. Osborn TP, Frederickson G Jr, Small IA, et al. A prospective study of complications related to mandibular third molar surgery. J Oral Maxillofac Surg,1985,43(10):767-769

218. Palomo JM, Kau CH, Palomo LB, et al. Three-dimensional cone beam computerized tomography in dentistry. Dent Today,2006,25(11):130,132-135

219. Pasqualini D, Erniani F, Coscia D, et al Third molar extraction Current trends. Minerva Stomatol,2002,51(10):411-424,424-429

220. Pepato AO, Yamaji MA, Sverzut CE, et al. Lower third molar infection with purulent discharge through the external auditory meatus. Case report and review of literature. Int J Oral Maxillofac Surg,2012,41(3):380-383

221. Peterson CT. The management of third molars(wisdom teeth)problems. Pak Dent Rev,1968, 18(4):124-126

222. Pettini F, Pettini P. Root sorption of replanted teeth:an SEM study. Endod Dent Traumatol, 1998,14(3):144-149

223. Pinho MN, Roriz VL, Novaes AB Jr, et al. Titanium membranes in prevention of alveolar collapse after tooth extraction. Implant Dent,2006,15(1):53-61

224. Pogrel MA. Decompression and marsupialization as a treatment for the odontogenic keratocyst. Oral Maxillofac Surg Clin North Am,2003,15(3):415-427

225. Preti G, Martinasso G, Peirone B, et al. Cytokines and growth factors involved in the osseointegration of oral titanium implants positioned using piezoelectric bone surgery versus a drill technique: a pilot study in minipigs. J Periodontol, 2007, 78(4): 716-722

226. Proffit WR, Turvey TA, Fields HW, et al. The effect of orthognathic surgery on occlusal force. J Oral Maxilloface Surg, 1989, 47(5): 457-463

227. Rana RS, Mooris G. Head and neck infection and inflammation. Radiol Clin North Am, 2011, 49(1): 165-182

228. Rebecca Bockow. Treatment planning with corticotomy facilitated orthodontics. Seminars in Orthodontics, 2014, 20(3): 228-238

229. Rega AJ, Aziz SR, Ziccardi VB. Microbiology and antibiotic sensitivities of head and neck space infections of odontogenic origin. Oral Maxillofac Surg, 2006, 64(9): 1377-1380

230. Regish KM, Sharma D, Prithviraj DR. An overview of immediate root analogue zirconia implants. J Oral Implantol, 2013, 39(2): 225-233

231. Richardson ME. The effect of lower second molar extraction on late lower arch crowding. Angle Orthod, 1983, 53(1): 25-28

232. da Rosa JC, Rosa AC, Fadanelli MA, et al. Immediate implant placement, reconstruction of compromised sockets, and repair of gingival recession with a triple graft from the maxillary tuberosity: a variation of the immediate dentoalveolar restoration technique. J Prosthet Dent, 2014, 112(4): 717-722

233. Rosenquist B. A comparison of various methods of soft tissue management following the immediate placement of implants into extraction sockets. Int J Oral Maxillofac Implants, 1997, 12(1): 43-51

234. Rossi D, Borgonovo AE, Vavassori V, et al. Combined treatment of odontogenic keratocysts: initial marsupialization and successive enucleation with peripheral ostectomy plus Carnoys solution application. A five-year follow-up experience. Minerva Stomatol, 2012, 61(4): 101-112

235. Rubinstein RA, Kim S. Long-term follow-up of cases considered healed one year after apical microsurgery. J Endod, 2002, 28(5): 378-383

236. Ruggiero SL, Fantasia J, Carlson E. Bisphosphonate-related osteonecrosis of the jaw: background and guidelines for diagnosis, staging and management. Oral Surg Oral Med Oral Pathol Oral Radiol Endod, 2006, 102(4): 433-441

237. Sacerdoti R, Baccetti T. Dentoskeletal features associated with unilateral of bilateral palatal displacement of maxillary canines. Angle Orthod, 2004, 74(6): 725-732

238. Saijo M, Ito E, Ichinohe T, Kaneko Y. Lack of pain reduction by a vibrating local anesthetic attachment: a pilot study. Anesth Prog, 2005, 52(2): 62-64

239. Sandhu HS, Kanim LE, Kabo JM, et al. Evaluation of rhBMP-2 with an OPLA carrier in a canine poster olateral (transverse process) spinal fusion model. Spine, 1995, 20(24): 2669-2682

240. Santos PL, Gulinelli JL, Telles Cda S, et al. Bone substitutes for peri-implant defects of postextraction implants. Int J Biomater. 2013, 2013: 307136

241. Saunders W. A prospective clinical study of periradicular surgery using mineral trioxide aggregate as a root-end filling. J Endod,2008,34(6):660-665

242. Saxena P,Gupta SK,Newaskar V,et al. Advances in dental local anesthesia techniques and devices:An update. Natl J Maxillofac Surg,2013,4(1):19-24

243. Scarano A,Iezzi G,Perrotti V,et al. Ultrasonic versus drills implant site preparation:a histologic analysis in bovine ribs. J Craniofac Surg,2014,25(3):814-817

244. Scarfe WC,Farman AG. What is cone-beam CT and how does it work? Dent Clin North Am, 2008,5(4):707-730

245. Serino G,Biancu S,Iezzi G,et al. Ridge preservation following tooth extraction using a polylactide and polyglycolide sponge as space filler:a clinical and histological study in humans. Clin Oral Implants Res,2003,14(5):651-658

246. Shaban M. Soft tissue closure over immediate implants:classification and review of surgical techniques. Implant Dent,2004,13(1):33-41

247. Shapiro FE,Punwani N,Rosenberg NM,et al. Office-based anesthesia:safety and outcomes. AnesthAnalg,2014,119(2):276-285

248. Sidley CG. Endodontic management of the avulsed tooth and tooth transplantation. Alpha Omegan,1990,83(4):60-64

249. Simion M,Trisi P,Piattelli A. GBR with an e-PTFE membrane associated with DFDBA:histologic and histochemical analysis in a human implant retrieved after 4 years of loading. Int J Periodontics Restorative Dent,1996,16(4):338-347

250. Skoglund A, Hasselgren G. Tissue changes in immature dog teeth autotransplanted to surgically prepared sockets. Oral Surg Oral Med Oral Pathol,1992,74(6):789-795

251. Slagsvold O,Bferke B. Applicability of autotransplantation in cases of missing upper anterior teeth. Am J Orthod,1978,74(4):410-421

252. Song M1,Kim HC,Lee W,et al. Analysis of the cause of failure in nonsurgical endodontic treatment by microscopic inspection during endodontic microsurgery. J Endod, 2011, 37 (11):1516-1519

253. Song M,Jung IY,Lee SJ,et al. Prognostic factors for clinical outcomes in endodontic microsurgery:a retrospective study. J Endod,2011,37(7):927-933

254. Song,M.,S. J. Shin,E. Kim. Outcomes of endodontic micro-resurgery:a prospective clinical study. J Endod,2011,37(3):316-320

255. Song M,Kim E. A prospective randomized controlled study of mineral trioxide aggregate and super ethoxy-benzoic acid as root-end filling materials in endodontic microsurgery. J Endod, 2012,38(7):875-879

256. Susarla SM,Blaeser BF,Magalnick D. Third molar surgery and associated complications. Oral Maxillofac Surg Clin North Am,2003,15(2):177-186

257. Svendsen H,Malmskov O,Björk A. Prediction of lower third molar impaction from the frontal cephalometric projection. Eur J Orthod,1985,7(1):1-16

258. Szarmach IJ,Szarmach J,Waszkiel D. Complications in the course of surgical-orthodontic

treatment of impacted maxillary canines. Adv Med Sci,2006,51 Suppl 1:217-220

259. Telles DC,Castro WH,Gomez RS,et al. Morphometric evaluation of keratocystic odontogenic tumor before and after marsupialization. Braz Oral Res,2013,27(6):496-502

260. Thom A,Sartory G,Jöhren P. Comparison between one-session psychological treatment and benzodiazepine in dental phobia. J Consult Clin Psychol,2000,68(3):378-387

261. Tsesis I,Rosen E,Schwartz-Arad D,et al. Retrospective evaluation of surgical endodontic treatment:traditional versus modern technique. J Endod,2006,32(5):412-416

262. Tsesis I,Faivishevsky V,Kfir A,et al. Outcome of surgical endodontic treatment performed by a modern technique:a meta-analysis of literature. J Endod,2009,35(11):1505-1511

263. Tsesis I,Rosen E,Taschieri S,et al. Outcomes of surgical endodontic treatment performed by a modern technique:an updated meta-analysis of the literature. J Endod,2013,39(3):332-329

264. Tsukiboshi M. Autogenous tooth tranplantation:a reevaluation. Int J Periodontics Restorative Dent,1993,13(2):120-149

265. Tsurumachi T. Current strategy for successful periradicular surgery. J Oral Sci,2013,55(4):267-273

266. Van der Linden WJ. The controversy of impacted wisdom teeth. SADJ,2000,55(1):4-5

267. Viswambaran M,Arora V,Tripathi RC,et al. Clinical evaluation of immediate implants using different types of bone augmentation materials. Med J Armed Forces India,2014,70(2):1541-62

268. von Arx T. Apical surgery:A review of current techniques and outcome. Saudi Dent J,2011,23(1):9-15

269. von See C,Rucker M,Kampmann A,et al. Comparison of different harvesting methods from the flat and long bones of rats. Br J Oral Maxillofac Surg,2010,48(8):607-612

270. Von wowern N,Winther S. Submergence of roots for alveolar ridge preservation. A failure(4-year follow-up study). Int J Oral Surg,1981,10(4):247-250

271. Werbitt MJ,Goldberg PV. The immediate implant:bone preservation and bone regeneration. Int J Periodontics Restorative Dent,1992,12(3):206-217

272. Wilcko MT,Wilko WM,Bissada NF. An evidence-based analysis of periodontally accelerated orthodontic and osteogenic techniques:a synthesis of scientific perspective. Seminars Orthod,2008,14(4):305-316

273. Wilcko MW,Ferguson DJ,Bouquot JE,et al. Rapid orthodontic decrowding with alveolar augmentation:case report. World J Orthod,2003,4:197-205

274. Wilcko WM,Wilcko MT,Bouquot JE,et al. Accelerated orthodontics with alveolar reshaping. J Ortho Practice,2000,10:63-70

275. Wolff CB,Green DW. Clarification of the circulatory patho-physiology of anaesthesia-Implications for high-risk surgical patients. Int J Surg,2014,12(12):1348-1356

276. Wood GD. Extraction or coronectomy for third molars. Br J Oral Maxillofac Surg,2013,51(3):277

277. Wood M. The safety and efficacy of intranasal midazolam sedation combined with inhalation sedation with nitrous oxide and oxygen in paediatric dental patients as an alternative to general anaesthesia. SAAD Dig,2010,26:12-22

278. Wushou A,Zhao YJ,Shao ZM. Marsupialization is the optimal treatment approach for keratocystic odontogenic tumor. J Craniomaxillofac Surg,2014,42(7):1540-1544

279. Yenisey,M. Comparison of the pain levels of computer-controlled and conventional anesthesia techniques in prosthodontic treatment. J Appl Oral Sci,2009,17(5):414-420

280. Yilmaz S,Efeoglu E,Kilic AR. Alveolar ridge reconstruction and/or preservation using root form bioglass cones. J Clin Periodontol,1998,25(10):832-839

281. Wang Y,He D,Yang C,et al. An easy way to apply orthodontic extraction for impacted lower third molar compressing to the inferior alveolar nerve. J Craniomaxillofac Surg,2012,40(3):234-237

282. Yuasa H,Kawai T,Sugiura M. Classification of surgical difficulty in extracting impacted third molars. Br J Oral Maxillofac Surg,2002,40(1):26-31